症例検討で身につける

脳卒中の理学療法

監修　玉木　彰
編集　諸橋　勇

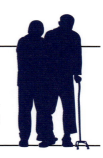

エキスパートPTによる
20症例の臨床推論と**効果的なリハプログラム**

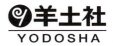
羊土社
YODOSHA

謹告

　本書に記載されている診断法・治療法に関しては，発行時点における最新の情報に基づき，正確を期するよう，著者ならびに出版社はそれぞれ最善の努力を払っております．しかし，医学，医療の進歩により，記載された内容が正確かつ完全ではなくなる場合もございます．

　したがって，実際の診断法・治療法で，熟知していない，あるいは汎用されていない新薬をはじめとする医薬品の使用，検査の実施および判読にあたっては，まず医薬品添付文書や機器および試薬の説明書で確認され，また診療技術に関しては十分考慮されたうえで，常に細心の注意を払われるようお願いいたします．

　本書記載の診断法・治療法・医薬品・検査法・疾患への適応などが，その後の医学研究ならびに医療の進歩により本書発行後に変更された場合，その診断法・治療法・医薬品・検査法・疾患への適応などによる不測の事故に対して，著者ならびに出版社はその責を負いかねますのでご了承ください．

監修の序

　このたび，『症例検討で身につける 脳卒中の理学療法』を発刊することとなりました．これは本シリーズの初刊である『内部障害の症例検討』に続く第2弾となります．

　本シリーズが産まれたきっかけは，『内部障害の症例検討』の序文でも記しましたが，第51回日本理学療法学術大会において日本呼吸理学療法学会学術集会の企画として実施した「若手会員のための役立つ症例検討会」でした．これは呼吸障害を有する症例に対し，その分野の専門理学療法士が症例を提示し，どのような評価を行い，その結果をどう解釈して理学療法プログラムを立案して実施し，その結果，どのような変化が得られたかを経験的側面からだけでなく，最新のエビデンスをもとに解説するといった企画でした．この症例検討会の会場は満員となり，実際の内容も若手の理学療法士だけでなく，多くの臨床家にとってたいへん参考となる有意義なものでした．そしてこれを書籍化したものが本シリーズです．

　理学療法の臨床の場面においては，担当する症例をどのように評価・治療することが患者のために最も有効かを日々悩むことと思います．特に卒後間もない臨床経験の少ない若手理学療法士や，これまであまり担当したことがない疾患の患者を治療する場合，自分が行っていることに不安を感じることは多いでしょう．そこで本シリーズでは，各分野のエキスパート達は何を考えて，どのような治療プログラムを立案するのか，その理論的背景は何かをわかりやすく解説することを目的として企画し，今回は理学療法士が最も治療を担当する機会が多いと思われる脳卒中（脳血管障害）患者に焦点を当て，この分野の第一線で活躍されておられる先生方に執筆していただきました．脳卒中のエキスパートの先生方に執筆いただくにあたり，日本神経理学療法学会の運営幹事である諸橋 勇先生に編集をお願いし，執筆者の選定，執筆内容のチェック，そして「ここがエキスパート」として，効率的な学びのため，各症例報告のなかでエキスパートPTならではの対応にコメントを書き加えていただくことで，本書はたいへん充実した内容となりました．

　歴史的に脳卒中患者に対する理学療法は，さまざまな考え方や治療テクニックなどがあり，病院によって，あるいは担当セラピストによって考え方の違いがあるのも事実です．しかし本書では，ある特定の治療コンセプトや技術に特化したものではなく，「脳卒中治療ガイドライン」や，これまでの研究成果にもとづくエビデンスに即した標準的な考え方による症例への評価，および治療介入を重視したものであることが大きな特徴です．

　本書が脳卒中患者の治療を担当する多くの理学療法士達の臨床における指南書となれば幸いです．

2019年7月

シリーズ監修

玉木 彰

編集の序

　本書は玉木 彰先生監修の既刊である『内部障害の症例検討』のシリーズとして企画し，上梓されました．本書は神経理学療法分野でも特に理学療法士がかかわることの多い，脳卒中（脳血管障害）をテーマとしました．最近の脳卒中に関する運動療法は，1990年代後半からのNudo氏，Taub氏らの研究から，中枢神経損傷後の神経機能回復を目的としたニューロリハビリテーションが確立されてきました．また，「脳卒中治療ガイドライン」はアメリカ，日本でも改訂され，装具やロボットの使用，早期からの運動量の充実，課題指向型アプローチなどが推奨されています．しかし，脳卒中の身体的，心理的な症状は多様であり，さらに患者一人ひとりのナラティブな側面，病期や環境によっても違いが生じます．したがって，臨床では症列を通してクリニカルクエスチョンを明確にし，定型化されたPICOに沿ってまとめて検証する症例検討が非常に重要となります．

　本書の特徴として，病期を急性期，回復期，生活期の3章に分け，各期において重要となる病態・症状やそれらに対する運動療法を提示した症例報告となっています．急性期では5症例を提示し，リスク管理，早期から座位・立位・歩行を実施するための理論や具体的な方法などをしっかり示していただきました．また，比較的早期に出現するプッシャー症状への対応にも言及しました．回復期は12症例を提示し，回復期のなかで比較的難渋し，多くの理学療法士が問題点としてあげるにもかかわらず，適切なアプローチが十分に明記されていないような症状や徴候などもとり上げました．具体的にはボディ・イメージの再獲得，痙縮の強い人への対応，体幹へのアプローチ，歩行障害，高次脳機能障害，上肢の問題，課題指向型アプローチなどです．生活期では3症例を提示し，身体的なアプローチ，セルフケア，活動・参加に対する理学療法アプローチの要諦を具体的に報告していただきました．各症例報告とも，クリニカルリーズニングを重視し，問題点やプログラムをエビデンスにもとづいて思考した過程を記載していただき，最後にはOutcomeに対して考察を述べていただき，エキスパート達の頭のなかを明確化した内容になっています．

　理学療法のなかで，症例検討の重要性は以前より提唱され，臨床実習でも必ず経験してきました．しかし，卒業後はほとんどの理学療法士が症例報告を行うことはなく，一症例を深く掘り下げて考えることが希薄になっていると考えます．本書は，臨床現場で治療の一助とすることはもちろんですが，自分の思考過程の参考にすることや臨床実習の指導や後輩の教育に使える一冊だと確信しています．経験豊かな理学療法士が執筆した20例の症例報告を参考に，EBPT実践のため，本書を役立てていただけたら幸いです．

2019年7月

諸橋 勇

症例検討で身につける

脳卒中の理学療法

エキスパートPTによる20症例の臨床推論と効果的なリハプログラム

c o n t e n t s

● 監修の序 ……………………………………………………………… 玉木　彰

● 編集の序 ……………………………………………………………… 諸橋　勇

● 略語一覧 ……………………………………………………………………… 8

第1章　急性期

1 心原性脳塞栓症（右片麻痺・全失語・意識障害）
リスク管理を行いながら廃用症候群を予防し，どう運動を引き出すか？ ………和泉謙二　10

2 右被殻出血（血腫量30mL）（左片麻痺）
安定な座位バランスをどう獲得するのか？ ………………………………………藤野雄次　23

3 アテローム血栓性脳梗塞（左片麻痺）
早期立位をいつからどのように行うことが効果的か？ ………………… 平塚　勝，補永　薫　34

4 右レンズ核線条体動脈領域の脳梗塞（左片麻痺）
歩行のための装具療法の適応は，どう判断され実施されるのか？ …… 神　将文，阿部浩明　45

5 左視床出血（CT分類Ⅲb）（右片麻痺，病態失認）
Pusher現象を改善させるための留意点と介入方法とは？ ………………………阿部浩明　56

第2章　回復期

1 脳梗塞（左放線冠のBAD）（右片麻痺）
ボディイメージをどのように捉え，介入へ活かすか？ ………………………………小澤佑介　70

2 左中大脳動脈領域梗塞，右前大脳動脈領域梗塞（前頭葉高次運動野機能不全）
　ベッド上で動けない要因を分析し，効率的に動作獲得する介入とは？…………髙見彰淑　80

3 左中大脳動脈領域の脳梗塞（左片麻痺，右への共同偏視）
　座位・立位困難な症例を歩かせるために，どう道具を用いるのか？…………平野明日香　90

4 左前頭葉皮質下出血（右片麻痺，運動性失語，構音障害）
　麻痺側下肢の強い痙縮を軽減し，機能的な運動をどう引き出すか？…………森下一幸　99

5 右頭頂葉の脳梗塞（左片麻痺）
　座位バランス・立ち上がりの改善のため，体幹機能にどう介入するか？…………玉利　誠　109

6 左被殻出血（右片麻痺，失語症，構音障害，高次脳機能障害）
　麻痺側立脚期の膝過伸展を改善し，下肢へ十分荷重させるには？ ………………関　公輔　119

7 脳幹の脳梗塞（左上下肢の機能障害）
　麻痺側遊脚期の足クリアランスが不十分な場合に必要な介入とは？…………生野公貴　133

8 脳梗塞（左片麻痺，注意障害，左半側空間無視）
　病識に乏しい左半側空間無視症例に有用な介入とは？………………………万治淳史　144

9 左被殻出血，陳旧性多発性脳梗塞（両片麻痺，体幹機能障害，仮性球麻痺）
　姿勢を改善させることは摂食・嚥下障害に有効か？ …………… 下杉祐子，佐藤英雄　157

10 右前頭葉〜頭頂葉皮質下出血（左片麻痺）
　重度の運動/感覚障害をもつ症例に有効な感覚入力と運動療法とは？……………藤原愛作　173

11 脳卒中後左片麻痺
　歩行改善のために，上肢機能にどう介入するか？ ……………………………楠本泰士　184

12 脳梗塞左片麻痺（麻痺側立脚期の著明な反張膝）
　課題指向型トレーニングで，症例の動作戦略を正しく変更するには？……………藤田博曉　195

第3章　　生活期

1 脳梗塞左片麻痺（自宅マンションでの独居生活開始）
　退院後，歩行機能低下が予測される症例に多職種や地域でどう介入するか？ …桑山浩明　206

2 脳梗塞（右半球に散在性の梗塞，左片麻痺）
　在宅生活に向けて介護負担軽減を目的に，セルフケアを促す介入とは？
………………………………………………………………………… 松本昌尚，竹内伸行　216

3 脳梗塞（軽度の障害でADL自立，左片麻痺）
　活動範囲を広げ地域のなかで生活するために有用な支援とは？ ………………小森昌彦　224

● 索引 ………………………………………………………………………………………234

略語一覧

ADL	：Activities of Daily Living（日常生活活動）
AFO	：ankle foot orthosis（短下肢装具）
BADL	：Basic Activities of Daily Living（基本的日常生活活動）
BBS	：Berg Balance Scale（ベルグバランススケール）
BI	：Barthel Index（バーセル・インデックス）
BIT	：Behavioral inattention test（行動性無視検査）
BMI	：Body Mass Index（ボディマスインデックス）
BRS	：Brunnstrom Recovery Stage（ブルンストローム・ステージ）
CBS	：Catherine Bergego Scale
CT	：Computed Tomography（コンピューター断層撮影）
FAB	：Frontal Assessment Battery
FIM	：Functional Independence Measure（機能的自立度評価法）
FMA	：Fugl-Meyer Assessment（フューゲルマイヤーアセスメント）
GCS	：Glasgow Coma Scale（グラスゴー・コーマ・スケール）
HDS-R	：Revised Hasegawa Dementia Scale（改訂長谷川式簡易知能評価スケール）
IADL	：Instrumental Activities of Daily Living（手段的日常生活活動）
IC	：Initial Contact（初期接地）
ICF	：International Classification of Functioning, Disability and Health（国際生活機能分類）
ISw	：Initial Swing（遊脚初期）
JCS	：Japan Coma Scale（ジャパン・コーマ・スケール）
KAFO	：knee ankle foot orthosis（長下肢装具）
LR	：Loading Response（荷重応答期）
MAS	：Modified Ashworth Scale
MAT	：Motor Age Test（下肢体幹運動機能検査）
MFS	：Manual function score（上肢機能検査）
MMSE	：Mini-Mental State Examination（ミニメンタルステート検査）

MMT	：Manual Muscle Testing（徒手筋力テスト）
MRI	：Magnetic Resonance Imaging（磁気共鳴画像）
MSt	：Mid Stance（立脚中期）
MSw	：Mid Swing（遊脚中期）
NIHSS	：National Institute of Health Stroke Scale
POMA	：Performance Oriented Mobility Assessment
ROM	：range of motion（関節可動域）
SDS	：Self-rating Depression Scale（うつ性自己評価尺度）
SIAS	：Stroke Impairment Assessment Set
STEF	：Simple Test for Evaluating Hand Function（簡易上肢機能検査）
TCT	：Trunk Control Test（トランクコントロールテスト）
TIS	：Trunk Impairment Scale
TMT	：Trail Making Test
TSw	：Terminal Swing（遊脚終期）
TUG	：Timed Up & Go Test

第 1 章　急性期

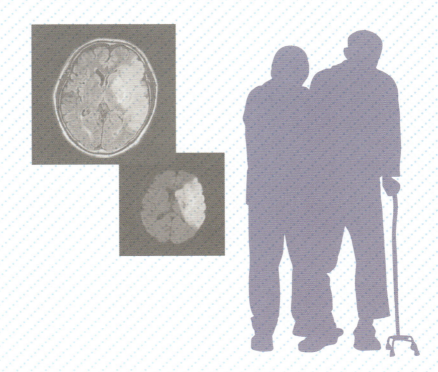

第1章 急性期

1 心原性脳塞栓症（右片麻痺・全失語・意識障害）
リスク管理を行いながら廃用症候群を予防し，どう運動を引き出すか？

和泉謙二

目標
- 意識障害のある脳血管障害患者への評価・早期理学療法アプローチを理解する
- リスク管理を行いながら廃用症候群の予防，誤用症候群を生じさせないアプローチ・介入方法について理解する

1 症例提示

ⅰ）概略

年齢	70代前半	BMI	20.9kg/m²
性別	男性	職業	会社員退職後，新聞配達員をしていた
診断名	心原性脳塞栓症	家族	夫婦2人暮らし
障害名	右片麻痺，全失語，意識障害	既往歴	10年前に非弁膜症性心房細動および徐脈（ダビガトランエテキシラートメタンスルホン酸塩製剤内服）
身長	165.1cm		
体重	56.9kg		

ⅱ）現病歴

　某月某日深夜，自宅内で倒れているのを家族が発見，意識障害があるため救急搬送された．搬送時の意識状態はJCSでⅡ-30，GCSはE3V1M1であり，呼びかけにより開眼した（表1, 2）．また，左共同偏視あり，右片麻痺を認めた．頭部CT，MRIを施行し，左MCA（中大脳動脈）領域に広範な梗塞を認め，脳梗塞の診断にて当院へ入院となる（図1）．救急搬送時，脳梗塞発症から4時間30分を経過していたため血栓溶解剤（rt-PA）の投与は不適応と判断された．

表1 JCS（ジャパン・コーマ・スケール）

Ⅲ．刺激をしても覚醒しない状態（3桁の点数で表現）	
300	痛み刺激に全く反応しない
200	痛み刺激で少し手足を動かしたり顔をしかめる
100	痛み刺激に対し，払いのけるような動作をする
Ⅱ．刺激すると覚醒する状態（2桁の点数で表現）	
30	痛み刺激を加えつつ呼びかけをくり返すと辛うじて開眼する
20	大きな声または体を揺さぶることにより開眼する
10	普通の呼びかけで容易に開眼する
Ⅰ．刺激しないでも覚醒している（1桁の点数で表現）	
3	自分の名前，生年月日がいえない
2	見当識障害がある
1	意識清明とはいえない

表2 GCS（グラスゴー・コーマ・スケール）

1. 開眼 (eye opening：E)	自発的に	4点
	呼びかけにより	3点
	痛み刺激により	2点
	なし	1点
2. 言語 (verbal response：V)	見当識あり	5点
	錯乱状態	4点
	不適当な言葉	3点
	理解できない声	2点
	発声がみられない	1点
3. 運動 (best motor response：M)	命令にしたがう	6点
	痛み刺激部位に手足をもってくる	5点
	四肢を屈曲する	
	・逃避	4点
	・異常屈曲	3点
	・四肢伸展	2点
	・全く動かさない	1点

2 ▶ 初期評価

ⅰ）問診

主訴：患者本人が全失語のため聞き取り困難

家族のニード：以前のように歩けるようになってほしい

家族のホープ：リハビリテーションを（回復期まで含め）継続することで，自分のことは自分でできるようになること

ⅱ）画像所見

入院日のCTでは左側頭葉にLDA（X線低吸収域）を認めた（図1A）．また同部の脳溝の描出が不良であった．DWIでは左尾状核頭部，レンズ核，MCA（中大脳動脈）M2の前枝の領域の左前頭側頭葉の広範囲にHIA（高信号域）を認めた（図1B）．第2病日のMRAでは左ICA（内頸動脈）の起始部から輝度が右に比べて低下していた（図1C）．ICAの終末部からA1，M1が閉塞し，MCAの末梢は描出されていなかった（図1D）．

入院翌日のFRAIR，DWIでは脳浮腫により血腫側の側脳室が圧排されて，脳の正中構造（第三脳室など）が反対側へ偏位（midline shift，正中偏位）していた（図1E，F）．また，左前大脳動脈の領域にも梗塞巣が一部広がっていた．

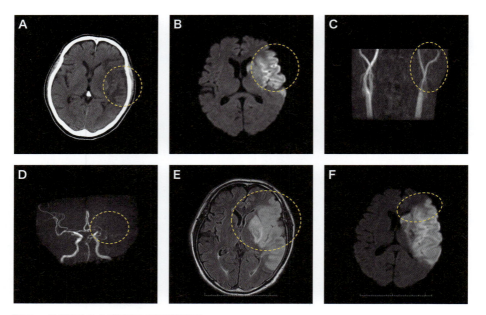

図1　入院日および翌日の画像所見
A）入院日：CT．左側頭葉のLDA（X線低吸収域）．B）入院日：DWI．左前頭側頭葉のHIA（高信号域）．C）第2病日：内頸動脈MRA．左ICA（内頸動脈）．D）第2病日：MRA．左MCA（中大脳動脈）．E）第2病日：FRAIR．正中偏位と梗塞巣の左前大脳動脈領域への拡大．F）第2病日：DWI．梗塞巣の左前大脳動脈領域への拡大．

能力養成問題

解答は次ページ以降に

問1　心原性脳塞栓症のCT画像について間違っているものはどれか？

1. 発症直後にLDAは検出されない
2. 発症から1週間で境界不明瞭，周囲に浮腫を伴うが，LDAは実際の梗塞巣より広範囲
3. 発症から2〜4週で新生血管の増生，肉芽組織の形成が行われLDAの一時的鮮明化が起こる

ⅲ）評価

① 全身状態（リスク，合併症）

　心原性脳梗塞は閉塞した血管が自然に再開通することにより出血性梗塞を合併しやすい[1]．また，本症例では，梗塞巣の拡大ならびに脳浮腫の増悪による脳ヘルニアや閉塞性水頭症のリスクがあるため，離床開始時期について十分な配慮が必要であった．さらに，同時に心肺機能にかかわる管理も重要であった．

② 検査所見

・神経学的所見（入院日）

意識障害	JCS	Ⅱ-30
	GCS	E3V1M1，全失語，右片麻痺
脳卒中重症度（NIHSS）		29/42点

・血液生化学検査

WBC	入院日：7,200/μL
CRP	入院日：0.16mg/dL，第4病日：1.56mg/dL
BNP	入院日：50.3pg/mL，第4病日：47.3pg/mL

・心電図

心房細動，心室期外収縮，徐脈，高いT波．

・理学療法評価（治療開始時）

介入開始当初のバイタルサインは，BP：最高血圧120〜180mmHg/最低血圧70〜100mmHg，HR：50〜72回/分と変動が大きく，心室期外収縮を単発で認めた．呼吸はチェーン-ストークス様で，呼吸時30秒．（RR6〜7），無呼吸時20秒程度，肺胞呼吸音はRt≦Lt，背側肺野へも乏しく，SpO₂は97〜99％（O₂：2L投与下）であった．失語症のため意思表出は困難．問いかけには同意のみ可能であった．

覚醒状態および声がけへの反応としては呼吸時に呼びかけると開眼するが，無呼吸時に呼びかけても開眼せず，上肢や手指の運動では手に触れると反応する状態であった．また，左からの呼びかけには上方へ視線を向けるが左方への頭部回旋は認めなかった．

顔面は右口角下垂を呈し左右差を認めた．四肢の関節運動制限はなく，運動麻痺はBRSで右上下肢・手指ともⅠ，筋緊張は右上下肢低緊張であった．ADLについては全介助で，FIMは18点であった．また，覚醒している状態においては，左上下肢は指示にしたがい運動可能であった．

③ 姿勢・動作分析

第3病日でのベッド上背臥位を示す（**図2A**）．顔は麻痺側を向き，非麻痺側肩甲帯や下肢は伸展筋群優位により左背部を押し上げるような（ブリッジ活動[※1]）姿勢となっていた．ベッド上で腰部筋過活動による痛みにより腰背部を浮き上がらせたり，身の置きどころなく落ち着かず多動となってしまったりするため，姿勢の安定と疼痛軽減を目的に左腰背部へ枕などを差し込んでいることも多かった．

第13病日での背臥位姿勢では，肋骨下角の浮き上がった状態を認め，腹部筋群の低緊張がうかがわれた[2]（**図2B**）．ヘッドアップ45°での座位においては，体幹が右下方に崩れてしまったり，非対称に捻れてしまったりすることも多く，支持面との関係性を考慮し，身体体節間での過剰な筋緊張亢進が生じない姿勢，いわゆるパーキングファンクション[※2]に近いポジショニングに設定した（**図2C**）．

> ※1 **ブリッジ活動**：2点もしくはそれ以上の身体部位が支持面に接し，その間の身体部位を下からもち上げてアーチをかける運動をいい，もち上げられる身体部位下面の筋が主動作筋となる．
>
> ※2 **パーキングファンクション**：頭部，胸部，骨盤，上肢，下肢といった身体体節おのおのが，別々に支持面と接し重心をもち，過剰な筋活動のない最低限の筋連結で結びついている状態をいい，次にいかようにも動けるための準備状態が整った状態をいう[3]．

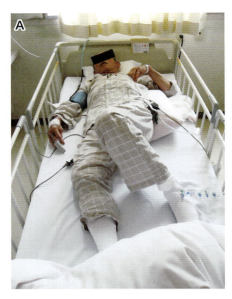
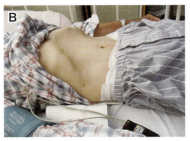
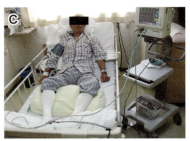

図2　ベッド上姿勢
A）第3病日：背臥位姿勢．姿勢安定と疼痛軽減を目的に左腰背部に枕を差し込んでいる．
B）第13病日：腹部筋群の低緊張による肋骨下角の浮き上がり．C）第13病日：45°ヘッドアップ座位姿勢．パーキングファンクションに近いポジショニング．

能力養成問題　　解答は次ページ以降に

問2 本症例のように主要動脈の閉塞に加え心房細動がある場合，離床時期の対応として望ましくないものはどれか？
① 安静度が「座位可」となれば，積極的に端座位練習へと進める
② 端座位練習の際に，四肢末梢の脈圧や冷感の観察が必要である
③ 単に車いす座位を長時間強いるのではなく，姿勢管理に配慮したうえで進める必要がある

能力養成問題 解答

問1 ❸ 発症から2〜4週で新生血管の増生，肉芽組織の形成が行われLDAの一時的鮮明化が起こる

実際には一時的鮮明化でなく，一時的不鮮明化（霞がかかったように一部見える＝fogging effect）が起こる．

3 問題点および課題

ⅰ) 主要な問題

① 安静臥床の必要性と廃用症候群予防の両立

『脳卒中治療ガイドライン2015』[4] では，「脳卒中片麻痺患者に対して，不動・廃用性症候群を予防し，早期の日常生活動作（ADL）向上と社会復帰を図るために，十分なリスク管理のもとにできるだけ発症後早期から積極的なリハビリテーションを行うこと」をグレードA（信頼性，妥当性のあるもの）として強く勧めている．

早期離床により，深部静脈血栓症，褥瘡，関節拘縮，沈下性肺炎など，長期臥床で起こる合併症は予防可能と考えられているが，心原性脳塞栓症には血管の再開通による出血性脳梗塞のリスクがあるため，離床時期を症例ごとに個別に判断する必要があり，一概に取り扱うことはできない．

実際，本症例において第1病日よりリハビリテーション介入となるも，ベッド上での対応が続き離床までのプログラムが遅れがちとならざるを得ず，第10病日でヘッドアップ60°許可，第17病日より車いす移乗および乗車許可となった．このように，ベッド上安静臥床期間が長かったことから廃用性症候群に関して十分な配慮が必要であった．

② 意識障害の問題

広範囲な脳損傷や続発する脳浮腫では，意識障害を生じやすい．意識・覚醒の評価は客観的に判断することが難しく，JCSやGCSのように刺激を与えたときの対象者の反応，あるいは動作観察による評価が主体となる[5]（表1，2）．

本症例ではチェーン－ストークス様の呼吸パターンとともに背臥位で舌根沈下を認めたが，側臥位にすると比較的呼吸は安定（RR14前後）したため，ベッド上での姿勢変換と呼吸のモニタリングを関連付けしつつアプローチを進める必要があった．

覚醒レベルについては，車いす乗車が許可される前日の第16病日まで，夜間不穏傾向が継続し傾眠傾向ながら声がけすれば反応するJCS 2桁で，GCSにてE3V3M5であった．

ⅱ) 副次的な問題

麻痺肢や起居動作における重力，その他環境面への再適応と誤用症候群の防止があげられる．臨床現場においては，離床時期に病棟で車いす座位を強要されがちだが，図3に示すような姿勢であることが多い[6]．廃用症候群の予防を目的としていても，車いす座位によって筋緊張の不均衡は増強し，代償的に固定的な姿勢制御となりやすく，そこから動き出すことが努力的な活動となり，加えて筋萎縮や拘縮など二次的な機能障害を招きやすくなる[6]．また，その姿勢から動き出す際の非効率的な動きをくり返すことで動作パターンとして学習され，誤用症候群へ陥りやすいものと考えられる．

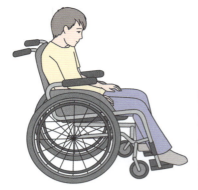

図3 片麻痺患者の車いす座位（右片麻痺例）
骨盤が後傾し，支持面に対し殿部が前方に滑ってしまうことで，背部が背もたれに寄りかかる姿勢となりやすい．多くの患者では姿勢制御のための筋活動が低下しており，そこから動こうとしたり，安定性を得ようとしたりするためには背部筋をさらに過活動にする必要があり，筋緊張の不均衡は増長する．さらにフットプレートに乗せた下肢を突っ張らせることでも安定性を得ようとするため身体の非対称性が増強する．

能力養成問題　解答は次ページ以降に

問3 パーキングファンクションの記述として間違っているものはどれか？
1. 頭部，胸部，骨盤，上肢，下肢といった身体体節がおのおの重心をもっている
2. 意識レベルが低下したような完全に脱力した状態である
3. 身体体節がおのおの支持面をもち，最低限の筋連結で結ばれている状態である

---

4 介入

ⅰ）臨床推論

① 他動運動への姿勢応答

　　自動あるいは他動運動において身体が動く，動こうとすることに対し，それがわずかな移動量であっても，理学療法士と患者の間では，接触と反応という関係性が無自覚に形成されている[7]．片麻痺や意識障害などの急性期のアプローチとして，関節拘縮の予防の意味から単に他動的に四肢を動かすことでそれが図られるかのごとく考えられているが，患者の身体に接触する，引き上げるといった動き（図4A）に対するバランス機能を構築している体幹や頸部は，使える身体部分のみの筋緊張を高め，固めるような反応を表出しやすく，最終的に筋緊張の不均

能力養成問題　解答

問2 ❶ 安静度が「座位可」となれば，積極的に端座位練習へと進める
ヘッドアップ座位と端座位における循環機能を評価し，異常がないことを確認したうえで進めることが望ましい．脳梗塞急性期の脳循環自動調節能破綻にもとづく血圧変動の可能性を考慮し，循環機能が十分かどうかリスク管理されるべきであり，必要に応じて心機能，胸部X線像，水分バランス，輸液投与内容とその経過を医師に確認する必要がある[10]．

衡を増長させることにつながることとなる．

　筋緊張の不均衡を防ぐためには，支持面との接触を確認し，図4Bのように支点直上でモーメント量[※3]の少ない運動開始位置を設定し，そこから屈曲－伸展，あるいは水平内転－水平外転方向へわずかに移動させつつ，深層筋優位な姿勢反応を促し，さらにはプレーシング[8][※4]へと結びつけ，分離運動の程度と筋緊張を把握しつつ四肢を空間に保持できるよう促していった．

　※3 モーメント量：重力下において，物体に回転を生じさせるような力の性質を表す量のこと．同じ重量でも支点からの距離が近ければモーメント量は小さくなり，逆に遠ければ大きくなる．これは人間の身体においても同等で，支点から近いところで動けば低負荷となり，遠ければ負荷量は増大する．
　※4 プレーシング：主に身体の末梢部（上肢・下肢・頸部）を空中に動かし，定位させるように誘導することをいう．移動させる身体部分と体幹など移動を支援する身体体節間の筋緊張を変化させ，保持・追随する自律的な活動のこと．

② 支持面を配慮した起居動作の誘導

　背臥位評価から，この症例においては①右胸郭上部背面筋群，②左胸郭中・下部背面筋群，③右腰部背面筋群，④左骨盤帯・股関節周囲筋の過活動を呈していた．右側への寝返り動作の誘導では，頭部を挙上する際に右胸郭上部背面の支持面とすべき部分に浮き上がりがあるため，左上肢を運動方向に引き上げても，頭部の支点が得られなかった．このまま動作を連続すると，頭頸部を同時収縮で固め，引き上げられる身体を準備することとなる．図4Cに示すように理学療法士の左の手掌を浮き上がった部分に差し込む（→）ことで，頭部挙上から連続性をもった寝返り動作が引き出せた．

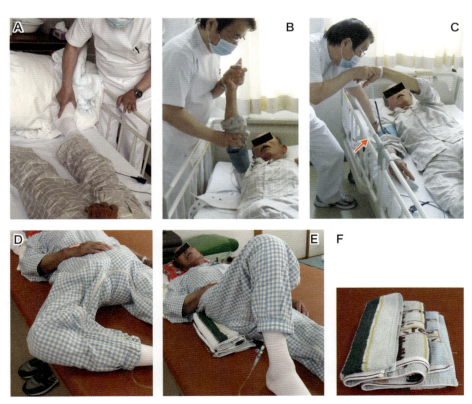

図4　姿勢・動作への介入
詳細は本文参照．

③ 筋活動を高める意味での支持面への配慮

臥床位において膝立てで中間位保持をさせようとした場合，図4Dのように外方に倒れてしまうことに対して保持不可と評価してしまいがちだが，殿部と支持面の空隙に形状的に合致するようタオルをたたんで差し込み同様の課題を与えると中間位保持が可能になることがある（図4E，F）．このように，単に筋活動に視点を向けるのではなく，支持面からの情報を得られやすくする，つまり知覚されやすい環境設定により起こる変化も推測してプログラムを進めることが有用である．

> **！ここがエキスパート**
>
> 運動療法において経験が浅いと「動かそう」という意識が強く，運動学習するための身体の準備ができていない状態で，関節可動域エクササイズや動作の練習を行うことがよくみられる．人は主に体性感覚からの情報をもとに，安心，安全に動くことができる．脳卒中片麻痺患者の場合は身体が左右に分かれたような状態に感じられ，感覚障害，筋の張力などの関係で身体左右から得られる感覚，知覚情報も差異が生じる．このことが，身体の非対称性を強め，筋緊張の異常，関節可動域制限，痛みなどの二次障害の他，特に理学療法の根幹である運動学習を阻害する．したがって，単なる関節の随意運動だけに目を向けることなく，支持面と接している部分からどのように感覚情報を得られているかという視点をもって動作の観察，分析することは非常に大切となる．つまり，運動する準備状態をしっかり整え，運動学習を促進することも理学療法士の大切な仕事である．
>
> （編集より）

④ 離床以降の車いす座位への配慮

前述したとおり，車いす上ではバックレストに寄りかかり，背部筋の筋緊張を高め，骨盤は後傾となりやすい（図5A）．肩甲帯の高さも麻痺側が低くなるため不均衡は増強し，代償的な固定性を強めている．フットレストから足部を床面に下ろし，前方にテーブルを置き，適度な高さのクッションを抱え込ませることで背部はバックレストから離れ，過剰な筋活動から解放されやすくなる（図5B，C）．車いす座位にて正中を整えるためには，骨盤が支持面上を転がり，それに伴って脊柱が姿勢反応として動くことが必要であり，ここで示しているような姿勢への配慮があってはじめて可能となる．

能力養成問題 解答

問3 ❷意識レベルが低下したような完全に脱力した状態である

❶，❸に示すとおりパーキングファンクションは頭部，胸部，骨盤，上肢，下肢といった身体体節がおのおのの重心，支持面をもち，最低限の筋連結で結ばれている状態であり，❷で示すような無緊張の状態ではない．

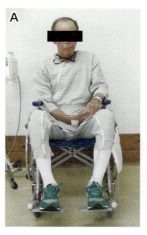 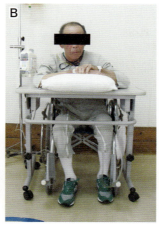 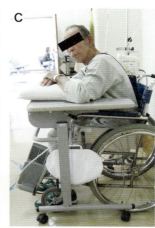

図5 車いす座位への配慮
詳細は本文参照.

能力養成問題

問4 起居動作を誘導する際に配慮すべきこととして間違っているのはどれか？
① 理学療法士が接触することで認められる患者の反応
② 開始時姿勢における筋緊張亢進の状態と支持面からの浮き上がり
③ 頭頸部の筋の同時収縮を促し動作時の推進力として利用する

ⅱ）理学療法プログラム

「急性期ベッドサイド」「離床期以降」のプログラムは初期評価および臨床推論から立案した.「起立・介助歩行期」のプログラムは後述するように介入後に評価・分析しながら立案した.

- 急性期ベッドサイド
❶パーキングファンクションに誘導するポジショニング設定
❷モーメント量から発生する姿勢変化に配慮した他動・自動運動の介助
❸支持面接触に配慮した寝返り動作練習（側臥位・腹臥位）

- 離床期以降
❹支持面接触に配慮した起き上がり動作練習
❺車いす上での座位練習
❻正中軸を意識した座位保持およびバランス練習

- 起立・介助歩行期
❼誘導により過剰努力を要しない起立動作練習・立位保持およびバランス練習
❽四点杖および短下肢装具を使用した介助歩行練習

5 介入結果

ⅰ）評価（介入前との比較）

① 画像所見

第32病日の画像所見（図6A，B）では側脳室が圧排，midline shiftも改善しているが，出血性梗塞を認める．またMRAでは左ICA再開通を認めた（図6C）．

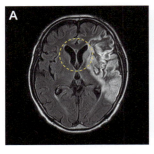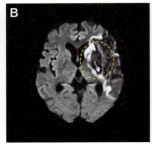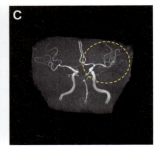

図6　発症1カ月後の画像所見
A）第32病日：FRAIR．側脳室の圧排，正中偏位の改善．B）第32病日：DWI．出血性梗塞．C）第32病日：MRA．左ICA（内頸動脈）の再開通．

② 検査所見

神経学的所見として意識障害は消失．発語は限定した言葉のみだが発することが可能．NIHSSは16/42点であった．血液生化学検査ではCRPが0.04mg/dL（第44病日）となり，また心電図の所見では心房細動を認めるのみとなった．

③ 理学療法評価（治療終了時）

バイタルサインはBP：最高血圧120〜140mmHg/最低血圧70〜80mmHg，HR：60〜72回/分と安定，呼吸パターンおよびSpO_2に特筆すべき事項はなかった．発語は限定されていたが，意思表示は表情を含め全身的に表現していた．運動麻痺はBRSで右上下肢Ⅱ，手指Ⅰで，筋緊張は右上下肢低緊張，顔面は右口角下垂を呈し，右肩関節亜脱臼：1.5，横指を認めた．ADLについてはFIM：42点と改善された．

④ 姿勢および動作分析

座位姿勢について第39病日では矢状面，骨盤後傾に伴い脊柱全体として後彎が強まり，胸椎上部から前方へ移行し頭頸部を前方突出させ，前後方向の重みを釣り合わせていた（図7A）．背面からは，右殿部の低緊張によって右後方が沈み込んでしまうため，支持面と殿部の間にタオルを差し込んで予防しているが，左肩甲骨周囲に外側へ引き上げるような過緊張を認めた（図7B）．第49病日では，右前腕は台に載せ肩関節亜脱臼から保護したポジショニング設定をした．また，脊柱は正中位に近づくとともに左肩甲骨周囲の過緊張は軽減していた（図7C, D）．
立位について，第49病日では前額面，矢状面で左側および後方への傾きを認めていた（図7E, F）．しかし第53病日には短下肢装具と四点杖を使用した介助歩行練習において，右下肢の振り出しに一部介助が必要であったが体幹部は直立位に修正されていた（図7G, H）．

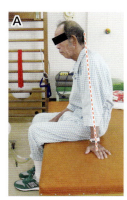 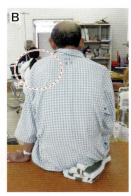 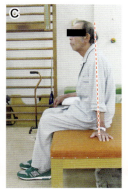 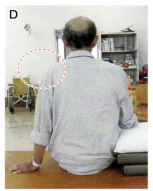
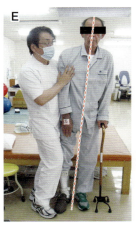 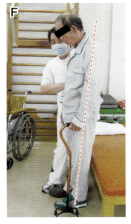 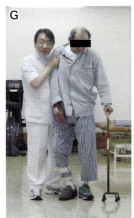 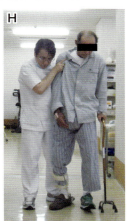

図7　介入後の姿勢および動作分析
詳細は本文参照.

ii）考察

　脳血管障害発症における意識障害は，軽症ですむものから3カ月以上継続するような遷延性意識障害までさまざまであるが，その状態が長引くほど予後不良あるいは退院時点での日常生活自立度が低い傾向にある[9]．心原性脳梗塞患者におけるリスク管理のポイントとして，脳血流の自動調節能の破綻（血圧低下による脳血流低下）から再梗塞・脳機能低下のリスクが高まることや，出血性梗塞・脳浮腫となりやすく不整脈・心不全に注意が必要であることがあげられる．また，心電図モニター，血圧測定に加えBNP（脳性ナトリウム利尿ペプチド）の値にも注目していく必要がある．加えて血栓の遊離は血流速度の変化により生じる可能性が高いと考えられているため，離床時には血圧や心拍数などの循環動態に顕著な変化がないかを随時確認

能力養成問題 解答

問4　❸頭頸部の筋の同時収縮を促し動作時の推進力として利用する
頸部屈筋の活動時に頸部伸筋が同時収縮すると，動作の推進力としてではなく制動力となる．

しておく必要がある.

　出血性梗塞は，脳塞栓後の再開通による虚弱化した病巣血管からの出血で，発症後数日，あるいは2～4週におよぶ場合もあり，血腫・浮腫が引き金となり頭蓋内圧亢進さらには脳血流低下となることもあるため，画像データから情報を得る必要がある．本症例のようにリスク管理の観点から離床が第18病日と遅れることにより，日中活動性の低下も相まって覚醒レベルが上向かないことも臨床的には認められる.

　活動範囲がベッド上のみという限定された環境下で，廃用症候群を予防するために，片麻痺の回復段階において避けることのできない筋緊張の不均衡を増長させないよう，

　①モーメント量に配慮した他動・自動運動の介助

　②起居動作誘導時の支持情報の視点も含めたアプローチ

　③パーキングファンクションの視点から，知覚しやすい，動き出しやすい身体づくり

の点を重視した．これらのことより，抗重力活動への許可が得られた時点で，廃用症候群を最小限にし，かつ次につながる運動課題に対して誤用症候群を生じさせない条件を整えられたと考える．実際，はじめて座位あるいは立位姿勢保持の課題を与えた際には，非対称な姿勢であったり，正中から傾いていたりしたが，動きを伴い経験を重ねることで早期に修正されており，介助歩行においても過剰努力は認めず，第54病日で回復期リハ病棟へと転院となるまでの過程で基本動作の再学習は円滑に進められたものと判断できる.

● 引用文献

1）湯浅浩之，他：脳梗塞急性期治療の進歩とリハビリテーション．Monthly book medical rehabilitation，15-21，2013

2）「Right in the Middle 成人片麻痺の選択的な体幹活動」（Davies PM/著，冨田昌夫/監訳，額谷一夫/訳），シュプリンガー・フェアラーク東京，1991

3）和泉謙二：パーキングファンクション（構えと知覚）．「臨床動作分析 PT・OT の実践に役立つ理論と技術」（冨田昌夫，他/編），pp55-66，三輪書店，2018

4）脳卒中治療ガイドライン2015［追補2017］（http://www.jsts.gr.jp/img/guideline2015_tuiho2017.pdf），日本脳卒中学会，2017

5）宮嶋 武：意識・覚醒．「図解 運動療法ガイド」（内山 靖，奈良 勲/編），pp463-471，文光堂，2017

6）杉山智久，丹羽志暢：車椅子座位と姿勢．リハビリナース，1：45-50，2008

7）和泉謙二：運動器疾患に対する生態心理学的アプローチ クラインフォーゲルバッハの運動学を踏まえて．「知覚に根ざしたリハビリテーション［実践と理論］」（樋口貴広，他/監・編），シービーアール，2017

8）竹中弘行：プレーシング．「臨床動作分析 PT・OT の実践に役立つ理論と技術」（冨田昌夫，他/編），pp202-210，三輪書店，2018

9）石川直人：脳卒中発症早期における意識障害がどこまで予後に寄与するか～入院時，入院翌日，入院1週間後の意識障害に着目して～．理学療法学 Supplement，43，2016

10）佐藤房郎：脳卒中理学療法のクリニカルリーズニング—その特徴と共通性．理学療法ジャーナル，46：477-485，2012

第1章 急性期

2 右被殻出血（血腫量30mL）（左片麻痺）
安定な座位バランスをどう獲得するのか？

藤野雄次

目標
- 座位姿勢制御に必要な解剖学・運動学・神経学的機能を理解する
- 片麻痺患者における姿勢異常の特徴と評価・分析方法を理解する
- 評価にもとづいた論理的な理学療法プログラムの立案・実施について理解する

1 症例提示

ⅰ）概略

年齢	60代後半	BMI	22.0kg/m²
性別	男性	趣味	ウォーキング
診断名	右被殻出血（血腫量30mL）	職業	なし，家庭内での役割は畑仕事
障害名	左片麻痺	家族	妻（70代前半）との2人暮らし，娘家族は他県在住
身長	165cm		
体重	60kg	既往歴	前立腺肥大，高血圧

ⅱ）現病歴

　　友人と外食中，気分不快が出現したためタクシーで帰宅．帰宅後，リビングのいすで休んでいたが，呂律が回らず左側に体が傾く様子があったため妻が救急要請した．救急病院に搬送され，頭部CTを施行したところ，右被殻出血の所見があり緊急入院となった．初診時の所見は，血圧212/136mmHg，心拍数101回/分（洞調律），SpO_2：100％（酸素2L/分；マスク），GCS：E3V4M6，NIHSS[※1]：0/4/0/4（右上肢/左上肢/右下肢/左下肢）であった（GCSは**第1章-1参照**）．救命を目的とした開頭血腫除去術の適応も検討されたが，意識レベルが比較的保たれていること，mass effect[※2]が強くないことなどから保存的加療の方針となった．神経症状の悪化がないこと，フォローアップの頭部CTで血腫拡大がないことが確認され，入院翌日（第2病日）から脳卒中ケアユニット（Stroke Care Unit）での理学療法・作業療法・言語聴覚療法が開始となり，脳卒中ケアユニット退室後の第5病日から場所を変えリハビリテーション室にて実施した．

※1 NIHSSによる運動機能評価：両上肢をそれぞれ90°挙上し，10秒保持可能か否かで0（下垂なく10秒保持可能）〜4（全く動かない）で採点する．下肢は30°挙上を5秒保持できるかを確認する．
※2 mass effect：頭部CT（モンロー孔レベル）で正中構造偏位が5mm以上，もしくは脳底槽が圧排・消失している所見をいう．

2 初期評価

ⅰ）問診

主訴：ベッドに寝ていることがつらい，体が動かない，トイレで排泄がしたい
ニード：離床時間の延長・離床頻度の増加，起居・移乗動作能力向上，静的・動的座位バランスの向上

ⅱ）画像所見

右被殻を主座として側脳室体部レベル，大脳基底核・視床レベル，松果体レベル，第三脳室レベルの断面に出血を認めた（図1）．血腫は放線冠や島皮質，内包後脚の一部に進展し，側脳室や内包前脚・膝を圧排していた．

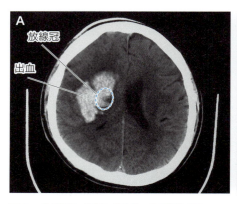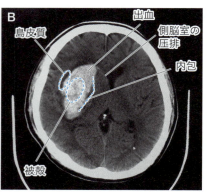

図1　入院日（第1病日）の頭部CT
A）側脳室体部レベルの断面．B）大脳基底核・視床レベルの断面．

ⅲ）評価

① 全身状態

降圧薬による血圧管理により，血圧は140/80mmHg程度で推移し，離床・運動による血圧変動も許容範囲（20mmHg以内）であり，その他のバイタルサインも安定していた．意識状態はGCS：E4V4M6と見当識障害はあったものの従命反応は可能であり，頭蓋内圧亢進症状（頭痛や嘔吐など）や瞳孔所見（瞳孔不同，対光反射の減弱など），その他神経症状の悪化はなかった．そのため，フォローアップCT後の経過も安定していると考えられた．また，脳出血後に頻度の高い合併症である誤嚥性肺炎，尿路感染，消化管出血は血液検査所見（CRP・白血球・ヘモグロビンなど），胸部X線所見，尿・便の性状，体温などから否定的であった．

② 理学療法評価（第5病日）

運動麻痺	SIAS-M[※3]：0-0，0-0-0，弛緩性麻痺
筋緊張	左上下肢は弛緩性麻痺，腹部筋は緊張低下，頸部から背部は緊張亢進
感覚障害	左上下肢は表在／深部覚ともに重度鈍麻
筋力（MMT）	右上下肢近位部：4，右上下肢遠位部：5
体幹機能	SIAS体幹項目：腹筋力／垂直性テストともに0点
高次脳機能	半側空間無視，注意障害，Pusher現象[※4]：SCP[※5] 6点
背臥位姿勢	頭部後屈位であり，触診すると肋骨下角が挙上している．体幹は左回旋位であり，非麻痺側と比べて肩甲骨や骨盤帯がベッドに沈み込み，左股関節は外旋している．
起き上がり動作	非麻痺側肢を利用してベッド柵を掴み上肢を引きつけるようにするが，頭部後屈位のまま頸部屈曲をしようとして頭部挙上が不十分．非麻痺側方向へ頸部を回旋させながら非麻痺側肘関節と頸胸椎を屈曲させて上体を起こそうとするが，麻痺側上肢帯や骨盤帯が後退しており，on elbowに移行できない．
座位姿勢	図2参照

※3 **SIAS-M**：脳卒中機能評価法（Stroke Impairment Assessment Set：SIAS）は，運動麻痺や体幹機能，半側空間無視など9種の機能障害に分類される22項目から成る脳卒中の総合的な機能評価法である[1]．そのなかで，麻痺側運動機能（SIAS-Motor：SIAS-M）のみを記載する場合，上肢近位－上肢遠位，下肢近位（股）－下肢近位（膝）－下肢遠位を，(2-1，1-1-0)のように記載する．上肢近位テスト（膝・口テスト）：座位で麻痺側肢の手部を体側膝（大腿）上より拳上し，手部を口まで運ぶ．肩は90°まで外転させ，それを膝上に戻す課題．上肢遠位テスト（手指テスト）：母指から小指の順に屈曲，小指から母指の順に伸展する課題．下肢近位テスト（股屈曲テスト）：座位で股関節を90°より最大屈曲させる課題．下肢近位テスト（膝伸展テスト）：座位で膝関節を90°屈曲位から十分（−10°程度まで）伸展させる課題．下肢遠位テスト（足パットテスト）：座位で踵部を床につけたまま足部の背屈運動を強調しながら背屈・底屈を3回繰り返し，その後なるべく早く背屈・底屈を繰り返す課題．

※4 **Pusher現象**：非麻痺側の上下肢を自ら積極的に使用し，かつ麻痺側へ向かうように押したり，介助に抵抗するという特異な徴候をいう（**第1章-5**参照）．

※5 **SCP**（scale for contraversive pushing）：Pusher現象の重症度を評価する指標．座位姿勢と立位姿勢において，以下A〜Cの3つの項目について評価する[2)3)]．A：自然な姿勢の対称性（1点，0.75点，0.25点，0点の4段階）．B：非麻痺側上下肢の伸展（1点，0.5点，0点の3段階），C：他動的な姿勢の矯正に対する抵抗（1点，0点の2段階）．判定の基準はA，B，Cの3項目が＞0の場合，Pusher現象陽性と判断される．陽性の場合の最小得点は1.75/6点となる．

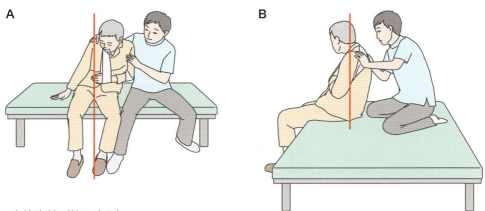

図2 座位姿勢（第5病日）
A）前額面：非麻痺側（右）の肩関節外転・外旋，肘関節伸展，手関節掌屈し，座面を押しつける．胸腰椎は麻痺側に側屈しており，骨盤（両側坐骨）に対して体幹部の質量中心が麻痺側（左）へ大きく偏位していることが読み取れる．股関節は右に比べて左（麻痺側）が外旋しており，介助で体幹を前傾させると左股関節の外旋は増強する．B）矢状面：腰椎屈曲・股関節伸展により骨盤が後傾しており，胸腰椎を屈曲させ，頭部は過度に前方に偏位している．肩峰や脊柱は骨盤（坐骨）の垂線より後方に配置しており，後方に重心が偏位している．

> **能力養成問題** 解答は次ページ以降に
>
> **問1** 肋骨下角（胸郭）が挙上していることによって生じる問題をすべて選べ
> 1. 腹式呼吸の減弱
> 2. 呼吸補助筋の過活動
> 3. 骨盤底筋群の機能不全

3 問題点および課題

本症例は重度の運動麻痺や感覚障害，体幹機能障害，Pusher現象があり，いずれも座位保持を困難とさせうるものである．これらの要因は相互に影響しており，1つの要素だけで障害像を捉えるべきではない．

i）主要な問題

本症例は最重症のPusher現象を有しており，そのことが座位保持を困難にしていることは間違いないが，腹部筋が低緊張状態にあり，Pusher現象が改善しても座位保持が困難であることは想像に難しくない．では，本症例が座位姿勢を保持できない主な原因は何であろうか？

体幹の解剖運動学的視点では，頸椎は頭部，胸椎は肋骨，腰仙椎は骨盤と連結し，胸郭と骨盤帯は骨構造が密であるのに対し，腰椎部分は構造的に不安定であるため腹筋群による固定作用がいっそう求められる．そのため，安定した座位にはコアスタビリティ[※6]，すなわち腰椎周囲をとり囲む筋群が協調的に

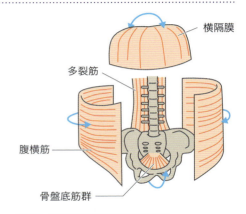

図3 腹腔内圧に関係する筋（インナーユニット）
文献5より引用．

働く必要があり，腹腔内圧の増加による腰椎の安定化が不可欠である（図3）．腹腔内圧の上昇は，姿勢・運動制御にかかわるローカル筋が作用するための基盤となり，姿勢を安定させるローカル筋が機能することでグローバル筋による効率的な運動が可能となり，「安定」と「運動」の双方を担保できる（図4）．また，ローカル筋の作用に関する神経学的側面には，予測的姿勢制御（Anticipatory postural adjustments：APAs）がある．これは，随意運動に伴う重心の動揺に対し，運動に先行してカウンターバランスとして生じる無意識的な筋活動であり，体幹や四肢の運動において腹横筋が重要とされている[7]．

※6 **コアスタビリティ**：運動連鎖のなかで四肢末端に最適な力と動きの産生，伝達，制御を可能とする骨盤ー体幹の位置と動きを制御する能力と定義されている[4]．

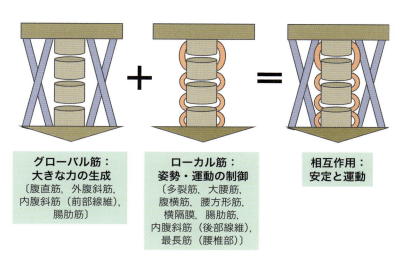

図4 ローカル筋とグローバル筋
文献6をもとに作成.

　一般に，腹部が低緊張状態の脳卒中患者は胸郭が挙上することで腹部筋が作用しにくくなり，反対に背面の筋が過剰に活動しやすくなるとされる[8]．胸郭の挙上や腰椎屈曲姿勢は，横隔膜や骨盤底筋群などの機能不全を招き，腹腔内圧を高めることを阻害するため，代償的にグローバル筋の過度な作用によって体幹部を固定することが多い．このことは，APAsが機能しないことも意味しており，体幹部の安定性はもとより四肢の運動の自由度も低下する．

　本症例の筋緊張や動作・姿勢観察から，主要な問題点は腹部の低緊張を起因とする腰椎周囲筋の機能不全と考え，前述した座位姿勢保持に求められる生得的な体幹部の機能が障害されていると推察した．

ⅱ）副次的な問題

　副次的な問題としては，Pusher現象による非麻痺側の陽性徴候と，上下肢麻痺による姿勢制御の低下があげられる．腰椎の運動制御には，その上方や下方の姿勢や筋活動が大きく影響する．本症例では，上肢帯の低緊張が肩甲骨周囲や胸椎の抗重力活動を阻害し，また座位での後方への重心偏位（図2B）は足部に対する垂直抗力（足部からの反力）を減少させるため，下肢から体幹への抗重力活動も低下することが予測された．そのため，例えば前方にリーチをした場合に麻痺側上肢帯が前方に崩れることや，体幹の前方傾斜を制動する股関節伸展・足部底屈が困難になることが考えられた．その他，半側空間無視や注意障害は姿勢の非対称性や治療効果に影響しうるため注意が必要であった．

> **注意点**
> Pusher現象を示す症例における姿勢制御が困難な原因は？と質問すると，「Pusher現象があるから」という回答をよく耳にする．Pusher現象は直接的に姿勢を崩すものではあるが，「Pusher現象があるから」という解釈に留まってしまうと，Pusher現象の影に隠れた本質的な機能・能力障害を見落としてしまう．Pusher現象による非麻痺側肢の過剰な反応に対する評価だけでなく，体幹や麻痺側の姿勢や運動を運動学や解剖学的に捉えていくことが大切である．

能力養成問題

問2 腹腔内圧を高める方法をすべて選べ
1. ドローイン
2. 風船をふくらませる
3. 腹筋運動（クランチ）

4 介入

i）臨床推論

① 筋緊張・筋活動への介入

　起き上がり動作の初動となる頸部屈曲運動は，筋活動の高まりとともに腹部や足部へ運動が連鎖する．一方，本症例の頸部屈曲は下顎が突き出た状態での頭部挙上，すなわち舌骨筋の低緊張による胸鎖乳突筋優位の屈曲活動になっており，頸部からの運動が隣接する部位に連鎖していないと考えた．座位に移行する起き上がり動作の問題は，座位での姿勢や筋活動と相通じるため，これらに対して腹部と背部の筋緊張の不均衡の是正，適切な運動の誘導による筋活動の促通が必要と思われた．一方，Pusher現象による非麻痺側肢の過剰な反応を抑制しなければ，体幹部のアライメントの修正や筋活動を引き出すことは難しいため，Pusher現象を含めた異常な筋緊張・筋活動に対する治療が最優先と考えた．そこで，Pusher現象を即時的かつ持続的に抑制し[9]，かつ筋緊張のインバランスを是正する[8]腹臥位療法を導入した（図5）．

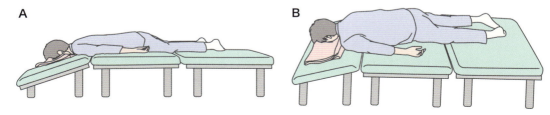

図5　腹臥位療法
Pusher現象を即時的かつ持続的に抑制し，かつ筋緊張のインバランスを是正する方法．A）治療ベッドの頭部部分に穴があいたものを使用．角度調整機能があればわずかにヘッドダウンし，頸部伸展活動を抑制する．B）治療ベッドにこれらの機能がない場合，治療ベッドよりもやや低めの台を頭側に設置し，その段差を利用する．気分不快や窒息などには十分留意する．

能力養成問題 解答

問1 ①〜③すべて

　腹部の低緊張によって胸郭が引き上げられて吸気位に固定されるため，横隔膜が平坦化して腹式呼吸が減弱する．持続した呼気ができないため腹横筋や骨盤底筋群の作用も低下し，その結果，背臥位では内臓が重力にしたがって移動し横隔膜を圧迫する．代償的に吸気補助筋が過活動となり，胸郭がますます引き上げられる[8]．

❷ 腹腔内圧や予測的姿勢制御を意識した介入

　座位姿勢は骨盤が後傾位であり，腰椎を伸展させる多裂筋の作用低下によって腰椎の筋を網目状に取り囲む胸腰筋膜と，胸腰筋膜に付着する腹横筋が適切な張力を保てていないことが読み取れた．また，胸椎の過度な屈曲は胸郭（横隔膜）の運動を阻害し，結果として腹腔内圧にかかわるインナーユニットおよびローカル筋による姿勢制御が機能していないと考えた．さらに，本症例の画像所見上，内包後脚を通る皮質赤核路と内包膝部を通る皮質網様体路の損傷あるいは圧排があった．前者は無意識に筋の緊張や運動などを調整[10]し，後者は構えの姿勢や予測的姿勢制御（APAs）などに関与し[11]，脳損傷部位からも上肢挙上やリーチ動作に先行するAPAsの障害が推測され，座位における上下肢の運動や作業にも影響すると思われた．以上から，腹腔内圧を上昇させるための腰椎や股関節のアライメントの補正と，それに伴う筋活動を促す必要があると考えた．そこで，臥位における運動連鎖を利用した腹部筋の活性化[12]（図6），足部からの反力を利用した座位練習[13]を行った．上肢挙上は反対側の腹横筋や内腹斜筋におけるAPAsを伴うため[14) 15)]，動的な姿勢制御の獲得にむけて上肢挙上やリーチ動作（前後方向），傾斜座面上での体幹側方移動練習（左右方向）[16]を段階的に導入していった（図7〜9）．

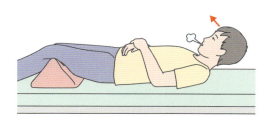

図6　背臥位での運動（腹式呼吸，頭部挙上）
運動連鎖を利用した腹部筋の活性化．①腹式呼吸をして横隔膜や腹横筋を活動させる．②呼気にあわせて顎を引くようにして頭を挙上する．

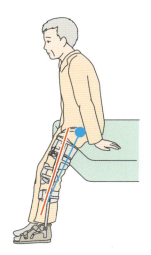

図7　長下肢装具を使用した高座位と上肢挙上運動
静的な姿勢制御と予測的姿勢制御の獲得が目的．①座面を高くして骨盤を垂直にする．②長下肢装具をつけて股関節に荷重をかける（反力を伝える）．━━のように，装具（反力の方向）が前方にズレないように注意する．●━●は適切な床反力と股関節の位置関係を示している．③麻痺側肩関節外旋・伸展，肘関節伸展位でベッドに手をつき，肩甲骨を内転・下制・後方回旋させて胸椎の伸展を促す．上肢長に応じて手の下にタオルを置き高さを調整する．④非麻痺側上肢を前方や側方に挙上する．上肢挙上によって体幹の回旋等が生じないかを観察する．⑤徐々に座面を低くし，装具を外していく．

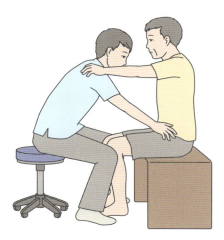

図8　座位での前方リーチ運動
前後方向の動的な姿勢制御の獲得が目的．①治療者の肩に患者の上肢を置く．麻痺のため困難な場合，治療者の頸部の後方で患者の左右の手をつないでもらう．②治療者は上前腸骨棘に手をあてがい，骨盤を前傾・後傾させる．他動運動から自動介助運動へ移行し，徐々に運動範囲を大きくする．③股関節屈曲（骨盤前傾）に連動するように体幹の前傾を誘導し，股関節を軸とした運動や腰椎ー骨盤の動きを促す．体幹と骨盤が協調的に前傾すると足部に荷重がかかる．足部への荷重に伴い，床面を蹴り返す反応（足関節底屈・下腿後傾）が出ていないか観察する．

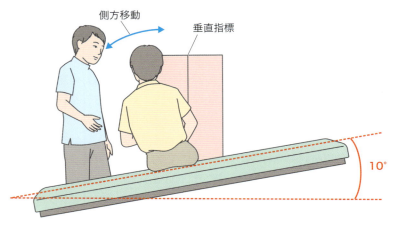

図9 傾斜座面での体幹の側方移動練習
左右方向の動的な姿勢制御の獲得が目的．①麻痺側を下にして10°座面を傾ける（チルトテーブルを使用）．②患者の正面に設置した垂直指標を目標に麻痺側から非麻痺側へ側方移動する．③麻痺側に戻り姿勢を保持する．④ ②～③をくり返す（60回が目安）．課題が難しい場合，③の静的な姿勢保持練習から開始する．頸部や体幹が回旋しないように注意する．

③ 課題の環境や難易度，日常生活への配慮

半側空間無視や注意障害を呈しているため，麻痺側からの荷重情報などの感覚入力，注意集中しやすい環境や課題難易度の設定などの配慮をした．また，座位姿勢の崩れを日常的に経験することは，不適切な姿勢や筋活動を誤学習する恐れがあるため，理学療法以外での車いす座位でもシーティングやポジショニングの方法を統一した．

能力養成問題　解答は次ページ以降に

問3 Pusher現象の責任病巣として誤っているものはどれか？
❶ 視床後外側部　　❷ 島後部　　❸ 中心前回

問4 本症例が目の前のペットボトルを取ろうと右手を伸ばしたところ，麻痺側に体幹が回旋し，前方にまっすぐリーチができなかった．その理由として考えられることはどれか？
❶ 予測的姿勢制御の障害　　❷ 麻痺側上肢の筋緊張亢進　　❸ 感覚障害

能力養成問題　解答

問2 ❶ドローインと❷風船をふくらませる

❶，❷はいずれも持続的な呼気を伴い，腹式呼吸によるインナーユニット（図3）の作用によって腹腔内圧が上昇する．腹筋運動は主に腹直筋を強化する方法であり，グローバル筋（図4）に作用する．

ii）理学療法プログラム

以上を踏まえ，❶〜❺の理学療法プログラムを立案し，実施をした．
❶腹臥位療法：筋緊張のインバランスの是正（図5）
❷背臥位での運動（腹式呼吸，頭部挙上）：運動連鎖を利用した腹部筋の活性化（図6）
❸長下肢装具を使用した高座位と上肢挙上運動：静的な姿勢制御，APAsの獲得（図7）
❹座位での前方リーチ運動：前後方向の動的な姿勢制御の獲得（図8）
❺傾斜座面での体幹の側方移動練習：左右方向の動的な姿勢制御の獲得（図9）

5　介入結果

i）評価（介入前との比較）（第12病日）

運動麻痺	SIAS-M：1-0，1-0-0
筋緊張	腹部筋の緊張低下や頸部/背部の緊張亢進は初期評価と比べて改善
体幹機能	SIAS体幹項目：腹筋力/垂直性テストともに2点
高次脳機能	Pusher現象：SCP 1.75点
座位姿勢	図10参照
排泄状況	静的な座位保持能力の向上に伴い，トイレでの排泄が可能となった．トイレットペーパーの準備は介助，陰部清拭は麻痺側への側方移動の改善に伴い見守りレベルで可能．

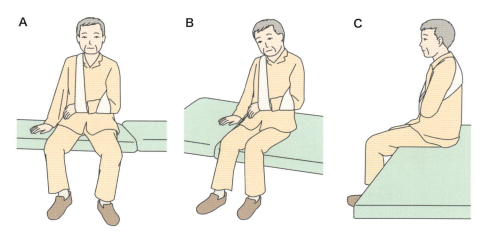

図10　介入後の座位姿勢（第12病日）

A）前額面：非麻痺側上下肢での過剰な伸展運動は消失し，体幹はほぼ正中位で保持できている．股関節外旋の左右差はなくなり，体幹を前傾した際に麻痺側股関節は内転位を保持し，体幹部から下肢へ運動が連鎖していることや下肢の支持機能の高まりが読みとれる．B）前額面：麻痺側への重心移動では，麻痺側坐骨を支点として骨盤後傾を制動できている．C）矢状面：胸腰椎屈曲や骨盤後傾は軽減し，骨盤（坐骨）上に頭部や肩峰，脊柱が配置している．

ⅱ）考察

　急性期からの積極的離床の重要性は周知のことであるが，脳卒中に伴うさまざまな神経症状は発症以前の生得的な運動方略や身体図式を変容させてしまうため，誤った運動を学習させてしまう危険性をはらんでいる．すなわち，急性期では機能的到達点を高めるための早期介入のみに着眼するのではなく，可能な限り効率的で自由度の高い正しい運動を獲得することが肝要である．

　本症例は腹部低緊張と背部過緊張という脳卒中患者で頻度の高い姿勢緊張異常を呈し，さらにPusher現象による非麻痺側の過剰な運動や重度の麻痺側機能障害が姿勢制御障害を助長していた．このような症例ではグローバル筋による固定的かつ努力的な姿勢戦略となることが多いが，冨田は文献17のなかで，背臥位が腹部筋の機能不全と，頭部や下肢を床面に押しつける伸筋優位の動作パターンを招いており，神経学的に体幹伸筋が優位になっているのではないかと説明している．また高草木は文献18のなかで，体幹や四肢近位筋の運動を支配する網様体脊髄路は両側性支配であるとしている．これらのことから，座位に直接的に影響する体幹や四肢近位部は神経学的に改善する可能性が高いが，これらの部位がPusher現象や代償動作により，十分な機能・活動が発揮できなければ麻痺側上肢に代表されるような「学習性不使用」と同様の状況を招く可能性がある．それら体幹部の安定性に寄与あるいは阻害する要因を解剖学・運動学・神経学的に分析し，治療の順序や難易度を考慮して段階的に展開したことで早期に座位保持能力が向上したと考えられる．

> **！ここがエキスパート**
>
> われわれは，痙縮，高次脳機能障害など，ある言葉でその現象や症状をくくって説明することがある．しかし，その言葉の解釈も受けとる側で相違があることが少なくない．つまり，Pusher現象に限らず，その現象に対して理学療法士は運動学的な分析を行い．それに伴った用語で的確に説明することが大切である．そのためには，基礎的な運動療法の知見として，運動学，運動力学などバイオメカニカルな知識，脳機能をはじめとする脳科学の知識，心理面の知識など，より多面的な知識および分析能力が不可欠である．このような知識，分析能力でその現象を解釈することで患者の潜在能力が引き出され，理学療法の効果を上げることになる．
>
> （編集より）

能力養成問題 解答

問3　❸中心前回

Pusher現象の生起には，❶視床後外側部と❷島後部の他，中心後回や下頭頂小葉，頭頂葉皮質下白質などが関与するとされている[19]．また，大脳白質病変もPusher現象の重症度に関係することが報告されている[20]．

問4　❶予測的姿勢制御の障害

右上肢を挙上すると，胸郭には左回旋する力が働く．上肢挙上に伴う回転トルクに拮抗する作用が働かなければ，前方へリーチをしようとしても胸郭（体幹）が回旋してしまい遂行困難となる．右上肢挙上に対し，拮抗する右回旋の作用には，上肢挙上側と反対の腹横筋が活動するとされる[14]．

● 引用文献

1）「脳卒中の機能評価 SIAS と FIM［基礎編］（実践リハビリテーション・シリーズ）」（千野直一, 他／編著）, 金原出版, 2012

2）Karnath HO, et al：The origin of contraversive pushing: evidence for a second graviceptive system in humans. Neurology, 55：1298–1304, 2000

3）Baccini M, et al：Scale for contraversive pushing: cutoff scores for diagnosing "pusher behavior" and construct validity. Phys Ther, 88：947–955, 2008

4）Kibler WB, et al：The role of core stability in athletic function. Sports Med, 36：189–198, 2006

5）からだ用語辞典 腹横筋（http://www.bodybook.jp/dictionary/201608/post-138.html）, ワコールならではのからだと下着のなんでも辞典, ワコール

6）連載：コアトレーニング 第1回コアトレーニング総論（https://functionalconditionbox.weebly.com/12467124501248812524125401249112531124643220735542.html）, Functional Condition Box, Functional Condition Board（FCB）

7）Ekstrom RA, et al：Electromyographic analysis of core trunk, hip, and thigh muscles during 9 rehabilitation exercises. J Orthop Sports Phys Ther, 37：754–762, 2007

8）冨田昌夫：運動療法, その基本を考える―重力への適応―. 理学療法研究, 3–9, 2010

9）Fujino Y, et al：Prone positioning reduces severe pushing behavior: three case studies. J Phys Ther Sci, 28：2690–2693, 2016

10）「分担解剖学2 脈管学・神経系 第11版」（平沢 興／原著, 岡本道雄／改訂）, 金原出版, 1982

11）高草木薫, 他：姿勢と歩行の神経科学―最近の動向. Clin Neurosci, 33：740–744, 2015

12）「脳卒中理学療法ベスト・プラクティス 科学としての理学療法実践の立場から」（奈良 勲, 松尾善美／常任編集, 土山裕之／ゲスト編集）, 文光堂, 2014

13）吉尾雅春：セラピストのための解剖学 根本から治療に携わるために必要な知識. Sportsmedicine, 25：4–16, 2013

14）Morris SL, et al：Corset hypothesis rebutted―transversus abdominis does not co-contract in unison prior to rapid arm movements. Clin Biomech, 27：249–254, 2012

15）Andersson EA, et al：Diverging intramuscular activity patterns in back and abdominal muscles during trunk rotation. Spine, 27：E152–E160, 2002

16）Fujino Y, et al：Does training sitting balance on a platform tilted 10° to the weak side improve trunk control in the acute phase after stroke? A randomized, controlled trial. Top Stroke Rehabil, 23：43–49, 2016

17）冨田昌夫：生態心理学的背景からの運動障害への治療戦略―ロボットが明らかにしてくれる基本原理―. The Journal of Clinical Physical Therapy, 10：7–14, 2007

18）高草木薫：大脳基底核による運動の制御. 臨床神経学, 49：325–334, 2009

19）「傾いた垂直性 Pusher現象の評価と治療の考え方」（網本 和／編）, ヒューマン・プレス, 2017

20）Fujino Y, et al：Relationship of white matter lesions and severity of pushing behavior after stroke. J Phys Ther Sci, 29：2116–2120, 2017

第 1 章　急性期

3　アテローム血栓性脳梗塞（左片麻痺）
早期立位をいつからどのように行うことが効果的か？

平塚　勝，補永　薫

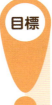

目標
- 早期立位練習の効果や時期，ポイントについて理解する
- 早期立位練習を行う際に考えるべきリスクについて理解する
- リスクを考慮した理学療法プログラムの実施について理解する

1　症例提示

ⅰ）概略

年齢	60代後半	BMI	24.0kg/m²
性別	男性	趣味	ゴルフ・スポーツ観賞
診断名	アテローム血栓性脳梗塞（急性期）	職業	無職
障害名	左片麻痺	家族	妻，子ども2人
身長	168cm	既往歴	糖尿病，高血圧症，脂質異常症
体重	68kg		

ⅱ）現病歴

　11時30分ごろ起床しトイレに行った後，体動困難となった．昼食は右手でかろうじて食べたが，呂律不良を強く認めたため妻が救急要請をした．搬送時，頭部MRI拡散強調画像にて右中大脳動脈灌流域に多発する斑状の高信号領域を認め，急性期脳梗塞の診断にて入院となった．同日，リハビリテーション開始となった．

2　初期評価

ⅰ）問診

　　主訴：起きたい
　　ニード：トランスファーの介助量軽減

ⅱ）画像所見（図1）

　第1病日の頭部MRI拡散強調画像にて右中大脳動脈灌流域に多発する斑状の高信号領域を認めた（図1A）．MRAでは右中大脳動脈は起始部にて途絶，他の動脈にも広狭不整が強かった（図1B）．
　第2病日の頭部MRI拡散強調画像では高信号領域の拡大を認めた（図1C）．

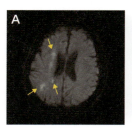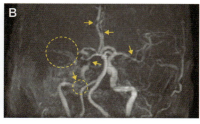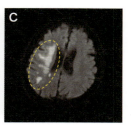

図1　画像所見
A）第1病日の頭部MRI拡散強調画像．⇨：右中大脳動脈灌流域に多発する斑状の高信号が認められた．B）第1病日の頭部MRA画像．◯：右中大脳動脈の起始部にて途絶していた．⇨：広狭不整が認められた．C）第2病日の頭部MRI拡散強調画像．◯：Aと比べ，高信号領域が拡大していた．

ⅲ）評価

① 第1病日

・医学所見（医師記録）

意識レベル	JCS：Ⅰ-1
上肢挙上試験（バレー徴候）	左上肢下降
Mingazzini徴候	左下腿下降
症状	左顔面麻痺，構音障害あり
障害名	左片麻痺

・血液検査データ

ALB	3.5g/dL	T-C	146mg/dL	HDL-C	33mg/dL
CRP	0.16mg/dL	WBC	5,980/μL	HbA1c/NGSP	8.0％

・アテローム血栓性脳梗塞の診断で点滴・投薬治療開始（抗凝固薬・抗酸化薬の点滴および抗血小板薬の内服）．
・糖尿病に関しては病前から内服をしていたDPP-4阻害薬の内服，および持続型インスリン製剤の継続に加えて，即効性インスリン製剤を使用してのスライディングスケール※を実施．
・言語聴覚士の評価により嚥下機能の障害は軽度でミキサー食から開始．
　※ スライディングスケール：インスリン製剤投与前に血糖値を測定し，その血糖値にもとづいてそのときに注射するインスリン製剤の投与量を調節する方法．

・理学療法評価

意識レベル		JCS：Ⅰ-3〜Ⅱ-10（簡単な声かけに反応するが，思考緩慢であり複雑な会話は困難），名前，生年月日などの応答は可能，指示は完全には理解できない
血圧（BP）		148/77mmHg
心拍数（HR）		56回/分（不整脈なし）
血糖値		未測定（他部門からの情報）
SIAS-M		3-3，3-2-2（臥位にて評価）
感覚検査		触覚，運動覚の検査は理解が得られず，あいまいな返答．疼痛への反応はみられた．
筋力		右下肢伸展挙上（SLR）可能，ベッドからの頭部挙上は可能
起居動作	寝返り	中等度介助レベル
	起き上がり	未実施（指示なく起き上がろうとする動作はみられるが困難）
練習		関節可動域練習，低負荷の四肢抵抗運動をベッド上で介入

② 第2病日

・心機能/頸動脈検査

ホルター心電図	PAC（発作性上室性期外収縮），PVC（発作性心室性期外収縮）の散発を終日認めた．PACは最長16連発，心拍数120回以下のPAT（発作性心房頻拍）をしばしば認めた．PVCは最長5連発．
心超音波検査	心房・心室内に明らかな塞栓源は認められなかった．
頸動脈超音波検査	右内頸動脈の頸動脈球部，総頸動脈にプラークを認めた． 右頸動脈球部〜外頸動脈起始部は狭窄率63％であり，右内頸動脈，椎骨動脈の拡張期血流の速度低下を認めた．

・理学療法評価

意識レベル	JCS：Ⅰ-3〜Ⅱ-10（簡単な声かけに反応するが，思考緩慢であり複雑な会話は困難），名前，生年月日などの会話は可能
SIAS-M	1-1A，2-2-2（臥位にて評価，前日と比較し増悪を認めた）

※他の項目は著変なし．

③ 第3病日の理学療法評価

意識レベル	JCS：Ⅱ-10（声かけに返答あるが，ほとんど閉眼しており自発的な発声は少ない），名前，生年月日などの会話は可能
SIAS-M	1-0，1-1-1（臥位にて評価，前日と比較しさらに増悪を認めた）

※他の項目は著変なし．

④ 第4病日

・理学療法評価

意識レベル	JCS：Ⅰ-3（簡単な声かけに反応するが，複雑な会話は困難），名前，生年月日などの会話は可能
SIAS-M	1-0，1-1-1（臥位にて評価）
筋力（MMT）	右上肢4レベル，右下肢4レベル
線分二等分試験	30cmの二等分で正中より右へ3.5cmずれる
血糖値	朝160mg/dL，昼311mg/dL（インスリン製剤使用），夕272mg/dL（インスリン製剤使用）
練習	麻痺の増悪なく，車いす乗車練習開始

・ベッド上座位

体幹は上部下部ともに屈曲に加え，軽度左側屈・左回旋し，頭頸部屈曲・右回旋し視線は右下方に向いていた．両股関節は外転・外旋位を，両足底はつま先を外側に向け接地していた．左上肢は筋緊張低下しており体側に下垂し，右上肢はベッド柵を強く握りしめていた．身体重心は左やや後方向にあり，セラピストが介助しなければ左方へ容易に転倒した．セラピストが重心を移動させても立ち直り反応はみられず，正中へ近づけたときに右上下肢での抵抗がみられた．

・起立動作

両股関節の外転・外旋位を中間位へ修正し，前方からセラピストが身体重心を正中に近づくよう介助した．起立を指示するが動作はみられなかった．介助下で体幹を前傾させたが，はじめは反応なく，途中から右足底を地面に押し付け左前方へ崩れそうになった．右手はベッド柵をつかんだまま肘関節を伸展させ，さらに左方向へ押し出すような形となった．転倒しないように身体重心を正中に近づけるよう介助を試みたが，右上下肢を突っ張るように抵抗し，困難な状態のためスムーズな殿部離床にはつながらなかった．セラピストは殿部を支持し殿部離床するが，その後の両股関節・膝関節の伸展は不十分であり，さらに体幹・頸部も伸展しないため立位保持は困難であった．

・練習概要

第1病日はベッド上での関節可動域（ROM）練習，低負荷の四肢抵抗運動，寝返りの動作練習を実施した．第2〜3病日ではこれらの練習に加え，臥床による呼吸機能の悪化を予防するために深呼吸などの呼吸練習を実施した．また麻痺側上下肢に自発的な動きがみられなかったため，褥瘡予防や上下肢の関節に負担のかからないようにクッションを用いて姿勢調整し，看護師にポジショニングを依頼した．第4病日からは離床可能と判断され，バイタルサインに注意しながら段階的にヘッドアップした．バイタルサインの変動が少なかったため，端座位，起立動作の確認を行い車いす乗車へ進めた．車いす乗車直後はバイタルサインの変動は少なかったが，10分程度経過すると心拍数，血圧の上昇がみられベッドに戻り終了した．

能 力 養 成 問 題　　　　　解答は次ページ以降に

問1 座位練習や立位練習などの離床練習を可及的早期に開始する際に確認した方がよい項目で適当でないのはどれか？

❶ 神経症候の増悪　　　　❷ 四肢長　　　　❸ 意識レベル

問2 本症例の座位／立位練習において最も注意すべきリスクはどれか？

❶ 血圧の変動　　　　❷ 重度片麻痺　　　　❸ 感覚障害

3 問題点および課題

ⅰ）麻痺の増悪と臥床期間の延長

本症例の入院当日（第1病日）の麻痺はSIAS–Mにて3-3，3-2-2であった．また意識レベルも変動があったもののJCS I 桁で片麻痺症状の進行はなく，血圧も中止基準に該当しなかった（JCSは**第1章−1**参照）．しかし，第1病日の頭部MRAにて右中大脳動脈起始部の途絶所見を認め（**図1**），心原性脳塞栓の可能性も否定できず，また心機能や頸動脈などの評価も未実施であった．さらに理学療法介入時は意識レベルがやや低下していたこともあり，ベッド上での練習のみを行うこととした．翌日は左片麻痺の進行を認め，ベッド上での練習の継続となった．麻痺の増悪がみられず，意識レベルがJCS I 桁で安定した第4病日から離床開始となった．

ⅱ）廃用症候群

本症例は4日間ベッド上臥床の期間が続いた．一般に脳血管障害をはじめとした急性疾病ではベッド臥床に伴い，病態による運動障害のみならず不動に伴う筋萎縮が起こる．また臥床期間が延びると筋力のみならず，心肺機能や精神機能への影響もある．これらの廃用症候群は全身性におよび，スムーズな練習実施の阻害因子となる．本症例においても起立性低血圧が起こる可能性が高いため注意が必要であった．

ⅲ）糖尿病

入院前から糖尿病の薬物療法を行っていた．入院前は経口糖尿病薬と持続性インスリン製剤を使用して血糖コントロールをしていた．脳卒中発症後は疾病に伴う消耗状態や栄養摂取・活動量など病前とはエネルギー消費が異なり，血糖コントロールが不良となるため，適宜インスリン注射を併用していた．特に昼，夕はスライディングスケールに該当しインスリン注射を使用することが多かった．なお，インスリン製剤は低血糖のリスクが大きく，作用時間の確認や食事量の考慮も必要になる．

能力養成問題　　　　解答は次ページ以降に

問3 低血糖の症状として適当でないものは？

❶ 空腹感　　　　❷ 多尿　　　　❸ 動悸

4 介入

ⅰ）臨床推論

本症例の頭部MRAでは中大脳動脈の起始部からの途絶，中大脳動脈領域の広範囲の脳梗塞が認められ，入院後に麻痺の増悪がみられた．これらのことから長期的な回復が予測され，回復期リハビリテーションへの移行が望まれた．急性期では全身状態の適切な管理のうえ，可能な限りの基本動作能力の向上，廃用症候群の予防に努め，ゴールに向かっていけるかがポイントとなる．

① 離床時間の拡大

離床後早期に起立練習に移りたいところであったが，まずは離床時間の拡大を目標とした．上田らは高齢者の全身的な廃用症候群を防ぐには1日に4時間以上の座位時間が必要であると述べている[1]．脳卒中患者は筋力，持久力，精神機能の低下があり疲労感を感じやすい．理学療法の時間に起立練習を行い，それ以外の時間は寝て過ごすということでは患者の回復は見込めない．さらなる廃用を予防するためには，まずは座位時間の確保，特に食事を含めた座位時間の確保が必要である．24時間という時間のなかで理学療法士や作業療法士，言語聴覚士のみでリハビリテーションを行うのではなく，他部署（主に看護師）と協力していくことが廃用を予防すること，リスクなく身体機能が改善していくことにつながると考えられる．

② 血圧変化への注意

アテローム血栓性脳梗塞は発生機序に血栓性，塞栓性，血行力学性の3つがあり，著しい血圧低下から再梗塞を起こす危険性がある．本症例では頸動脈のプラークもみられており，離床の際に特に血圧の変化に注意をしなければならなかった．そこで今回は，斜面台を利用し血圧測定を頻回に行いつつ立位保持練習を行っていくことが安全であると考えた．斜面台を利用するメリットとして，血圧の管理だけでなくセラピストの自由度があり，患者をよく観察でき，上肢や半側空間無視へのアプローチもしやすくなることがあげられる．

能力養成問題 解答

問1 ❷四肢長

「脳卒中治療ガイドライン2015」[2] において座位練習や立位練習などの離床練習を可及的早期に開始する場合，まずJCS Ⅰ桁で運動の禁忌となる心疾患や全身合併症がないことを確認し，さらに神経症候の増悪がないことを確認することを勧めている．選択肢❶，❸の変化は病態の悪化を示唆しており，離床練習の弊害となる．❷に関しては理学療法評価として必要な項目ではあるが，優先度としては低いと考えられる．

問2 ❶血圧の変動

通常，血圧の変動が起きても脳血流は一定に保つような機構が備わっている．しかし脳血管疾患患者ではその機構が破綻しており，頭部挙上時に脳血流が低下し脳梗塞巣の拡大が起こる可能性がある．そのため座位練習や立位練習では血圧の変動に注意する必要がある．

③ 起立練習

　　離床時間の確保や血圧の安定性が得られはじめたら，座位からの起立練習を開始する．「脳卒中治療ガイドライン2015」[2] でも早期の起立練習は強く勧められており，必要に応じて長下肢装具を用いた立位保持・重心移動練習や座面高を調整した起立–着座練習を行うことで，非麻痺側下肢の筋力強化，麻痺肢の促通を促し，立位バランスの向上につながるといわれている[3][4]．

④ 低血糖のリスク

　　本症例は糖尿病もあり，血糖コントロールを行っている．病前から内服していたDPP–4阻害薬の単体投与では低血糖のリスクは少ないといわれている[5] が，インスリン製剤を用いている患者は常に低血糖のリスクを考える必要があり，可能な限り食前の練習を避けた．さらに糖尿病神経障害から起こる感覚障害も考慮し，練習前後に足の乾燥，亀裂など確認が必要であった．

⑤ 機能的な予後予測

　　二木は入院時の自立歩行不能群において最終的な歩行自立の阻害因子として再発作，認知症，夜間せん妄をあげている[6]．本症例は入院後麻痺の増悪がみられたが，その後悪化することなく経過した．また著しい認知機能の低下や夜間せん妄も認められなかったため，血圧などの管理に注意し再発を予防することで歩行自立を目標にできると考えられた．二木はその他にも，骨関節疾患の有無も阻害因子としてあげているが，本症例は骨関節疾患を有しておらず，非麻痺側の筋力は比較的保たれていた．廃用による筋力低下を予防しつつ，④低血糖のリスクであげた皮膚損傷などに注意すればリハビリテーションの阻害因子となるようなものは生じないと考えられた．しかしながら，入院時歩行不能群は2週間後の歩行獲得率は低く，長期的なリハビリテーションが必要と考えられた．

能力養成問題　　　　解答は次ページ以降に

問4 本症例において早期離床を行ううえで注意すべき病態として適切なものはどれか？

❶ ラクナ梗塞　　　　**❷** 一過性脳虚血発作　　　　**❸** 脳出血

ⅱ）理学療法プログラム

　　以上を踏まえ，❶〜❸の理学療法プログラムを立案，実施した．
❶ バイタルサインなどのチェック（意識レベル，心電図モニター，血圧，血糖値，視診，触診）
❷ 座位保持練習
❸ 斜面台を用いた起立練習（図2）

能力養成問題 解答

問3 **❷** 多尿

多尿は高血糖で多く出現する症状である．高血糖では口渇感や全身倦怠感，消化器症状が出現する．低血糖ではあくび，無気力，倦怠感，ふるえなどが出現し，さらに昏睡状態に陥る可能性があり注意が必要である．

40　脳卒中の理学療法

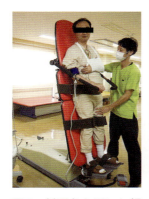
図2 斜面台を用いた起立練習

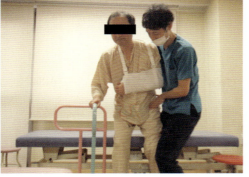
図3 昇降ベッドからの起立練習

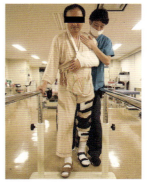
図4 長下肢装具を使用したステップ練習

❹昇降ベッドを用いた起立練習（図3）
❺長下肢装具を用いたステップ練習（図4）
❻ADL練習（食事動作，トイレ動作）
❼セルフストレッチ指導
❽家族指導（上下肢運動の介助，左側からの声かけ）

　主治医より収縮期血圧の上限を220mmHgと設定されたため，適宜測定しながら行った（❶）．また意識レベルの変化や心電図モニターの確認を行い，病態の変化を見逃さないように努めた．視診・触診によってコミュニケーションを取りにくい患者の微細な変化を知ることができ，日々変化がないかを確認した．また急性期では点滴やモニターなどがついていることがほとんどであり，患者についているルートやさらには病室の環境を視診において確認するように努めた．

　第4病日から座位保持練習を開始した（❷）．座位姿勢の安定が食事やトイレ動作につながり，また体幹筋の促通をすることで立位や歩行へとつながると考えた．

　第5病日から斜面台を用いた起立練習を開始した（❸）（図2）．当院における中止基準※に該当せず，疲労も自制内であり，食事への影響も少なかったため，第6病日から昇降ベッドを用いた起立練習へと移行した（❹）（図3）．昇降ベッドを用いた起立練習では，少量介助で起立ができるように座面を高めに調節した．また起立時，立位保持では麻痺側への重心の移動を促した．この練習は自室のベッドにてベッド柵を用いても行った．麻痺側への重心移動時に膝折れが顕著なため，長下肢装具を用いて麻痺肢膝関節を固定し，荷重を促した．さらにそのまま非麻痺側のステップ練習へと移行した（❺）（図4）．

　※急性期脳卒中における当院の離床中止基準：①自覚症状や他覚所見の出現あるいは悪化，②収縮期血圧40mmHg以上の低下，③脈拍20回/分以上の増加．①〜③のいずれかが認められた場合は中止．

　起立練習開始後，病棟でのトイレ移乗練習も実施した（❻）．最初は立位保持への介助と下衣の着脱の介助と2人介助であり病棟看護師と協力して行った．

　その後，立位保持の介助量が軽減し装具なしでも1人の手による介助が可能となったところで病棟看護師へ完全に移行した．

　理学療法練習は1日1〜2単位を2〜3回実施した．低血糖のリスクがあるため，血糖値と食事量の確認は必ず行い，食前の積極的な練習は避けた．練習開始時と終了時は足部に新たな傷がないことを確認した．新しい傷の確認については，本症例と家族にも注意を促した．

病棟での離床時間を増やすため，テレビでのスポーツ観賞や家族来院時は車いす乗車を促した．本症例には麻痺側をセルフストレッチ，家族には上下肢の運動の介助方法を指導し左側からの声かけを依頼した（❼，❽）．

> **！ここがエキスパート**
>
> 急性期ではどうしても増えてしまう介助量を減らすため，ベッド上で排泄を行うことが多い．排泄は人間の根源的な部分にかかわるデリケートな問題であるため，介助量が多くてもトイレ動作を行うことで移動するモチベーションや，回復への期待など心理面へのよい影響が大きい．このように，看護師とともに連携をとり，2人介助で早期よりトイレ移乗の練習をすることは非常に大切であり，取り組むべきことである．このようにアプローチすることで排泄の自立が早まることと，移動などの活動への意欲も高まることが期待される．
>
> （編集より）

5 介入結果

ⅰ）評価（2週間後）

2週間（第14病日）経過し，麻痺の増悪，著明な血圧低下，低血糖などの状態悪化はなかった．身体機能面では下肢の麻痺の改善，半側空間無視の改善，非麻痺側下肢の筋力増強がみられた．また病棟では車いす座位にて食事動作は自立，トイレは1人介助で行っていた．日中は車いす上での時間が多くなり，セルフストレッチや家族とのリハビリテーション，好きな相撲を見て過ごしていた．

・理学療法評価

意識レベル		JCS：0，日常会話は可能
SIAS-M		1-1A，2-2-1（座位にて評価）
筋力（MMT）		右下肢筋力：5レベル，右上肢筋力：5レベル
感覚	触覚	上肢：右10，左1，下肢：右10，左2（正常を10とする10段階表示）
	運動覚	上下肢ともに左右差なく正常
線分二等分試験		30cmの二等分で正中より右へ1cmずれる

・端座位からの起立動作

端座位において，体幹は軽度屈曲・左側屈位で頸部は伸展し前方を見ていた．左股関節外旋位で足底接地し，右股関節は内外転中間位でつま先を前方へ向け足底接地していた．左上肢はアームスリングを使用し固定，右手で手すりを把持することで，座位保持は見守りレベルで可能となっていた．

能力養成問題 解答

問4 ❸脳出血

本症例の早期離床を行ううえで注意すべき病態として脳出血，主幹動脈の閉塞または狭窄の脳梗塞，くも膜下出血があげられる．特に入院後の血腫増大，橋出血などは注意が必要となる．

起立動作の練習では，手すりを把持したまま，右肩関節を伸展し体幹を右手方向へ引き付けるように前傾し，身体重心を右前方へ推移した．身体重心の前方移動に伴い，右大腿四頭筋，ハムストリングスを中心に筋緊張が高まり殿部離床の準備をした（そのままでは左下肢への荷重が不十分となり，左下肢の筋緊張が高まらないため，セラピストは骨盤や膝関節をコントロールし左下肢への荷重を促した）．右膝のわずかな前方移動と右足関節の背屈の後で殿部離床した（左下肢ではその動きが出にくいため，セラピストが同様な動きが出現するよう誘導した）．両股関節・両膝関節が伸展し，身体重心が上方移動し立位姿勢となった（このとき，セラピストは本症例の左下肢の筋収縮の出現を確認していた）．

ii）考察

① 早期リハビリテーション

　「脳卒中治療ガイドライン2015」[2]において，脳卒中急性期では，不動・廃用症候群を予防し，早期のADL向上と社会復帰を図るために，十分なリスク管理のもとにできるだけ発症早期から積極的なリハビリテーションを行うことを強く勧めている．その内容には早期座位・立位，装具を用いた歩行練習，セルフケアトレーニングなどが含まれている．原は急性期において起立練習は最も効果的な練習の1つであり，歩行の獲得に影響すると述べている[4]．リハビリテーション室，病室，廊下と場所を問わず実施することが可能であり，患者の状態に合わせて場所や方法を選択して行える．また斜面台，昇降ベッド，長下肢装具や短下肢装具などさまざまな補助具や環境調整を行って患者自身に動作を促していくことが重要であり，適切な評価と適切な物品の選択が必要である．本症例においては車いす乗車が可能となった翌日から斜面台を用いて起立練習を開始した．その後はリハビリテーション室の昇降ベッドや平行棒を用いて練習を行ったが，脳卒中ケアユニット（SCU）ではない一般病棟では時間が十分にとれないこともあり，そのときは自室のベッドでの練習も実施した．第6病日では10回で疲労の訴えもあり介助量も多かったが，第14病日には50回の起立練習を行うことができるようになった．昇降ベッドからの起立練習では，すべての相においてスムーズに重心移動すること，麻痺側への荷重も促すことに注意し，できるだけ患者の能力で起立できる環境設定にして行った．それにより，筋の促通や筋収縮のタイミングを学習してもらうようになり，起立動作の獲得や歩行練習につながると考えた．

② 併存疾患の確認

　脳卒中の危険因子として高血圧，糖尿病，脂質異常症，心房細動など，多くあげられる．脳卒中を発症した患者はこれらの併存疾病をもっていることが少なくない．本症例では糖尿病という併存疾患があり，投薬や注射にてコントロールされていた．特に投薬の種類によって低血糖発作を起こしやすいものもあり，どのような治療をしているのか，また血糖の推移はどうなっているのかは確認しておかなければいけない事項である．

③ 病棟との連携

　重症の脳卒中患者の早期リハビリテーションは病棟との連携が特に重要である．リハビリテーション室だけでなく病棟での練習も積極的に行い，ADLの介助量の軽減を図っていくことが病棟ADLの拡大につながり，さらに1日の活動量を増やし，症状の改善へとつながっていく．本症例では第6病日から看護師と協力し，トイレ動作練習を実施した．看護師も一緒に行

うことで本症例の能力を把握することができ，スムーズにトイレ動作を病棟看護師に移行することができた．

　立位練習は車いす乗車が可能となったらいつでもどこでも可能な練習である．セラピストが介入する場合は，できるだけ患者のタイミングで行ってもらうように介助量や環境を調整することが大事である．回数を多く行うことが歩行獲得に必要になってくるため，患者の1日の生活を考えてプログラムを設定できるとよいと思われる．また併存疾患やそれに伴うリスクを考慮し進めていくことが，最良の方法であると考える．

● 引用文献

1）「リハビリテーション 新しい生き方を創る医学」（上田 敏/著），講談社，1996
2）「脳卒中治療ガイドライン2015［追補2017対応］」（日本脳卒中学会 脳卒中ガイドライン委員会/編），協和企画，2017
3）「動画で学ぶ脳卒中のリハビリテーション」（園田 茂/編），医学書院，2005
4）原 寛美：脳梗塞急性期のリハビリテーション．Progress in Medicine，22：1176-1181，2002
5）「糖尿病治療ガイド2018-2019」（日本糖尿病学会/編著），文光堂，2018
6）二木 立：脳卒中リハビリテーション患者の早期自立度予測．リハビリテーション医学，19：203-223，1982

第1章 急性期

4 右レンズ核線条体動脈領域の脳梗塞（左片麻痺）
歩行のための装具療法の適応は，どう判断され実施されるのか？

神 将文，阿部浩明

目標
- 重度片麻痺症例の歩行能力の改善について，何を評価しどう解釈するのかを理解する
- 重度片麻痺症例の歩行について，麻痺側下肢筋力の重要性を理解する
- 装具を用いた歩行練習がもつ意味，内容および留意点について理解する

1 症例提示

ⅰ）概略

年齢	60代後半	身長	177cm
性別	男性	体重	65kg
診断名	右レンズ核線条体動脈領域の脳梗塞（左片麻痺）	BMI	20.8kg/m²
		趣味	家庭菜園
職業	週1～2回ほど，アルバイトで溶接関係の仕事をしている．通勤は自家用車を利用している
家族	高齢の母と2人暮らしをしている．また，家事全般を行っている
家屋状況	2階建ての持ち家で，手すりがなく段差が多い
既往歴	高血圧

ⅱ）現病歴

仕事中に身体の左側への傾き，および呂律の回りにくさを自覚した．翌日起床した際，症状が悪化していたため当院へ救急搬送，脳梗塞と診断され保存的治療が行われた．当院入院後4日目（第5病日）に運動麻痺の増悪がみられた．

2 初期評価

ⅰ）問診

主訴：左手足が動かない
ニード：歩行動作の自立，基本動作の自立
ホープ：歩けるようになり，自分のことは自分でできるようになり，もとの生活に戻りたい

ⅱ）画像所見

運動麻痺増悪後の発症第5病日時点でのMRI拡散強調画像を図1に示す．画像よりレンズ核線条体動脈領域の梗塞で，皮質脊髄路の損傷により重度運動麻痺の出現が予測された．一方で，病巣は感覚路の走行域におよんでおらず，感覚障害はないか，あっても軽度の鈍麻に留まるものと予測された．さらに側脳室体部近傍の放線冠病変は，前頭葉に広く投射する上視床放線や，前頭橋路，上後頭前頭束などの神経線維束の損傷が考えられ，左半側空間無視や全般性注意障害など，前頭‒頭頂葉のネットワーク障害による高次脳機能障害の出現も念頭に置く必要があると思われた．

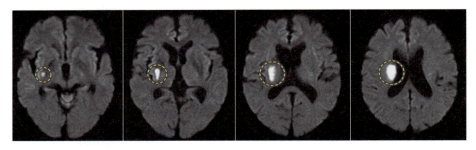

図1　拡散強調画像（第5病日）
　◯：レンズ核線条体動脈領域の梗塞部位

ⅲ）評価

理学療法は，運動麻痺増悪の3日後（第8病日）から介入を開始した．

①血圧への注意

医師の指示により，収縮期血圧（systolic blood pressure：SBP）の上限設定値は200mmHgとされ，理学療法介入当初は，体位を変換するごとに血圧を測定し，SBPの上限値に留意しつつ評価を実施した．また，脳梗塞例は体位の変動に伴う血圧の低下には細心の注意を払う必要があり，SBPの30mmHg以上の低下がないことを確認して離床を進めた．

② 理学療法評価

意識障害（JCS）	2
運動麻痺（BRS）	上肢Ⅱ，手指Ⅰ，下肢Ⅲ（左半身の重度片麻痺）
身体総合指標（SIAS）の運動機能項目	上肢近位1，上肢遠位0，下肢近位（股）2，下肢近位（膝）1，下肢遠位0
身体総合指標（SIAS）の筋緊張項目	筋緊張・腱反射は上下肢ともに2
身体総合指標（SIAS）の感覚項目	触覚・位置覚は上下肢ともに3
関節可動域（ROM）制限	両上下肢に明らかな制限はみられず
非麻痺側下肢の徒手筋力検査（MMT）	すべて5
バランス検査（BBS）	19/56点 （座位保持・いすからの立ち上がりで各4点，いすへの腰掛け・移乗・立位バランスで各3点，立位での前方リーチ・後ろへの振り向きで各1点）
ADL自立度（BI）	30/100点 〔食事（部分介助）・トイレ動作（部分介助）で各5点，排便・排尿自制（自立）で各10点〕

③ 高次脳機能障害

　　高次脳機能障害については，前頭葉機能検査FABや行動性無視検査BITなどの机上検査ではカットオフ値を上回っていたが，行動をみる限り全般性注意障害や脱抑制などの前頭葉機能障害や，左半側空間無視を呈しているのではないかと思われた．認知機能は，MMSEにて29/30点であった．

④ 寝返りと起き上がり

　　寝返りと起き上がりに関しては，麻痺側上下肢の位置に対して配慮がなく，麻痺側（左）上肢を腹部の上に位置させ麻痺側（左）下肢をベッドから下垂させる介助が必要で，それ以外は自力で可能であった．移乗動作は，方向転換時に麻痺側の急激な膝折れが生じるため，麻痺側下肢の膝折れを予防するための介助が必要であった．

⑤ 歩行

　　歩行の評価は平行棒内にて実施した．無装具歩行は3動作前型〜揃え型で実施し，初期接地時に麻痺側の股関節および膝関節が過度に屈曲位となったり膝折れが生じ，それらを防止するための介助が必要であった（**図2**）．麻痺側遊脚は自力で可能であったが，接地位置の修正の介助を要した．歩行自立度の指標であるFAC（Functional Ambulation Category）は0であった．

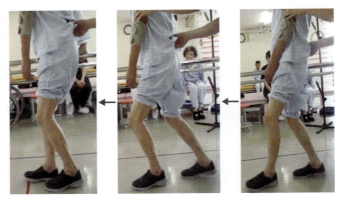

図2 無装具歩行の麻痺側接地（第8病日，初期評価時）
膝折れを防止するために，体幹を上方へ引き上げる介助を要した．

> **能力養成問題**　　　　　　　　　　　　　解答は次ページ以降に
>
> **問1** 本症例において，歩行動作を獲得するうえで最も重要だと思われる問題点はどれか？
> ① 左半側空間無視　② 運動麻痺　③ 意識障害

3　問題点および課題

ⅰ）主要な問題

　本症例の自宅復帰を考慮すると，高齢の母と2人暮らしのため，自宅内でのADLはすべて自立する必要があった．加えて，自宅内に段差が多く車いすでの移動が困難であるため，屋内歩行を獲得する必要があると思われた．しかし，本症例は重度運動麻痺を呈し，抗重力筋活動が十分に発揮できる状態ではなかった．麻痺側下肢の支持性は著しく低下し，立位・歩行動作において膝が折れる状態であり，介助量が非常に多い．本症例のホープを達成するうえで，下肢の支持性を高めることはきわめて重要であると考えた．

ⅱ）副次的な問題

　本症例は寝返り・起き上がり動作時の麻痺側の管理不十分がみられた．この背景には，片麻痺に加え，注意障害，脱抑制などの高次脳機能障害が関与していることが推察された．麻痺側上下肢の管理が不十分な状態では動作の自立が難しいため，適切な肢位で動作を遂行できるようにする必要がある．そのため理学療法においては，動作時の麻痺側管理に常に注意を向けるように促し，介入する必要があると思われた．

能力養成**問題**　　　　　　　　　　　　　　解答は次ページ以降に

問2　リハビリテーションを実施する際に，途中で運動を中止する基準はどれか？

❶ 脈拍数が120回／分を超えたとき

❷ 1分間に5回以上の不整脈（期外収縮）の出現

❸ 収縮期血圧40mmHg以上，または拡張期血圧が20mmHg以上上昇したとき

4 介入

ⅰ）臨床推論

① 予後予測

　ここでは歩行障害に対する評価および治療プログラムの立案，歩行の予後予測などについて記述する．二木によると，入院時に基礎的ADL（食事・尿意の訴え・寝返り）が2項目以上実行可能な患者は，最終的に屋内歩行が自立し，その大部分が屋外歩行自立に至ると報告されている[1]．本症例は尿意の訴えは実行可能で，食事も嚥下機能が低下し食形態が変更されていたが動作自体は遂行可能であった．そのため，最終的に歩行が自立する可能性が高いと思われた．しかし，言語聴覚士から，退院時に軽度の注意障害や左半側空間無視が残存し，見慣れない土地での歩行は見守りが必要となることが予測されるとの情報が得られた．よって，自宅内での歩行は自立に至る可能性が高いが，屋外歩行時に何らかの見守りが必要になることを念頭に置き，練習を進める必要があった．

② 麻痺側下肢筋力の強化

　歩行自立度や歩行速度といった歩行に関連するパラメータは，麻痺側および非麻痺側の下肢筋力と関連があり，特に麻痺側との関連が強いとされている[2][3]．つまり，歩行機能を改善するためには，麻痺側下肢筋力の強化が重要と考えられるが，本症例は重度の運動麻痺を呈しており随意運動は困難であった．そのため，理学療法プログラムについて考慮する必要があった．

③ 脳卒中発症後の早期リハビリテーション

　脳卒中発症後の運動機能とADLは発症後30日あたりまでに大幅な改善を示すとされている[4]．身体機能が日々変化していく期間であり，ADLの早期拡大を図るために，発症後早期から状態変化に適応したトレーニングを選択し提供することが望ましい．また，「脳卒中治療ガイドライン2015」の急性期リハビリテーションの項目において，「不動・廃用症候群を予防し，早期の日常生活動作（ADL）向上と社会復帰を図るために，十分なリスク管理のもとにできるだけ発症後早期から積極的なリハビリテーションを行うことが強く勧められる」とされており，その内容として，「早期座位・立位，装具を用いた早期歩行訓練，摂食・嚥下訓練，セルフケア訓練などが含まれる」と記述されている[5]．加えて，片麻痺者の歩行能力の改善をめざすうえで，自重を用いた課題指向型トレーニングの実施はパフォーマンスの改善をもたらすとされ

ている[6].そのため,本症例のニードの1つである歩行動作の自立をめざすためには,発症後早期から歩行そのものを通じてトレーニングすることが望ましいと思われた.

④ 長下肢装具（KAFO）を用いた歩行練習

本症例の歩行の様子を確認すると,麻痺側下肢の支持性が著しく低下しており十分な荷重ができず,麻痺側立脚相における股関節の屈曲伸展運動がほとんど観察されなかった.このような状態で歩行練習を実施しても,麻痺側の下肢筋活動を十分に引き出すことは難しい.近年,重度片麻痺者に長下肢装具（KAFO）を用いて前型歩行練習を実施することで,歩行周期に同調した下肢筋活動が発生することが報告されている[7].**この研究で使用されたKAFOは,足継手の外側のGait Solution継手により足関節底屈運動を制動し,内側には必要時に可動範囲を調整できるようにダブルクレンザック足継手が選択されている.このKAFOを使用することで,重度片麻痺患者は,麻痺側下肢に十分な荷重を提供しつつ,股関節の屈曲伸展運動を引き出したうえで前型歩行練習を実施することが可能となる.**

本症例においても,足部可動性のある院内備品のKAFOを装着し評価したところ,麻痺側立脚相における股関節の動揺を制御するために介助を要したが,3動作前型での歩行練習が可能であった（**図3**）.よって,理学療法プログラムとして,KAFO装着下での前型歩行練習を中心に実施することとした.

> **！ここがエキスパート**
>
> 最近では早期からの歩行練習がガイドラインで推奨されている.このケースのように画像による機能診断で下肢麻痺の状態を早期から把握し,適切に装具を処方することは大切である.また,単なる抗重力伸展活動や下肢の支持性の改善だけではなく,退院後のより機能的な歩行を考えてGait Solution継手の使用,前型歩行練習などの課題指向型アプローチを行うことも重要である.リスク管理をしっかり行い予後予測をして,練習などの歩行パターンにも十分配慮した積極的な運動療法を行うことを,急性期から行い回復期リハビリテーションにつなげる必要がある.　　　　（編集より）

能力養成問題　　　　　　解答は次ページ以降に

問3 歩行速度や歩行自立度などの歩行機能に関連するパラメータと高い相関を示す項目はどれか？

❶ 痙縮　　　　**❷** 感覚障害　　　　**❸** 下肢筋力

能力養成問題 解答

問1 ❷運動麻痺

本症例において,**❶**左半側空間無視はあっても軽微で,**❸**意識障害はみられなかった.移乗動作中,方向転換時に麻痺側の急激な膝折れや初期接地時に麻痺側の股関節および膝関節が過度に屈曲したり,膝折れしたりするため,**❷**運動麻痺が最も重要と考えられる.

ii）理学療法プログラム

❶ 起居・移乗動作などの基本動作練習
❷ KAFOを用いた歩行練習

　起居・移乗動作練習はベッドサイドにて実施し，麻痺側上下肢の管理に焦点を当てた寝返りから起き上がりの動作練習を実施した（❶）．歩行練習は，麻痺側下肢に十分な荷重を提供しつつ股関節屈曲伸展運動を引き出すことを目的にKAFOを用いて実施した（❷）．歩行練習は平行棒内から開始した．練習初期は麻痺側立脚相において股関節の屈曲・内転方向への運動を制御することが困難であったため，図3のように股関節の屈曲・内転運動を徒手的に制御しつつKAFO装着下で前型歩行練習を進めた．

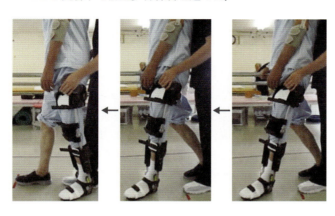

図3　KAFO装着下歩行（第8病日，初期評価時）
足部継手は背屈遊動，底屈をGait solution足継手による制動（油圧3.0）で調整した．

5　介入結果

ⅰ）評価（介入前との比較）

① 経過

　本症例に対し本人用KAFOを作製することとなり，装具採型は第13病日に行い，第19病日に装具納品となった．病棟内での起居・移乗動作は第22病日に自立となった．第40病日に麻痺側立脚相の介助量が軽減し，KAFO使用下で2動作前型歩行が見守りにて可能となった（図4）．

▶ 能力養成問題 解答

問2 ❸ 収縮期血圧40mmHg以上，または拡張期血圧が20mmHg以上上昇したとき

リハビリテーション中止基準は，土肥・アンダーソンの基準[11]が使用されることが多い．途中で運動を中止する場合は，脈拍数が140回/分を超えたとき，1分間に10回以上の不整脈（期外収縮）の出現，収縮期血圧40mmHg以上，または拡張期血圧が20mmHg以上上昇したときなどがあげられる．また，急性期脳血管障害では脳血流の自動調節能が破綻しており，血圧の把握が非常に重要である．

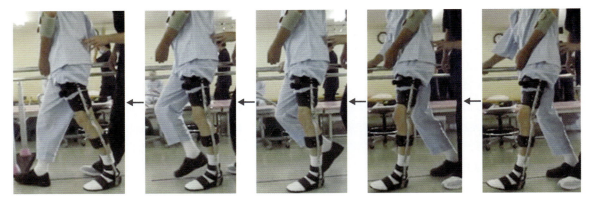

図4 本人用KAFO使用下での連続的な2動作前型歩行（第40病日，介入後）

② 理学療法評価

　回復期病院転院時の理学療法評価（第51病日）は，JCSは0，BRSは上肢Ⅲ，手指Ⅱ，下肢Ⅳと運動機能の改善がみられた．SIASの運動機能は上肢近位2，上肢遠位1A，下肢近位（股）2，下肢近位（膝）2，下肢遠位1となった．筋緊張，感覚項目に変化はみられなかった．BBSは33/56点で，BIは65/100点まで改善した．初期評価時と比較し改善傾向ではあったが，練習時に指示を待たずに動作を開始する様子や，車いす自走時に左側に寄って行く様子などがみられ，脱抑制などの前頭葉機能障害や左半側空間無視は残存しているものと思われた．MMSEは30/30点となった．

③ 歩行（装具装着）

　歩行動作は平行棒内で短下肢装具（ankle foot orthosis：AFO）装着下にて，歩容異常はみられるものの見守り歩行が可能となった（図5）．また，四点杖使用下でも見守り歩行が可能となり，その際の快適歩行速度は25.0m/分であった．FACは3となった．しかし，初期接地時の麻痺側下肢の股関節および膝関節の過度な屈曲はみられており，支持性低下は残存していた．

　本症例が作製したKAFOはsemi-KAFOへの移行が可能である（図6）．また，本症例はKAFO装着下で見守り歩行が可能となり，AFO装着下でも見守りにて歩行可能となったが歩容異常が残存していた．そこで，KAFOとAFOの中間的な課題としてsemi-KAFOを用いて歩行動作を評価した．その際，麻痺側立脚相における股関節の動揺を制御するための介助は必要であったが，連続的な2動作前型歩行が実施可能であった（図7）．

能力養成問題 解答

問3 ❸ 下肢筋力

下肢筋力と歩行能力は関連があり，特に麻痺側の筋力と関連が強いとされている．しかし，単に鍛えるだけではADLに問題がないレベルでの改善が得られない場合もあり，機能的再組織化を引き出すためには，獲得したい運動そのものを課題とした課題指向型のトレーニングであることが重要とされている．

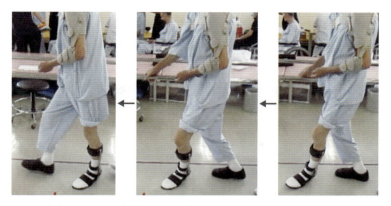

図5 本人用のAFO装着下歩行（第51病日，回復期病院転院時）

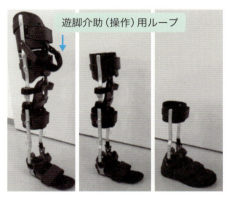

図6 本症例が作製したsemi-KAFOへと移行可能なKAFO

semi-KAFOはKAFOと比較し，てこの長さが短い分，膝関節に遊びができ，この状態で中間位での保持を再学習させ歩容の再獲得を図ることを目的としている．文献8より引用．

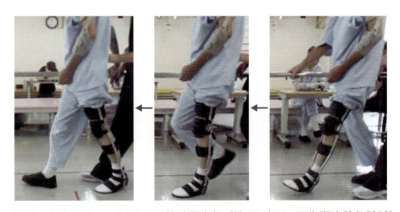

図7 本人用のsemi-KAFO装着下歩行（第51病日，回復期病院転院時）

能力養成問題　　　解答は次ページ以降に

問4 下肢装具の下腿半月上縁の適切な位置はどれか？
❶ 腓骨頭より2〜3cm下　❷ 腓骨頭より4〜5cm下　❸ 腓骨頭より6〜7cm下

ii）考察

　本症例は重度運動麻痺，全般性注意障害，左半側空間無視などの複数の機能障害を呈し，基本動作全般に介助を要しており，特に立位・歩行動作において介助量が多い状態であった．立位・歩行能力の改善をめざすうえで，発症後早期から歩行そのものをトレーニングすることが重要である．特に，歩行能力と関連がある麻痺側下肢筋力の強化を図るために，近年，KAFOを用いた前型歩行練習が有効との報告が散見される．本症例においてKAFOを用いた前型歩行練習を実施するに際し，院内備品のKAFOを使用することとなったが，院内備品のKAFOは本症例の下肢長や周径に完全には適合せず，立位・歩行時に適切なアライメントを保つことが困難であった．KAFOは体型に適合していることが望ましく，KAFOの長期的な使用が予想される場合，発症後早期から本人用KAFOを作製することが望ましい．当院では本人用KAFOの作製に際し，**表**のような点に留意している．本症例は，重度運動麻痺により麻痺側下肢の支持性が低下していることに加え，画像所見上，皮質脊髄路の損傷があることから早期の運動麻痺の回復は考えにくいと思われた．以上のことから，本人用のKAFOが必要と判断し，作製に至った．

　麻痺側下肢支持性向上を目的にKAFO使用下での歩行練習を実施し，回復期病院転院時には麻痺側下肢支持性の改善を認め，AFO装着下でも見守り歩行が可能となったが，麻痺側立脚時の股関節および膝関節の過度な屈曲を呈していた．このような歩容異常を呈したまま歩行練習を実施することで，非効率的な歩容を学習し，十分な歩行速度が得られないなどの問題が生じる可能性があった．KAFOからAFOへ移行した直後には歩容異常を呈する症例が少なくなく，KAFOで反復学習した歩容をAFOで再現するには段階的な誘導が必要であるとされている[8]．そこでKAFOとAFOの中間的な課題としてsemi-KAFOを使用し，歩容異常の改善を図る必要があると考えた．本症例は最終評価の翌日に転院したが，転院後も歩行障害の改善，そしてADL向上と社会復帰をめざして積極的な介入を継続していくことが重要になると思われる．

表　急性期におけるKAFO作製の留意点

・立位・歩行練習が可能である	・座位保持が可能である（Pusher現象例を除く）
・呼吸，循環系の機能障害がない	・関節に高度の拘縮がない
・患者，家族の同意がある	・病前の歩行能力はどうであったか
・運動麻痺の重症度の評価が十分であるか	・経済的に問題がないか
・早期の麻痺の改善が考えられるか	・転院先での継続した歩行練習が可能であるか

文献9，10をもとに作成．

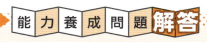

問4 ❶腓骨頭より2〜3cm下

下腿半月の上縁は，腓骨頭より2〜3cm下にくるようにする．

● 引用文献

1）二木 立：脳卒中リハビリテーション患者の早期自立度予測．リハビリテーション医学，19：201-223，1982

2）Bohannon RW：Muscle strength and muscle training after stroke. J Rehabil Med, 39：14-20, 2007

3）Nadeau S, et al：Analysis of the clinical factors determining natural and maximal gait speeds in adults with a stroke. Am J Phys Med Rehabil, 78：123-130, 1999

4）Duncan PW, et al：Measurement of motor recovery after stroke. Outcome assessment and sample size requirements. Stroke, 23：1084-1089, 1992

5）「脳卒中治療ガイドライン2015」（日本脳卒中学会 脳卒中ガイドライン委員会／編），協和企画，2015

6）Wevers L, et al：Effects of task-oriented circuit class training on walking competency after stroke: a systematic review. Stroke, 40：2450-2459, 2009

7）大鹿糠 徹，他：脳卒中重度片麻痺者に対する長下肢装具を使用した二動作背屈遊動前型無杖歩行練習と三動作背屈制限揃え型杖歩行練習が下肢筋活動に及ぼす影響．東北理学療法学，29：20-27，2017

8）阿部浩明，他：急性期から行う脳卒中重度片麻痺例に対する歩行トレーニング．理学療法の歩み，27：17-27，2016

9）Yamanaka T, et al：Stroke rehabilitation and long leg brace. Top Stroke Rehabil, 11：6-8, 2004

10）大竹 朗：脳卒中片麻痺患者の下肢装具．理学療法学，39：427-434，2012

11）土肥 豊：脳卒中のリハビリテーション-リスクとその対策．Medicina, 13：1068-1069, 1976

第1章 急性期

5 左視床出血（CT分類Ⅲb）（右片麻痺，病態失認）
Pusher現象を改善させるための留意点と介入方法とは？

阿部浩明

目標
- Pusher現象※について，特徴・注意点・経過などを理解する
- 重度の運動障害と感覚障害をもちPusher現象を示す症例について，どう評価したらよいのかを理解する
- 評価結果を解釈し，各種高次脳機能障害を踏まえてどのような理学療法プログラムを立案・実施したらよいのかを理解する

※ **Pusher現象**：脳卒中後にみられる特徴的な姿勢定位障害であり，麻痺側への身体軸傾斜，非麻痺側上・下肢による押す現象，そして，他者の修正への抵抗を示すもので，脳卒中患者の10〜15％にみられる現象である．

1 症例提示

ⅰ）概略

年齢	50歳代	BMI	24.3kg/m²
性別	男性	趣味	日帰り温泉での入浴を楽しむこと
診断名	左視床出血（CT分類Ⅲb）	職業	コンクリート製造会社の重機オペレーター
障害名	右片麻痺，病態失認	家族	高齢の両親との3人暮らし
身長	168cm	既往歴	高血圧，脂質異常症（いずれも未治療）
体重	68.0kg	利き手	左利き（矯正して書字は右手）

ⅱ）現病歴

　数十年来の大量喫煙者（40本/日）で，さらに大量飲酒者（焼酎6合/日）であり，発症当日も大量飲酒して入眠した．起床時，突然の右上下肢の麻痺を自覚し起き上がれず，救急車を要請し救急搬送され，CTにて脳出血が確認され入院となった．

2 初期評価

ⅰ) 問診

主訴：症状は何もない．何も困っていない

ニード：特にない

ホープ：特にない．ここにいると何もしなくていいから楽でいい．（日中は離床を目的として）車いすに乗せられるけれど，起きずにもっと寝ていられればさらに楽でいい

ⅱ) 画像所見

図1に発症当日のCT像と第5病日のMRIのT2強調画像を示す．CTでは左の後外側部を中心とする視床出血で，外側方では内包後脚に，上方には放線冠に血腫がおよび，左側脳室への脳室穿破が確認され，下方では視床下部にも血腫が確認された．T2強調画像では，等～低信号域が視床，内包後脚，レンズ核，放線冠におよび，それらを縁取るように高信号域が存在し，その一部は中脳までおよんでいた．

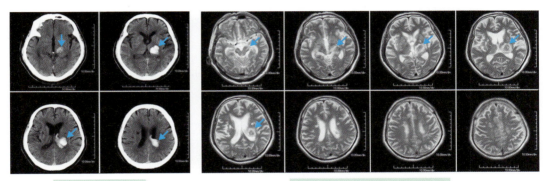

CT像：発症当日　　　　MRIのT2強調画像：第5病日

図1　本症例の頭部画像

CT像：血腫が高吸収域にて描出されている（→）．T2強調画像：血腫が等～低信号域で描出され，血腫周辺浮腫は高信号域となって描出されている（→）．

> **コラム　視床出血の予後**
>
> 内科的治療がなされた120例を対象として，視床出血のCT分類にもとづいて予後を検討した結果が報告されている[1]．この報告では，Ⅰa群は36例中26例（73％）が社会復帰または自立生活可能であったが，Ⅰ群，Ⅱ群に比べⅢ群，すなわち視床出血の視床下部または中脳伸展型で予後不良で，Ⅲa群は4例中3例（75％）が介助生活であり，またⅢb群は34例中25例（74％）が死亡した．本文で紹介している症例はⅢb群に該当した．視床出血のCT分類（Ⅰa：視床に限局し，脳室穿破を伴わないもの．Ⅰb：視床に限局し，脳室穿破を伴うもの．Ⅱa：内包へ伸展し，脳室穿破を伴わないもの．Ⅱb：内包へ伸展し，脳室穿破を伴うもの．Ⅲa：視床下部または中脳に伸展し，脳室穿破を伴わないもの．Ⅲb：視床下部または中脳に伸展し，脳室穿破を伴うもの）

iii） 評価

意識障害（JCS）	Ⅰ－1
運動麻痺（BRS）	Ⅲ－Ⅳ－Ⅱ（右上肢－右手指－右下肢）
感覚障害	右上下肢ともに重度鈍麻（ほぼ脱失）
筋緊張異常	右上下肢ともに軽度亢進
腱反射異常	右上下肢ともに軽度亢進
関節可動域（ROM）制限	特に制限なし
高次脳機能障害	病態失認，右半側空間無視，全般性注意障害，脱抑制，運動維持困難
前頭葉機能検査（FAB）	10/18
上肢機能検査（MFS）	右：6/32，左：29/32
半側空間無視検査（BIT）	77/146
病態失認の重症度（Bisiachによる病態失認スコア）	2
認知機能検査（MMSE）	22/30
遂行機能検査（TMT）	part A：113秒，part B：遂行不能
Pusher現象重症度	Clinical rating scale for contraversive pushing：6/6，Burke lateropulsion scale：13/17
ADL自立度（BI）	5/100
リスク管理（血圧管理）	上限血圧は発症から3日目まで収縮期血圧で140mmHg未満，それ以降は160mmHg未満での管理とする

① 動作分析

・寝返り動作

麻痺肢である右上下肢があたかも存在しないかのようにふるまい，左側のベッド柵を非麻痺側である左手でつかんで寝返っていた．この際に，右肩関節が過度に水平外転することによる麻痺側肩関節周辺の軟部組織の損傷を避けるために介助が必要であった．方法を指導することで寝返り自体はほぼ自力で可能であったが麻痺側上肢を自己管理できないため，毎回，介助を要す状態であった．

・起き上がり動作

右下肢をベッド端に降ろそうとせずに起き上がろうとして起き上がれず，右下肢をベッド端に降ろすために他者の介助を要した．また，起き上がる途中で右上肢が背側へ滑り落ちるが，これに全く注意を払えず，右肩関節の軟部組織が損傷する危険性があり，右上肢の管理を他者が介助する必要があった．起き上がりも寝返りと同様，動作自体は方法を指導することでほぼ自力で可能であったが，右上下肢を管理できず不使用となるため介助を要す状態であった．

・端座位保持

麻痺側へ大きく傾斜し介助が必要な状態であった（**図2A**）．介助にて座位保持をすると身体軸を正中にした際に非麻痺側股関節は外旋位になり下腿が傾斜する（**図2B**）．麻痺側に身体軸を傾斜させると下腿が内外旋中間位となる，特徴的な leg orientation [2] が確認された．

*通常，座位にて身体軸が垂直であれば，下腿も自然に下垂した垂直位をとる．Pusher現象を伴う症例は，身体軸が垂直な場合に，下腿が外旋し，身体軸を麻痺側に傾斜させると垂直位をとる．このような特徴的な leg orientationを示すことが知られている．

・立ち上がり

　非麻痺側の上下肢を使用して，あたかも自己身体軸を麻痺側へ傾斜させるかのごとく積極的に押し，身体軸が麻痺側へ大きく傾斜してしまうため全介助を要する．特に姿勢を修正しようとする他者の介助に抵抗するため介助量はきわめて多い（図3）．

・立位保持

　麻痺側の下肢は膝折れしてほとんど支持できない状態であり（図4A），長下肢装具を装着して立位保持を試みた（図4B）．それでも身体軸が麻痺側に大きく傾斜し，非麻痺側の下肢は外転位となり，押す現象が観察され全介助を要した（図5A）．傾いた姿勢を"正中に戻すように"と指示すると，完全ではないものの，姿勢を修正する介助に対する抵抗を抑制することができた．また，姿勢矯正鏡を注視すると自己身体軸の傾斜を自覚することができ，姿勢を正中に近

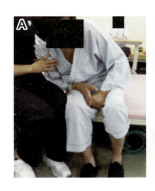
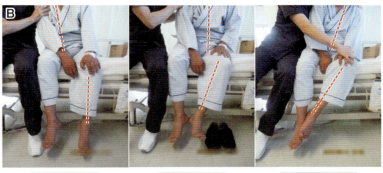

麻痺側傾斜　　　　体幹正中位　　　　非麻痺側傾斜

図2　端座位姿勢
A) 介助がないと麻痺側へ大きく傾斜してしまう．B) 介助しつつ身体の傾斜を変えると leg orientation がみられる．詳細は本文参照．

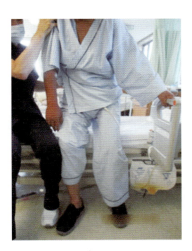

図3　立ち上がり
非麻痺側で麻痺側へ強く押してしまう．

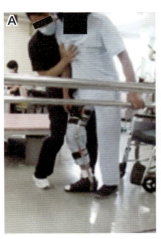
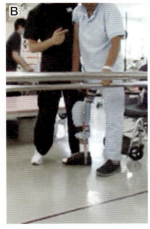

長下肢装具を使用しない立位（この写真では長下肢装具が機能しないよう膝ロックを解除）　　　長下肢装具を使用した立位

図4　装具を使用した立位保持
A) 膝ロック解除．B) 膝ロック使用．詳細は本文参照．

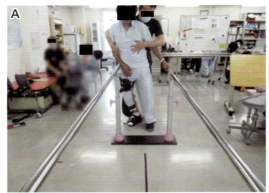 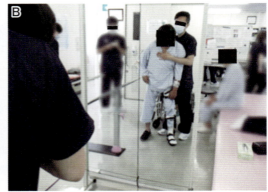

図5 立位保持中の正中維持
詳細は本文参照.

づけることが容易に可能となった（図5B）．ただし，本症例は，正中に近づけるための注視を持続することが困難であり，他に注意が向き姿勢矯正鏡を注視できなくなると，途端に身体軸傾斜を修正することができなくなり，再び大きく麻痺側へ傾斜した．本症例の全般性注意障害は明らかで，容易に注意が転動した．一度注意が逸れてしまうと，他に注意を向けたままとなり，姿勢には無頓着で介助量はきわめて多かった．

・歩行

立位保持ができず全介助にて歩行を試みるが，著しいPusher現象の出現に伴い，ステップするたびに非麻痺側の下肢を外転位接地させ，あたかも，単に重心の移動に伴い非麻痺側下肢をステップさせるだけといった様相となり，歩行とはよびにくい状態であった．また，脱抑制も顕著で，姿勢がどんなに崩れようとも前進しようとしてしまうため介助量はきわめて多く，転倒の危険性がきわめて高い状態で，歩行などの動的な練習の遂行には安全管理上で限界があった．

② ICFにもとづく活動・参加

疾病	脳出血
機能と構造	右片麻痺，感覚障害，意識障害，病態失認，全般性注意障害，脱抑制，運動維持困難，右半側空間無視
能力	起き上がり動作に介助が必要，座位・立位保持に介助が必要，移乗動作に介助が必要，車いす操作に介助が必要，歩行に介助が必要，その他のADLに介助が必要
参加	高齢の両親との3人暮らしが困難，職業復帰が困難
個人因子	本人からのホープがない
環境因子	高齢の両親と同居し，本人が調理などの家事を担当していた．両親は面会に来院することが難しいほどの身体機能で，日常生活の一部に支援を要し，発症前は患者自身がIADLのすべてを担当していた

能力養成**問題**　　　　　　　　　　　　　　　　解答は次ページ以降に

問1　視床の栄養血管には視床穿通動脈，視床膝状体動脈，灰白隆起動脈，外側後脈絡叢動脈，内側後脈絡叢動脈がある．このうち，脳卒中の発症によって感覚障害を呈する頻度が最も高いのはどの動脈か？

❶　視床穿通動脈　　　　　　　　　　❹　外側後脈絡叢動脈

❷　視床膝状体動脈　　　　　　　　　❺　内側後脈絡叢動脈

❸　灰白隆起動脈

3　問題点および課題

ⅰ）主要な問題

　　重度のPusher現象によって姿勢保持そのものが困難であることに加えて，病態失認，病識の欠如，運動維持困難，全般性注意障害，脱抑制が顕著で，右上下肢の麻痺を自覚しておらず，突発的で危険な行動が目立ち，立位はもちろんのこと座位姿勢においても転倒リスクがきわめて高い状態であった．病態失認，脱抑制，注意障害は本症例において主要な問題点であることは間違いないが，いずれも理学療法そのもので直接的に治療効果をあげることには限界がある．一方のPusher現象は理学療法の主要な治療標的であり，多くの場合，消失する[3]～[9]．Pusher現象が消失するまでの期間が長いほどADLの改善効率は不良で，予後を規定する因子の1つであることが報告されている[3]．Pusher現象を早期に改善し，現象が消失するまでの期間を短縮させることによって，座位や立位の保持が早期に可能となり，介助量は激減するため，多くのADLにて自立度向上効果の波及が期待できよう．数多の問題点のなかでも主要な治療標的をPusher現象として，その早期解決を図ることを最優先事項と設定した．

ⅱ）副次的な問題

　　本症例は病態失認を伴い，脱抑制，運動維持困難，全般性注意障害，それに加え知的低下もみられ，現在の状況を把握しておらず，現実的なホープやニードがない状態であった．現状から回復しようとする意思がほとんどないことが問題となり，自主的トレーニングの指導も効果がなく，起居動作において同じ失敗を毎回くり返す状態が続いていた．Pusher現象は鏡などの視覚情報の活用が有効で，すぐに効果が確認されるが，本症例は鏡に注意を向け続けることができず，すぐに他の興味対象に逸れてしまい，そこに脱抑制が加わり危険行動が制御できない状態であった．これらは理学療法の実施により改善する問題ではないが，病態失認の多くは急性期にみられ，慢性期まで持続する症例は稀である．監視や介助レベルからの脱却は困難であったが，これらの多種多様な高次脳機能障害の改善に伴い，治療介入の手法を変更して対応する必要があると考えた．

能力養成問題

解答は次ページ以降に

問2 Pusher現象を評価するスケールとして用いられるSCP（Scale for contraversive pushing）の評価項目について，以下のなかで正しいものはどれか？

❶ 姿勢の傾斜，重度の片麻痺，修正への抵抗

❷ 半側空間無視，押す現象，身体失認

❸ 姿勢の傾斜，押す現象，修正への抵抗

❹ 全般性注意障害，歩行の介助量，移乗動作の介助量

4 介入

ⅰ）臨床推論

「脳卒中治療ガイドライン2015」[10]によれば，発症早期からリハビリテーションを行い積極的な離床を進めることが推奨されている．そのなかには座位，立位，さらに装具を用いた歩行練習が含まれる．本症例は重度のPusher現象を呈し，多くの起居移動動作が困難であり，著しく麻痺側へ身体が傾斜し，それを修正する他者の介助に抵抗するため，介助量がきわめて大きい状況であった．このように座位や立位の自立を妨げる大きな要因となるPusher現象は，早期に改善すればするほど予後が良好とされており[3]，Pusher現象を伴う症例において，優先的にその消失に取り組むべきである．

① 長下肢装具の作製

本症例のようにPusher現象を示し，麻痺側で支持できず，かつ，非麻痺側に荷重することが困難な症例においては，積極的に長下肢装具を使用することが推奨されている[11][12]．長下肢装具装着後の立位を，装着しない状態と比較すると，格段に押す現象が弱まり，立位保持が容易となる（**図4B**）．そのため早期に本人用の長下肢装具を作製することは有益であると考えられ，また，身体状況および注意機能の状態から早期に長下肢装具が不要になることは考えづらく，本人用の長下肢装具の作製が必要であると，医師を交えた装具カンファレンスにて判断された．

② Pusher現象への介入

Pusher現象は多くの症例で消失していくことが知られる，理学療法介入によって改善可能な現象である[2)～9) 11) 12)]．前述したように早期に改善させる意義がきわめて高いため，本現象を早期に改善させることを目的とした理学療法プログラムを行うこととした．Pusher現象は他動的な修正には著しく抵抗するが，能動的・自動的に非麻痺側へ荷重するような行動をした場合には，傾斜した姿勢を自己修正することが可能である[6) 12)]．また，視覚情報提示によって静的姿勢保持能力の改善が得られることもわかっている[6) 12)]．これらの治療にかかわる情報をもとに立位保持練習，立位でのリーチ動作練習（**図6A**），歩行練習をプログラムとして立案した．

③ 麻痺側下肢への介入

本症例の麻痺は分離運動が一部可能であり，比較的中等度～軽度の麻痺であった．しかし，自己の身体であるとの認識はあるものの，病態失認を呈し，麻痺肢の使用頻度はきわめて少なく，きわめて関心がない状態であった．よって，日常での使用頻度はきわめて少なかった．そこで麻痺肢の運動機能を高め，廃用を予防する観点から磁気刺激装置Pathleader（IFG社製）を用いて下肢筋収縮を惹起させる治療を併用することとした（**図6B**）．

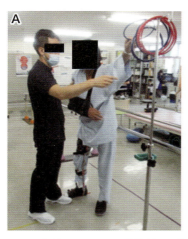 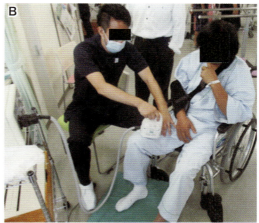

図6　立位でのリーチ動作練習（A）と麻痺側下肢への磁気刺激（B）
詳細は本文参照．

④ 麻痺側上肢の安全管理

また，運動麻痺は重度とはいえないものの，高次脳機能障害により麻痺側上肢を適切に，安全に管理できないため，肩関節周辺の軟部組織の損傷が懸念された．その損傷を予防するため，病棟での生活中にはアームスリングを装着していただくこととして不要な損傷を防止することとした．アームスリングは不動が問題となるため，作業療法士と協議して作業療法および理学療法の際にはアームスリング装着による弊害が出ないように，積極的に運動を提供するよう配慮した．

⑤ 低い病識への対応

本症例は病識そのものがなく，現状を十分理解していない発言が多かった．「看護師がなんでもしてくれるから，何も困らない」「とても快適で，何の要望もない」という発言が聞かれ，日常生活では他者が介入しない限りは基本的に寝たきりの状態であった．容易に体力低下を引

能力養成問題 解答

問1　❷ 視床膝状体動脈

視床膝状体動脈は後外側腹側核・後内側腹側核や外側腹側核などへ栄養する動脈である．後外側腹側核は内側毛帯路・脊髄視床路がシナプス接合した後，その経路は一次体性感覚野へ投射される．そのため，後外側腹側核の損傷は対側上下肢の感覚障害を引き起こす．三叉神経からの入力を受ける後内側腹側核の損傷は対側顔面の感覚障害を引き起こす．

き起こすことが想定され，麻痺側のみならず非麻痺側の下肢筋力を維持することを目的に反復起立練習を行った．また，病棟での実際の生活環境下で，早期に起居動作が獲得できるように寝返り動作の指導，起き上がり動作の指導，座位保持練習，移乗動作練習を反復した．動作はほとんど口頭指示で可能であり，動作が完遂できるように，手続きを守ることで自立に近づく状態であったが，注意を払うことができず，学習効果は残念ながら観察することはできなかった．そのため理学療法の目標としては，監視レベルでの移乗動作の獲得，起き上がり動作獲得，座位保持能力の獲得とした．

能力養成問題　　　　　　　　　　　　　解答は次ページ以降に

問3 Pusher現象を伴う症例に対して効果的な治療はどれか？
① 麻痺側へ傾斜するため治療者が非麻痺側に傾斜するよう他動的にくり返し押す
② 視覚情報を提示して垂直構造部に自己身体軸を能動的に合わせるよう指示する
③ レイミステ反応を利用して内転筋を強化する

ⅱ）理学療法プログラム

ⅰ）**臨床推論**で前述したように，以下の理学療法プログラムを立案して実施した．
❶寝返り動作の指導
❷起き上がり動作の指導
❸座位保持練習および座位での姿勢傾斜の自己修正練習
❹反復起立動作練習
❺立位保持練習
❻移乗動作指導
❼立位でのリーチ動作練習
❽歩行練習
❾磁気刺激

能力養成問題 解答

問2 ③姿勢の傾斜，押す現象，修正への抵抗

SCPはPusher現象の特徴である，A：麻痺側への身体軸傾斜，B：非麻痺側上下肢で押す現象，C：姿勢を正中へ修正しようとする他者の介助への抵抗の3項目を，座位と立位の2条件で評価するスケールである．これらの特徴が全く観察されない場合には0となり，最重症の場合には6となる[13]．A，B，Cの3項目がいずれも＞0である場合に，"Pusher現象あり（陽性）"と判断するスケールで，陽性は最少得点では1.75となる．例えばAが2点でBが2点，Cが0点であった場合にはPusher現象陽性ではない．なお，座位でPusher現象を認め立位では認めないような症例もPusher現象ではない．なぜなら，Pusher現象は必ず座位から消失するためである．立位の方が後から改善し，特に歩行などの動作に伴って押す現象が残存しやすい．

脳卒中の理学療法

5 介入結果

40日間の介入によって座位保持能力，立位保持能力を獲得した．

ⅰ）評価（介入前との比較）

意識障害（JCS）	Ⅰ−1
運動麻痺（BRS）	Ⅳ−Ⅳ−Ⅳ〜Ⅴ（右上肢−右手指−右下肢）
感覚障害	右上下肢ともに重度鈍麻（ほぼ脱失）
筋緊張異常	右上下肢ともに軽度亢進
腱反射異常	右上下肢ともに軽度亢進
関節可動域（ROM）制限	特に制限なし
高次脳機能障害	病態失認，右半側空間無視，全般性注意障害，脱抑制，運動維持困難
前頭葉機能検査（FAB）	10/18
上肢機能検査（MFS）	右：15/32，左：31/32
半側空間無視検査（BIT）	134/146
病態失認の重症度（Bisiach による病態失認スコア）	1
認知機能検査（MMSE）	27/30
遂行機能検査（TMT）	part A：85秒，part B：277秒
Pusher現象重症度	Clinical rating scale for contraversive pushing：0/6，Burke lateropulsion scale：0/17
ADL自立度（BI）	30/100
リスク管理（血圧管理）	上限血圧は収縮期血圧で180mmHg未満の管理とする

・寝返り動作

　右上下肢があたかもないかのようにふるまい，左側のベッド柵を左手でつかんで寝返りし，右肩関節が過度に水平外転するため，損傷を避ける目的で介助が必要であった．寝返り自体は方法を指導することで自力で可能であり初期評価と変化がなかった．

・起き上がり動作

　右下肢を全くベッド端に降ろそうとせずに起き上がろうとして起き上がれず，右下肢をベッド端に降ろすよう助言が必要であった．起き上がる途中で右上肢が再び背側の方へ滑り落ちるが，これに全く注意を払わず，上肢の管理を介助する必要があった．しかし，動作自体は指導することで自力で可能で初期評価と同様であった．

・端座位保持

　Pusher現象が消失して，座位保持は監視にて可能であった．しかし，他に注意が向けば容易に注意が逸れ，すぐに姿勢制御に無頓着となり，容易に転倒するため近位監視は必要であった．

・立ち上がり

　Pusher現象が消失したため，手すりを用いて監視にて可能であった．ただし，注意が他に向けば容易にバランスを崩し転倒するため近位監視が必要であった．

・立位保持

　Pusher現象が消失し，手すりを用いることで非麻痺側に多く荷重できるようになり，立位保

持が可能となった．麻痺側の荷重量が増えると膝が折れるため，長下肢装具を装着すると保持可能だが，座位と同様で容易に注意が逸れるため易転倒性を示し近位監視が必要であった．

・歩行

　Pusher現象が消失し，麻痺側へ身体軸が傾斜しなくなり，長下肢装具を装着することで歩行練習は可能となった（図7A）．平行棒内では麻痺側下肢の立脚中〜後期に股関節が十分に伸展できないために，その部分のみを介助する必要があった（図7B）が，遊脚は可能で軽介助レベルでの歩行が可能となった．しかし，杖歩行を試みると，使用する杖の操作にも注意を向けることになり注意容量が不足するためか，麻痺側の下肢に全く注意を払えず，扱いはきわめてぞんざいとなり，脱抑制も改善せず，姿勢が大きく崩れた状態であってもどんどん前のめりに前進し，多くの介助を要し非常に危険であった．

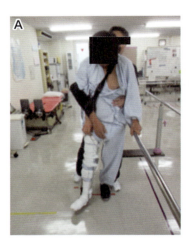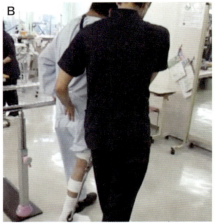

図7　歩行練習（A）および，その際の麻痺側下肢への軽介助（B）
詳細は本文参照．

ii）考察

① 治療概念

　本症例は重度のPusher現象を呈して座位や立位保持が困難となり，そのうえ，病態失認，脱抑制，全般性注意障害が非常に重度で多くの助言や指導を常に要する状態であった．病態失認，病識の欠如により，リハビリテーションにおけるホープが全く聞かれない状態であり，具体的な目標設定が困難であった．このような状況のなか，座位保持能力および立位保持能力の監視レベルでの早期獲得を目標として定め，Pusher現象を早期に改善させるべく理学療法プ

能力養成問題 解答

問3 ❷ 視覚情報を提示して垂直構造部に自己身体軸を能動的に合わせるよう指示する

視覚情報を提示して，それを参照して能動的に活動することが有効とされる．詳細は本文参照．

ログラムを立案した．その治療概念は，①患者自身が認識している直立姿勢の認知的歪み，すなわち自己身体軸が麻痺側へ大きく偏移していることを認識・理解していただく，②視覚的に自己身体軸と外部環境との関係，すなわち垂直性のズレを認識させる，③理学療法士によって視覚的な手がかりを提示して姿勢保持が容易にできるようにする，④視覚的な手がかりを利用して垂直姿勢を再学習するよう促す，⑤姿勢保持のみならず動作中にも身体軸の垂直性を保ったままで動作ができるように練習するというものである[6) 12)]．

> **ここがエキスパート**
>
> Pusher現象がある患者に対しては，介助量も多く，また介助に抵抗するため理学療法士が力任せに介助することもある．しかし，この現象がどのようにして現れているのか，改善するためには患者のどんな感覚を利用できるのか，また運動学習するために気づきを与え，認識してもらうにはどうしたらよいのかを考えることが重要である．本症例においても，利用可能な視覚的な手がかりを使い，能動的な自己修正を段階的に図っていったことが改善につながったと考える．脳画像や現象，反応をもとに，どのような外的刺激が有用か，どのような環境設定が必要かを十分に検討することが特に大切である．
>
> （編集より）

② 治療の経過

また，治療は他動的に行わず能動的な治療を原則として，患者自身の行動により麻痺側に偏移した身体軸を非麻痺側へと偏移させた．具体的には，座位では非麻痺側の殿部や大腿後面，足底で自重を受け，その状態で実際には転倒しないことを再認識させた．また，立位では同様に非麻痺側足底で自重を受け，その状態で転倒しないことを再認識させた．立位練習にて徐々に直立姿勢を保持できるようになったら，ステップ練習や歩行練習で姿勢を確認しつつ，麻痺側へ傾斜するたびに能動的に自己修正させて姿勢を直立に維持した状態を保つように反復して練習した．その結果，Pusher現象は第31病日に完全に消失した．脱抑制に伴う易転倒性には十分に留意しつつ，Pusher現象の改善に伴い徐々に動的な治療を進め，消失後は連続的な歩行練習を中心に実施した．最終評価時には運動麻痺の改善もみられ，座位保持は直立姿勢保持が可能となり，立位保持もまた下肢装具を必要とするものの直立姿勢保持が可能となった．しかし，全般性注意障害および脱抑制は残存し，座位保持にも常に監視を必要とし，起き上がりにも軽介助を要した．立位および移乗は監視から軽介助，歩行は部分介助に留まった．この時点で回復期リハビリテーション病棟のある病院へ転院となった．Pusher現象は改善したものの，起居移動動作の介助量は大きく変化しなかった．この背景には介助を必要とする要因に，Pusher現象だけでなく全般性注意障害および脱抑制が関与していたためである．

● 引用文献

1）山元敏正，他：視床出血の予後について 入院時の意識レベルとCT所見の立場から．脳卒中，13：99-106，1991

2）Johannsen L, et al：Leg orientation as a clinical sign for pusher syndrome. BMC Neurol, 6：30, 2006

3）Krewer C, et al：Time course and influence of pusher behavior on outcome in a rehabilitation setting: a prospective cohort study. Top Stroke Rehabil, 20：331-339, 2013

4）Pedersen PM, et al：Ipsilateral pushing in stroke: incidence, relation to neuropsychological symptoms, and impact on rehabilitation. The Copenhagen Stroke Study. Arch Phys Med Rehabil, 77：25-28, 1996

5）Karnath HO, et al：Prognosis of contraversive pushing. J Neurol, 249：1250-1253, 2002

6）Karnath HO & Broetz D：Understanding and treating "pusher syndrome". Phys Ther, 83：1119-1125, 2003

7）Danells CJ, et al：Poststroke "pushing": natural history and relationship to motor and functional recovery. Stroke, 35：2873-2878, 2004

8）Abe H, et al：Prevalence and length of recovery of pusher syndrome based on cerebral hemispheric lesion side in patients with acute stroke. Stroke, 43：1654-1656, 2012

9）阿部浩明，他：脳卒中後のpusher syndrome 出現率と回復における半球間差異．理学療法学，41：544-551，2014

10）急性期リハビリテーション．「脳卒中治療ガイドライン2015」（日本脳卒中学会 脳卒中ガイドライン委員会／編），pp277-278，協和企画，2015

11）「Steps To Follow A Guide to the Treatment of Adult Hemiplegia」（Davies PM/ed），Springer-Verlag，1985

12）阿部浩明：Contraversive pushing の評価と背景因子を踏まえた介入．理学療法研究，10-20，2011

13）Karnath HO & Brötz D：Instructions for the Clinical Scale for Contraversive Pushing (SCP). Neurorehabil Neural Repair, 21：370-371, 2007

第 2 章　回復期

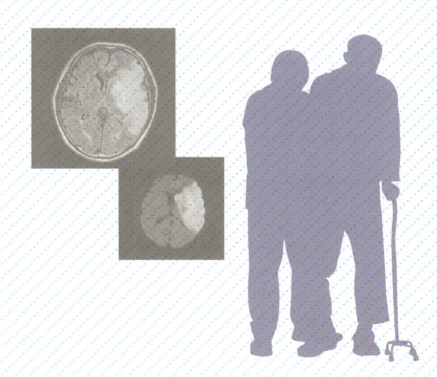

第2章 回復期

1 脳梗塞（左放線冠のBAD）（右片麻痺）
ボディイメージをどのように捉え，介入へ活かすか？

小澤佑介

目標
- 脳卒中者のボディイメージをどのように捉えるかを理解する
- ボディイメージをどのように治療介入へ活かすかを理解する
- アライメント異常と運動−感覚機能の関係について理解する
- 運動−感覚間の整合性とボディイメージの関係について理解する

1 症例提示

ⅰ）概略

年齢	50代前半	BMI	26.3kg/m^2
性別	男性	趣味	競馬，スポーツ観戦
診断名	脳梗塞（左放線冠のBAD）	職業	浄水場勤務（水質管理）
障害名	右片麻痺	家族	両親と3人暮らし
身長	175cm	既往歴	高血圧症（5年前から薬は服用），脂質異常症
体重	80.6kg		

ⅱ）現病歴

　某日，仕事の帰宅途中に右片麻痺を発症し徐々に進行．同日，脳梗塞（左放線冠のbranch atheromatous disease：BAD）の診断にてK病院に入院し保存的加療にて経過良好．おおよそ1カ月半後，リハビリテーション目的に当院転院．

2 初期評価

ⅰ）問診

　　主訴：右手足が重い．うまく歩けない
　　ニード：歩行の自立
　　ホープ：復職希望（仕事に戻りたい）

能力養成問題

問1 対象者のボディイメージの状況を知る手がかりとして有用なものはどれか？
1. 問診
2. 触診
3. 視診

ii）画像所見

左放線冠に低吸収域を認めた（第112病日）．レンズ核線条体動脈のBADである（図1）．

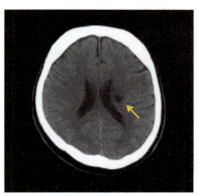

図1　第112病日の画像所見
➡：左放線冠の低吸収域（BADの領域）

能力養成問題

問2 皮質脊髄路が通過する線維束として正しいのはどれか？
1. 上縦束
2. 放線冠
3. 下縦束

iii）評価

① 全身状態（合併症）

高血圧症，脂質異常症．

② 必要に応じた検査の所見および数値データ

麻痺側の運動機能はBRSで上肢Ⅲ，手指Ⅲ，下肢Ⅲであった．感覚機能はSIASで上肢触覚3，位置覚3，下肢触覚3，位置覚3であった．高次脳機能障害はみられなかった．FIMは84点（運動項目53点，認知項目31点）であった．

ボディイメージの評価をNRS（Numerical Rating Scale）を用い，麻痺側下肢支持感覚と麻痺側上下肢重量感覚について11段階で聴取した．支持感覚は「全くない」を0，「完全に支持している」を10とし，重量感覚は「全くない」を0，「最大に重たい」を10とした．その結果，麻痺側下肢支持感覚は2/10，麻痺側上肢重量感覚7/10，麻痺側下肢重量感覚8/10であった．

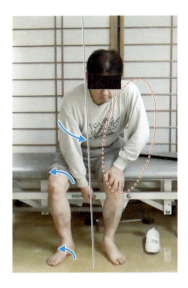

図2　介入前の立ち上がり姿勢
麻痺側下肢のボディイメージが低下しており，立ち上がりの運動戦略に麻痺側下肢が参加しない．

③ 動作分析

立ち上がりでは重心が下肢荷重前から非麻痺側へ偏り，非麻痺側上下肢を中心に遂行していた（図2）．このことから，麻痺側下肢ボディイメージの低下がうかがえ，運動戦略への参加が難しいと考えられた．麻痺側下肢は股関節外旋と足部底屈内反の運動パターンがみられ，支持として機能しておらず，この状況が下肢支持感覚のボディイメージ低下に影響していた．麻痺側上肢は前方へ下垂しており，立ち上がりで要求される体幹の伸展活動を阻害していた．

歩行はT字杖を使用して軽介助〜監視を要していた（図3）．歩行全体を通して体幹前傾，股関節屈曲し，麻痺側上肢は体側に下垂して左右に動揺していた．麻痺側立脚期では麻痺側骨盤後退と股関節外旋屈曲，足部底屈内反の運動パターンがみられた．この運動パターンでは適切な支持感覚が得られず，そのことがボディイメージ低下の要因となっていた．麻痺側遊脚期は非麻痺側体幹側屈と麻痺側股関節外転外旋・足部底屈内反の運動パターンを強め，分回し歩行となっていた．

④ ICFにもとづいた活動・参加

病棟内ADLは，車いすで身の回り動作は自立されていたが，更衣や入浴には介助を要していた．歩行は屋内外ともに独力では困難であり，自宅での車いす使用は難しい状態だった．そのため，現状では自宅復帰および電車通勤を要する復職が困難であった．

能力養成問題　　　解答は次ページ以降に

問3　本症例の情報および評価結果から歩行の自立を最も妨げている問題点はどれだろうか？
❶ 運動機能障害　　❷ 感覚障害　　❸ 高次脳機能障害

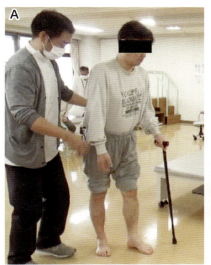
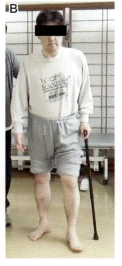
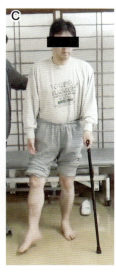

図3　介入前の歩行時の姿勢（T字杖を使用）
A）全体像：体幹前傾と両股関節屈曲が強く，抗重力的な伸展活動が不足している．B）麻痺側立脚期：麻痺側下肢の外旋と軽度足部内反がみられ，麻痺側上肢の下垂もみられている．C）麻痺側遊脚期：麻痺側下肢の外旋と足部内反をさらに強め，分回し歩行となっている．

3　問題点および課題

ⅰ）主要な問題

　　本症例が効率的な立ち上がりと歩行を獲得するうえで，麻痺側下肢の運動機能障害が主要問題と考えた．脳卒中者の運動機能障害は片側優位の中枢性麻痺で，筋緊張および運動パターンの異常を伴う筋出力低下を特徴とする[1]．本症例にみられた麻痺側下肢の股関節外旋と足部底屈内反の運動パターンは筋出力低下のみならず，荷重感覚の受容を制限させていた．筋出力低下と荷重感覚制限が立ち上がりにおいて非麻痺側優位の動作を余儀なくし，歩行では体幹前傾と股関節屈曲による股関節戦略を引き起こしていた．麻痺側立脚期では，麻痺側骨盤後退が体幹前傾をさらに強め，歩行自立の阻害要因となっていた．麻痺側遊脚期では股関節外転外旋・足部底屈内反によりトゥクリアランスの低下を招き転倒のリスクがみられた．本症例への介入にあたり筋出力と荷重感覚の最適化を図ることで，効率的な立ち上がりと歩行の獲得を課題とした．

能力養成問題　解答

問1　❶　問診
ボディイメージは対象者が自己身体にもつ主観的なイメージであるため，問診による聴取が評価・介入の糸口となる．

問2　❷　放線冠
皮質脊髄路は主に中心前回から放線冠を通過し，内包後脚，中大脳脚，橋底部，延髄錐体で交叉して対側へ至る．

ⅱ）副次的な問題

　本症例の麻痺側上肢は弛緩性の運動機能障害を呈していた．これを副次的な問題と考えた．立ち上がりでは麻痺側上肢が肩甲帯から前方へ下垂し，体幹伸展の活動を阻害していた．歩行では体幹前傾・股関節屈曲と麻痺側骨盤後退を助長していた．さらに，体側に下垂した状態で不規則に左右に動揺を示し，動作への機能的参加はみられなかった．

能力養成問題　解答は次ページ以降に

問4　下肢の荷重感覚のための主要な感覚情報はどれか？
① 固有感覚　　② 前庭感覚　　③ 視覚

4　介入

ⅰ）臨床推論

① 支持感覚が不明瞭なボディイメージ

　本症例の特徴であった麻痺側下肢の股関節外旋と足部底屈内反によってアライメント異常をきたし，筋紡錘やゴルジ腱器官からの荷重感覚が適切に受容されていないことが推察された．本症例には検査上感覚障害は認められず，ボディイメージとして麻痺側下肢支持感覚の低下がみられた（NRS 2/10）．筋出力低下と荷重感覚制限が運動情報と感覚情報の統合を妨げ，支持感覚が不明瞭なボディイメージの表出に至ったと考えられる[2]．

② 股関節戦略と足関節戦略

　ボディイメージとして支持感覚が不明瞭となることで，立ち上がりでは下肢荷重前から重心が非麻痺側へ偏り，歩行では支持感覚を補うために股関節戦略を強いられていた．股関節戦略は高齢者や片麻痺者で優位になることが多いが，効率の劣る姿勢戦略といえる．対して足関節戦略は健常人の歩行で優位となり，効率に優れるが微細な制御を求められる[3]．本症例において，効率的な歩行に要求される足関節戦略を活用し，運動−感覚間の整合性を図り微細な制御を実現することが機能的支持の獲得に有用であると考えた．

　分回し歩行の要因としても股関節戦略による体幹前傾と麻痺側立脚後期の股関節伸展不全があげられた．体幹直立保持は股関節伸展に必要不可欠であり，遊脚期への位相転換を担う股関

能力養成問題　解答

問3 ① 運動機能障害

本症例は画像所見より放線冠に低吸収域を認め，皮質脊髄路の損傷による運動機能障害を呈していた．運動機能障害はBRS Ⅲレベルであり，検査上感覚障害と高次脳機能障害はみられなかった．

節屈筋群の活動を喚起する[4]．本症例にとって，股関節外転外旋・足部底屈内反の運動パターンは非麻痺側体幹側屈の努力的な活動を要し，麻痺側下肢の異常な重量感を生じたと考えた（NRS 8/10）．

> **！ここがエキスパート**
>
> 動作をみる場合，例えば股関節，体幹などの問題が起こっている場所は視覚的にわかりやすい．しかし，中枢疾患ではその異常な動作が出現している原因が，必ずしもその異常をきたしている部位の問題ではないことも少なくない．ボディイメージの低下で生じる感覚情報の異常が原因で，拙劣な運動を引き起こすことも考えられる．本症例のように，股関節に支持感覚の異常を認めた場合，股関節へのアプローチだけではなく，足部からの感覚・運動情報について介入することで支持感覚を得られやすい環境をつくることが大切である．ボディイメージ低下のように把握できにくい問題点に関して，問診を重視し，どの部位からアプローチするかを考え，それに伴い実際に効率のよい治療法を選択し，行える理学療法士がエキスパートである．また，支持感覚の向上に向けて多くの場面で裸足でアプローチしていることも特筆すべき点である． （編集より）

③ 麻痺側上肢

肩甲骨を含む上肢の役割として動作遂行における機能的参加がある．本症例の麻痺側上肢には立ち上がりや歩行における機能的参加はみられなかった．特に歩行では体幹前傾の要因となり，股関節戦略を助長していた．そのため，体幹直立保持と肩甲帯を含めた上肢のアライメントを修正し，立ち上がりや歩行への機能的参加を課題とした．またボディイメージとしても麻痺側上肢の異常な重量感覚が訴えられており（NRS 7/10），動作遂行における機能的参加を促しながら重量感覚の改善をめざした．

能 力 養 成 問 題　　　　　　　　　　　　　解答は次ページ以降に

問5 本症例の分回し歩行の要因として特に関連するものはどれか？
❶ 麻痺側立脚初期　　　❷ 麻痺側立脚中期　　　❸ 麻痺側立脚後期

ⅱ）理学療法プログラム

ⅰ）**臨床推論**を踏まえ，❶〜❺の理学療法プログラムを立案した．
❶麻痺側下肢への介入（**図4**）
❷麻痺側上肢への介入（**図5**）
❸立ち上がりと着座への介入（**図6**）
❹ステップ位への介入（**図7**）
❺歩行への介入（**図8**）

❶まず，麻痺側下肢の股関節外旋と足部底屈内反に対してアライメント修正を行った（**図4**）．これによりゴルジ腱器官や筋紡錘からの適切な荷重感覚を促した．足関節戦略では支持面と接する足部から上方へ筋活動が波及していくため，足部のアライメント修正により運動−感覚間の制御を高めることが期待できる．

❷麻痺側上肢への介入では体幹直立を保ちながら肩甲骨を内転・外旋・後傾方向へ誘導した（**図5**）．これにより肩甲骨周囲筋を活性化し，麻痺側上肢の体幹直立への機能的参加と異常な重量感覚の改善を図った．

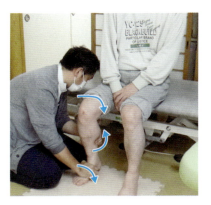

図4 麻痺側下肢への介入

股関節外旋と足部内反によって内側へ偏位した腓腹筋の位置を修正しながら，母指球を軸にして股関節中間位での底背屈の制御を行う．これによって床反力情報の波及を促進する．

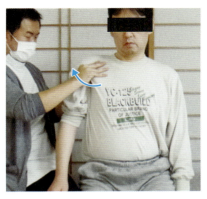

図5 麻痺側上肢への介入

前方へ下垂した上肢を体幹直立保持と肩甲骨周囲筋の活性化により正中位へ修正する．小胸筋や大胸筋には筋の硬さがみられ，菱形筋や前鋸筋，僧帽筋中部・下部線維には弱化がみられた．

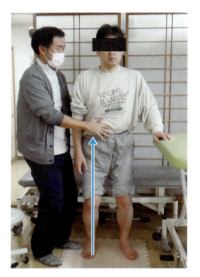

図6 立ち上がりと着座への介入

本症例の立ち上がりでは股関節外旋と足部底屈内反の運動パターンがみられ，支持感覚が低下していた．その場合，立ち上がりよりも着座の課題のなかで支持感覚を強調しながら能動的なアライメントの修正を図ることが効果的である．

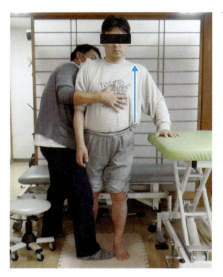

図7 ステップ位への介入

さらに歩行を意識してステップ位への介入を行う．体幹直立と非麻痺側下肢の伸展活動を保ちながら，麻痺側下肢の股関節伸展域での機能的支持を促す．セラピストは右足で対象者の麻痺側下肢の状況をモニターしている．

能力養成問題 解答

問4 ❶ 固有感覚

下肢の荷重感覚には固有感覚情報が重要であり，検出する受容器にはゴルジ腱器官や筋紡錘があげられる[10]．

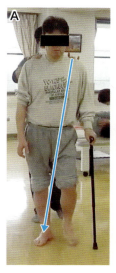 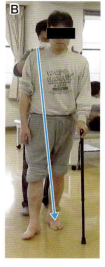

図8 歩行への介入
A) 麻痺側立脚期．B) 麻痺側遊脚期．図4〜図7の介入で準備した内容を歩行場面で再構築していく．セラピストは対角線上の圧情報を加えることで，歩行時の適切なアライメントを保ち効率的な運動パターンを促通できる．

❸立ち上がりと着座では体幹直立と下肢アライメントを保ちながら，筋出力と荷重感覚の整合性を図り支持感覚の生成を期待した（図6）．

❹ステップ位での介入では体幹直立と股関節伸展を協調しながら麻痺側下肢の機能的支持を促した（図7）．麻痺側下肢立脚後期の伸展活動を賦活し，股関節屈筋群の求心性入力による振り出しを誘導した．

❺歩行への介入ではセラピストが対象者の肩から対角線上に圧情報を与え，体幹直立を保ちながら荷重感覚にもとづく効率的な運動パターンを成立させた（図8）．適切な荷重感覚にもとづく制御が可能となったことは，麻痺側支持では非麻痺側下肢の振り出しが，非麻痺側支持では麻痺側下肢の振り出しが良好となることで判断できる．本症例では支持側よりも対側の振り出しによる変化を捉えやすく，全身的な波及状態をより反映していると考えられる．

5 介入結果

i）評価（介入前との比較）

❶ 必要に応じた検査の所見および数値データ

運動機能は動作上は向上がみられたが，BRSにおいて変化はなかった．NRSを用いたボディイメージの評価は，麻痺側下肢支持感覚6/10，麻痺側上肢重量感覚3/10，麻痺側下肢重量感覚4/10に改善がみられた．FIMは122点（運動項目87点，認知項目35点）となった．

▶ **能力養成問題 解答**

問5 ❸ 麻痺側立脚後期
歩行における立脚後期の股関節伸展は効率的な遊脚期のために重要な相といえる．この相で十分な股関節伸展が欠如すると，努力的で非効率な運動パターンを強いられる．

② 動作分析

　立ち上がりでは麻痺側下肢の荷重感覚が得られるようになり重心が正中位へ改善され，非麻痺側上下肢の代償活動が減弱した（図9）．麻痺側下肢の股関節外旋と足部内反の運動パターンにも改善がみられ，機能的支持を獲得した．麻痺側上肢は肩甲帯を含め体幹伸展の活動に寄与し，立ち上がりへの機能的参加が可能となった．

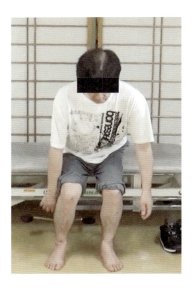

図9　介入後の立ち上がり姿勢
重心が正中位となり，麻痺側下肢の支持も機能している．麻痺側上肢の機能的参加もみられている．

　歩行はT字杖を使用して自立された（図10）．全体を通して体幹直立保持が可能となり，麻痺側下肢の機能的支持が得られた．麻痺側立脚後期の股関節伸展が可能となり，麻痺側遊脚期の分回し歩行も改善した．麻痺側上肢は歩行時の体幹直立保持に寄与し，機能的参加がみられるようになった．

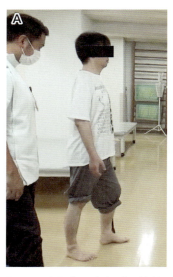 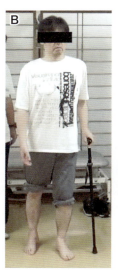 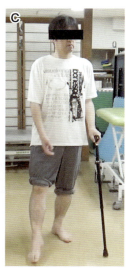

図10　介入後の歩行時の姿勢（T字杖を使用）
A）全体像：体幹直立保持が可能となっており，抗重力的な伸展活動が可能となっている．
B）麻痺側立脚期：麻痺側下肢のアライメントが修正され，麻痺側上肢の参加もみられる．
C）麻痺側遊脚期：運動パターンの修正により，分回し歩行が改善している．

③ ICF にもとづいた活動・参加

病棟内ADLは歩行にて自立した．屋内は階段昇降も含めT字杖使用で装具なしにて自立した．屋外はT字杖と装具を使用して自立した．屋外歩行も電車を利用して職場までの移動が可能となった．

ⅱ）考察

脳卒中者におけるボディイメージとして麻痺側上下肢の異常な重量感や麻痺側下肢特有の違和感の問題があげられる[5]．ボディイメージは「自己身体にもつイメージ」であり，ボディイメージの形成と変容には感覚情報が重要である[6]．筋・骨格系から脳に運ばれる四肢の動きや位置に関する情報は，脳内に表象されるボディイメージの形成に関してきわめて重要な働きをする[7]．また，運動‒感覚間の不一致が異常な重量感などの身体感覚を引き起こすとされており[8]，対象者の意図する運動指令を考慮しながら適切な感覚情報を提供することで，運動‒感覚間の整合性を図ることがボディイメージへの介入の基本的な考え方となる．

脳卒中者は「自分の身体が思った通りに動かず鉛のようだ」，「自分の足で支えている感じがわからない」といったボディイメージを訴える．このようなボディイメージによってどのように力を入れてよいかが不明瞭となり，全身的に過剰な代償活動を強いられ，対象部位の機能的参加が失われる．機能的参加の喪失は運動機能障害の回復を阻害する要因となり，その主たる状況が不使用の学習といえる．不使用の学習は「使わないことを学習する」ものであり麻痺側使用による不成功や非麻痺側の代償活動による成功により動作の戦略が決定づけられるとされている[9]．本症例における，立ち上がりでの麻痺側下肢の不使用や麻痺側上下肢の鈍重さゆえの代償活動も，不使用の学習と関連した現象と捉えられる．本症例への介入では麻痺側肢の積極的な参加に着目し，運動戦略として活用に資するボディイメージの獲得をめざした．

本症例のように，介入にあたり，対象者のボディイメージについて聴取することが第一歩となる．そして，対象者から聴取したボディイメージをもとに，目標となる動作の獲得へ向けた臨床推論が個別的かつ効果的な介入に必要である．

■ 引用文献

1）望月 久：脳卒中における機能障害と評価．理学療法科学，22：33-38，2007

2）和坂俊昭：身体運動時の体性感覚情報の働き．体力科学，65：463-469，2016

3）「姿勢調節障害の理学療法」（奈良 勲，内山 靖／編），医歯薬出版，2004

4）河島則天：歩行運動における脊髄神経回路の役割．国リハ研紀，9-14，2009

5）木野田典保：脳卒中片麻痺例にみられるボディイメージに関する質的研究．理学療法科学，23：97-104，2008

6）小澤佑介：理学療法とボディイメージ．理学療法ジャーナル，39：1037-1042，2005

7）内藤栄一：身体運動像の獲得に体性感覚入力が果たす役割－ニューロイメージング研究から－．バイオメカニズム学会誌，31：178-186，2007

8）Osumi M, et al：Sensorimotor incongruence alters limb perception and movement. Hum Mov Sci, 57：251-257, 2018

9）Taub E, et al：The learned nonuse phenomenon: implications for rehabilitation. Eura Medicophys, 42：241-256, 2006

10）Duysens J, et al：Load-regulating mechanisms in gait and posture: comparative aspects. Physiol Rev, 80：83-133, 2000

第2章 回復期

2 ベッド上で動けない要因を分析し，効率的に動作獲得する介入とは？
左中大脳動脈領域梗塞，右前大脳動脈領域梗塞（前頭葉高次運動野機能不全）

髙見彰淑

目標
- 回復期に入っても寝返り・起き上がりが獲得できない重症患者に対して，どのような情報収集，検査・測定を行ったらよいか理解する
- 測定結果などの解釈および動作未獲得の要因分析，さらにどのように理学療法プログラムを立案するのかを理解する
- 理学療法プログラムの実施とその効果（判定）について理解する

1 症例提示

ⅰ）概略

年齢	90代前半	体重	52.3kg
性別	女性	BMI	22.6kg/m²
診断名	左内頸動脈閉塞による左中大脳動脈領域梗塞，右前大脳動脈領域梗塞	趣味	不明
		職業	無職
障害名	両麻痺，前頭葉高次運動野機能不全	家族構成	1人暮らし
身長	152cm	既往歴	高血圧症，糖尿病

ⅱ）現病歴

　某日午前11時ごろケアマネージャーが訪問したところ倒れていたところを発見し，当該施設に救急搬送された．左内頸動脈（IC）閉塞による左中大脳動脈（MCA）領域梗塞，右前大脳動脈（ACA）領域梗塞と診断され入院加療となり，翌日より理学療法を開始した．意識障害・全失語状態で意思疎通ができず，評価不十分．運動麻痺は重度で，寝返りも含め起居・移動動作は不能であった．暫定メニューとしてROM維持と座位保持・寝返りを全介助で実施した．2週後，立位保持を試すも全く保持できなかった．約3カ月間，自発運動はほとんどなくベッドレストに近い状態で，治療介入も暫定メニューのまま推移し，拘縮予防とポジショニングの工夫に留まっていた．

2 初回評価（介入時評価，第95病日）

ⅰ）問診

主訴・ニード：本人のものは不明，親族は介助量軽減（施設入所前提）を希望

ⅱ）画像所見（図1）

左IC閉塞により，左MCA領域をはじめ左半球の灌流域全般に梗塞巣が存在する．また，右半球はACA領域梗塞により，前頭葉に梗塞巣があり補足運動野周囲の損傷が顕著である．高齢でもあり全般的な脳萎縮も認める．

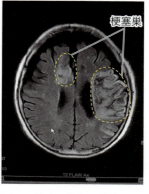

図1 第95病日の頭部MRI（T2フレア）

ⅲ）評価

①バイタル徴候		全身状態は比較的安定，経鼻胃管（嚥下困難）
②意識障害（JCS）		Ⅰ-1
③運動麻痺（BRS）		右：上肢Ⅰ，下肢Ⅰ，手指Ⅱ．左：上肢・下肢・手指ともⅤ
④脳卒中後感覚運動機能回復度評価（FMA）		計測不可（可動域：左上下肢・体幹・頸部制限あり，感覚：右重度鈍麻，筋緊張異常：右低緊張/左緊張あるが抵抗症あり）
⑤バランス検査（BBS）		1点，移乗1
⑥ABMS	寝返り	2（全介助）
	起き上がり	2（全介助）
	座位保持	2（全介助），Pusher現象あり
	立ち上がり	2（全介助）
	立位保持	2（全介助）
⑦右無視の所見		右空間は正中位より若干視線が向く程度，ほとんど左を向いている（BIT施行不可）
⑧コミュニケーション（失語症）の程度		アイコンタクトや眼前の外部刺激で若干反応（表情変化あり）する程度．全失語状態．
⑨前頭葉症状		自発性低下，抵抗症，強制把握，Tonic Foot Responseなど，いわゆる前頭葉症状あり．指示理解不能なので詳細は不明だが，遂行機能障害など前頭前野の機能低下もあると推測．なお，物品などを用い，視覚刺激で本態性把握反応※あり．
⑩動作分析		寝返り，起き上がり，座位保持もできない状態．寡動の状況．
⑪機能的自立度評価（FIM）		運動13点－認知5点，計18点（全介助）
⑫その他		全身筋力・体力低下，注意障害，失行は存在すると考えるが精査困難

⑥合計10点

ABMS（Ability for Basic Movement Scale）の判定尺度：自立6，修正自立5，監視口頭指示4，部分介助3，全介助2，禁止1．

※ **本態性把握反応**：刺激が移動すると手で追いかけて把握しようとする模索反応や眼前の物をつかもうとする磁石反応．前頭葉内側病変でみられる．

能力養成問題

解答は次ページ以降に

問1 本症例の寝返り，起き上がり動作を困難にしている原因で，影響が大きくかつ解決できる可能性があるものはどれか？

❶ 重度の運動麻痺　　**❷** 高次運動野機能の障害　　**❸** 右無視

---

3 問題点および課題

ⅰ）主要な問題

前頭葉の高次運動野の機能不全（特に補足運動野機能，帯状皮質運動野の機能）．

ⅱ）副次的な問題

前頭連合野機能の障害，右半側無視，コミュニケーション困難（失語症），運動麻痺（右上下肢重度，左軽度），感覚障害（右半身），筋力・体力低下，Pusher現象，注意障害．

ⅲ）解説

発症3カ月超経過し，寝返りも含め動くことはほとんどなく，臥床の状態．ADLは全介助の状態だった．

運動麻痺，感覚障害などの基本的神経機能に比べ，活動や行為に影響が大きい高次脳機能障害は，失語，半側無視とも出現している．しかし重要度を考えた場合，高次脳機能にも階層性が唱えられており，失語，失認，失行などの個々の機能より，統合する機能としての前頭葉の遂行機能や社会適応機能などが上位とされる[1]．よって重要性では遂行機能などが優位になるが，自発運動がなく臥床がちのケースに，遂行機能や社会適応行動を回復させる練習などは，課題として高すぎるためふさわしくない．

むしろ，前頭葉でも運動・動作時に前頭連合野と密接な関係にある，高次運動野の障害に着目するべきである[2]．本症例においても自発性低下，運動準備，開始困難，プログラム手順などの問題が前提にあったので，特に補足運動野の障害を課題と判断した．運動前野の働きもさまざまあるが，左空間に物品提示に際して視覚刺激に本能性把握反応が出ていることから，外部刺激に対する行動（外発性運動制御）は確保されている可能性があり，背側運動前野の働きは期待できる．また，報酬の価値判断にかかわる帯状皮質運動野にも障害があり，一連の動作の到達ゴールが不明瞭になってしまうことも一因と考えた．

よって，一連の動作遂行に関与する高次運動野，特に補足運動野の働きを，現行の問題とし，前頭連合野や無視，失語，運動麻痺，感覚障害などは副次的な問題点とした．

能力養成問題

解答は次ページ以降に

問2 補足運動野の機能として間違っているものはどれか？

❶ 自発性が乏しいにもかかわらず，道具の強迫的使用などをもたらす

❷ 運動時系列上の構成に関与し，運動開始遅延，終了遅延をもたらす

❸ 一次運動野の補助と考えられ命名されてきたが，近年は機能的にその補助はしないことがわかっている

問3 運動前野の機能として間違っているものはどれか？

❶ 感覚情報による運動の誘導では，背側運動前野で身体座標上の位置情報変換を行う

❷ 感覚情報による運動の連合では，腹側運動前野で物体をみたとき実行可能な動作を形成する

❸ 動作プランの形成とは，例えばモニターに青マークが出たらボタンを押すなど，抽象レベルの動作選択ができることである

4 介入

i) 臨床推論

① 主要な問題への介入

　補足運動野，帯状皮質運動野の機能不全を念頭に置いた介入となった．補足運動野は，基底核と連動し内発運動制御にかかわり，自発的運動プログラムや運動時系列上の手順制御，両側運動強調，連続運動の企画などにかかわるとされる．前補足運動野は動作の状況・依存性の確保にかかわる．ルーチン化した動作の切り換えや新しい動作手順の習得などである．帯状皮質運動野は，報酬の価値判断にもとづく運動の選択や，内的欲求と価値判断にもとづく自発的な行動選択に関与すると考えられている[2]．

　本ケースはこれらの点の障害を優先課題と捉え，補足運動野の機能障害に対して，比較的担保されていると考えられた運動前野−小脳の外発性運動制御を利用した．代表的治療戦略である，Cuing（外発性随意運動）とCognitive movement（認知運動）を活用した[3]．Cuingは，外部刺激に対する反応を利用するもので，目印に対してリーチ，線またぎ歩行などがある．Cognitive movementは，随意運動の際，注意を向ける点を指導・強化することで自発運動発現につなげるものである．帯状皮質運動野の機能不全によって，動作の到達ゴールが不明瞭であることも一因となっていると考えられ，例えば起き上がりでは，終点の座位を明確に伝えることを第一ステップとしてはじめ，次に簡便な片肘立ち位から片手支持（on elbow → on hand）を行わせ，フィニッシュで褒めるという介入を行った．これらを反復させ強化したが，運動前野の能動的活動は一次運動野の賦活に寄与するという報告もある[4]．

② 副次的な問題への介入

副次的な問題であった，無視や運動麻痺，筋力不足などについては，一連の動作を行うのに不利益となるため，麻痺側上肢のスリング使用や起き上がり時にあらかじめベッドの背もたれを起こしておき，筋力不足を補うことが必要だった．このように，自らが動作完了を確認できる援助をすることが大事である．

③ 介入のポイント

ここがエキスパート

動作介入時は，明確な目的地，フィニッシュの肢位を提示し，目印などを用いてCuingをかける．動作開始のきっかけをつくる運動誘導は行うが，一連の動作中，介助運動などは行わない．

前頭葉症状の症例では，抵抗症もあり自ら動いてもらうのが基本である[5]．道具（大型クッションなど）を利用するか，介助しても本人に自覚されないよう陰でこっそり行う．

自ら動けるよう，起き上がりであれば座位から臥位へ，立ち上がりなら着座練習を最初に行う．筋力がなくても重力が援助してくれるためで，自分自身が動けた自覚を促すことに有益性がある．

> **！ ここがエキスパート**
>
> 高次脳機能障害のある患者は自ら動くことに不安をもち，環境にあった動作ができないことが多い．そんななかで，ただ動作練習を行うのではなく，運動のやり方を明確に提示し，自発的な運動を導き出す戦略は重要である．この症例でも運動の手がかりを示し，介助なしで一連の動作を練習し，その運動の結果についても患者にフィードバックしている．これらのことが運動学習には特に大切である．また，高次脳機能障害のある患者は注意や記憶の容量に制限があり，適切な環境下で明確な指示を出すことが求められる．そのために，患者のパフォーマンスなどの詳細な評価が必要である．　　　　（編集より）

④ 介入フィードバックの与え方（工夫）

こちらの提示した到達点に達した際は，本症例はアイコンタクトが何とか可能だったことから，眼前に行き，成功の意味で「まる」と口頭で伝えた．失語はあるものの，セラピストの口元を見ようとするので笑顔で答えた．さらに手のジェスチャーで「まる」を作り，最後は本症例の非麻痺側の手の掌に「まる」を指でなぞった．一度決めた合図は変えずに実施した．「不可」も同様．

能力養成問題　　　　解答は次ページ以降に

問4 本症例で動作獲得の手法で優先順位が低いと考えられるものはどれか？

❶ 動作を分解して，反復する

❷ 開始前に行う動作を明示して，一連の動作を毎回一度は行う

❸ 無視に対して，本人の自覚を促すため，三角巾やスリングの装用をなるべく早めに切り上げる

能力養成問題　解答

問1 ❷ 高次運動野機能の障害

詳細は **3** 問題点および課題の項目を参照．

ii）理学療法プログラム（非麻痺側を用いた起き上がり，寝返り動作練習）

① 事前確認と基本事項

❶明確な動作呈示：起き上がり，寝返りの開始合図の声かけ・ジェスチャーを決めておいた．定着のため，目の前で合図を送り，該当動作を最後まで行った（症例によって必要な場合は介助可）．

❷自動運動が前提．

❸クッションや布団など使い（ベッドの背もたれでもよい），筋力不足を補助した．

❹上肢重度麻痺，半側無視があったため，肩スリングなどで体幹に固定した．

❺どの時期でも1回は最初から最後まで介助してでも一連の動作を行った．そして褒めた．

② 起き上がり指導

❶座位（フィニッシュ）の位置をまず教えた：安定して座位がとれる位置で「ここまでで起きたことになります」と何回か念を押した（図2）．

❷片肘立ち位から片手支持（on elbow → on hand）（介助許可）：このとき若干重心前方を意識させた．さらにフィニッシュを伝え，念を押した．少し大げさに「できました」などと褒めた（図3）．

❸座位から半背臥位へ：遠心性収縮を効かせ，枕の非麻痺側寄りの横に，目印の物品を置き，手をすべらすようリーチさせた．また，音や身振りで注目をさせた（図4）．うまくいかないとき，介助しリードをした．完全に背臥位にならず，側臥位と背臥位の間（半背臥位）で止めておいた．

❹半臥位からの起き上がり：大判のクッションや布団（ベッドの背もたれも可）などで工夫し，7〜8割身体を起こした状態の半臥位から座位まで自ら起き上がりを行った（図5）．できるようになったら，徐々にクッションやベッドの背もたれを低くした．

＊半臥位から座位までの一連の動作を，足に重りをつけたり，介助の工夫をしてよいので，1回は行う．最後は褒めること．

能力養成問題 解答

問2 ❸一次運動野の補助と考えられ命名されてきたが，近年は機能的にその補助はしないことがわかっている

補足運動野は一次運動野に添うように補足的に身体局在性があり，一次運動野が障害されたとき，代償的に働く．代償的二次運動野ともいわれている．

問3 ❷感覚情報による運動の連合では，腹側運動前野で物体をみたとき実行可能な動作を形成する

腹側運動前野は側頭連合野と関連し，アフォーダンスなど，「運動の誘導」にかかわる．運動の連合とは，もともと結びつかないものをつなぐ役目で，ハンドルを右に回すとタイヤが動くなどが例としてあげられる．

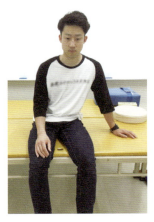

図2　座位（フィニッシュ）の位置をまず教える

安定して座位がとれる位置．「ここまでで起きたことになります」と何回か念を押す．

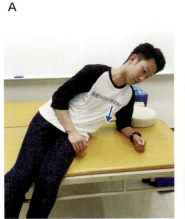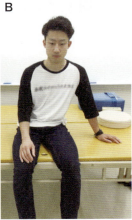

図3　片肘立ち位から片手支持（on elbow → on hand）

A）このとき若干重心前方を意識させる（→）．B）さらにフィニッシュを伝え，念を押す．最後に「褒める」．

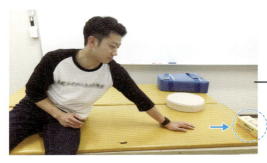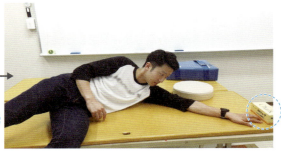

図4　座位から半背臥位へ

遠心性収縮を効かせ，枕の非麻痺側寄りの横に，目印の物品（⭕）を置き，手をすべらすようリーチ（→）させる．目印の物品に集中するよう，音を加えるなど注意喚起させる．うまくいかないとき，介助しリードをする．

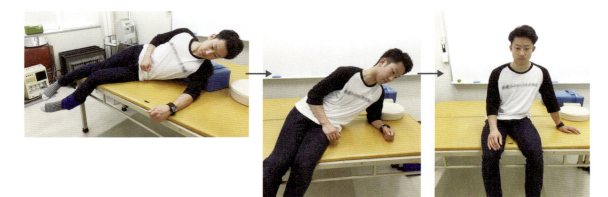

図5　半臥位からの起き上がり

大判のクッションや布団（ベッドの背もたれも可）などで工夫し，7〜8割身体を起こした状態の半臥位から座位まで，自ら起き上がらせる．これができるようになれば，徐々に低くする（ベッドの背もたれを平らに近づけるなど）．あくまで自ら起きられるところへ設定．

③ 寝返り動作指導

❶側臥位（フィニッシュ）の位置をまず教えた：必ず目で柵や縁を追ったか確認．「ここまでで寝返ったことになります」と何回か念を押した（図6）（症例によって必要な場合は柵などをつかんでよい）．
❷側臥位から背臥位へ：遠心性収縮を効かせるようゆっくり戻した（図7）．
❸大判のクッションや布団などを患側肩甲帯の下，骨盤帯の下に入れ，7〜8割身体を起こした状態の半背臥位から側臥位まで，自ら寝返らせた（図8）．その際患側手を非麻痺側に置いた物品や柵をつかませるよう誘導・介助した．できるようになったら，徐々にクッションを低くした．

＊背臥位から側臥位までの一連の動作を，介助の工夫をしてよいので1回は行う．

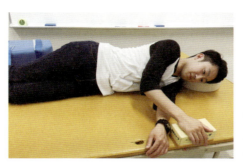

図6　側臥位（フィニッシュ）の位置をまず教える
症例によって必要な場合はベッドの端や柵などをつかんでよい．必ず目で柵や縁を追ったか確認．「ここまでで寝返ったことになります」と何回か念を押す．

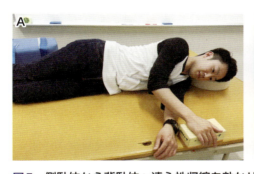 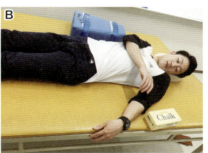

図7　側臥位から背臥位へ遠心性収縮を効かせるようゆっくり戻す

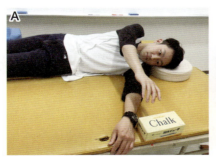 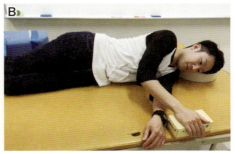

図8　寝返り
大判のクッションや布団などを患側肩甲帯の下，骨盤帯の下に入れ，7〜8割身体を起こした状態の半背臥位から側臥位まで，自ら寝返らせる．その際患側手を非麻痺側に置いた物品や柵をつかませるよう誘導・介助．これができるようになったら，最初の姿勢を徐々に低くする．

5 介入結果

ⅰ）評価（1カ月後）

初期評価項目の①〜⑤		著変なし	
ABMS	寝返り	4（口頭とジェスチャーで可能となった）	
	起き上がり	3（部分介助）	
	座位保持	4（座位保持10分程度可能）	合計15点
	立ち上がり	2（全介助）	
	立位保持	2（全介助）	
高次脳機能の所見		右空間にやや視線が向くようになってきた．失語症の程度は，アイコンタクトで，状況理解は進んでいる印象．前頭葉症状は，大きな変化ではないが自発性は改善していた．	
動作分析		寝返りは，側臥位まで可能になってきた．起き上がりは，初期動作を介助すると片手支持からは自身で起き上がる動作が出現し，軽介助で可能．座位は左右のバランス対応可能となり，保持時間も増えた．	
機能性自立度評価（FIM）		合計18点，変化なし	

ABMSの判定尺度：自立6，修正自立5，監視口頭指示4，部分介助3，全介助2，禁止1．

ⅱ）考察

　病巣も大きくかつ両側におよび，重度の機能障害を抱えていたため，約3カ月間ベッドレストの状態だった．自発性もなく寡動の状況だったが，本態性把握反応とはいえ外的な刺激に対して反応でき，アイコンタクトが左空間ではできることを突破口に，ダメージが少ないと思われた運動前野の外発性随意運動を念頭に介入を試みた．

　明確なゴールの呈示と，目印となる物品へのリーチやマーキングにアプローチすることで，次の手順に迷わないよう実行させることができたと思われる．イメージ化が図られ，一連の動作を必ず行わせることで補足運動野の賦活に寄与した可能性がある．問題点として目立つ，右無視や右麻痺，筋力低下，Pusher現象などは，それこそ後回しにして，自ら動くことを主軸とし，逆転の発想で到達点から始発点（例えば起き上がり練習で，座位から寝ていく練習を先に行う）へ介入することを行った．次ステップでは，寝返り動作などほとんどできているところから行わせ，明確にしておいたゴール到達を完遂させた．その到達点ではただ褒めるだけではなく，そこに至る自身の行動を自覚できるような解説とそれを褒めることが大切であった（帯状皮質運動野への対応）．

能 力 養 成 問 題 解答

問4 ❸無視に対して，本人の自覚を促すため，三角巾やスリングの装用をなるべく早めに切り上げる

左無視患者で軽症例であれば自覚を促す意味でもスリングはしない方がよいが，動作遂行自体に問題のある重症例では麻痺の影響も多く，起き上がりやすい環境にしておく方がよい場合もある．

ADLの自立度に変化はなかったが，座位保持が安定したことと，寝返りが監視で可能，起き上がりの介助が少なくなったことは，高次運動野を念頭に置いた手段が有効な介入であったからと考えられる．

■ 引用文献

1 ）鈴木匡子：やさしい高次脳機能の診かた．神経心理学，32：224-228, 2016

2 ）西尾慶之：前頭葉の機能とその障害．臨床リハ，26：249-255, 2017

3 ）Keus SH, et al：Evidence-based analysis of physical therapy in Parkinson's disease with recommendations for practice and research. Mov Disord, 22：451-460, 2007

4 ）Schulz R, et al：Assessing the integrity of corticospinal pathways from primary and secondary cortical motor areas after stroke. Stroke, 43：2248-2251, 2012

5 ）髙村浩司：起居動作障害．「神経理学療法学」（奈良 勲/シリーズ監修，吉尾雅春，森岡 周/編，阿部浩明/編集協力），pp215-225, 医学書院，2013

第2章 回復期

3 左中大脳動脈領域の脳梗塞（左片麻痺，右への共同偏視）
座位・立位困難な症例を歩かせるために，どう道具を用いるのか？

平野明日香

目標
- 座位・立位困難な症例の何を評価し，どのように解釈するのかを理解する
- 座位・立位困難な症例について，立位練習の意義・内容・留意点を理解する
- 立位練習において使用する下肢装具・懸垂装置について理解する

1 症例提示

ⅰ）概略

年齢	60代前半	BMI	約28kg/m²
性別	女性	嗜好	喫煙，飲酒
診断名	右中大脳動脈領域の脳梗塞	職業	専業主婦
障害名	左片麻痺，右への共同偏視	家族	夫，息子
身長	約160cm	既往歴	高血圧，糖尿病，COPD
体重	約75kg		

ⅱ）現病歴

　　就寝中にこめかみから前頭部にかけて頭痛，左片麻痺が出現し，救急要請し当院へ搬送された．血圧206/102mmHg，吐気はなく，頭部CTでは右中大脳動脈領域に広範な低吸収域を認め，右中大脳動脈領域の脳梗塞と診断された．そのとき左上下肢の完全麻痺，右への共同偏視を認め，そのまま当院脳卒中ケアユニット（SCU）へ入院となった．入院時NIHSS（脳卒中重症度検査）20点，経鼻酸素2LにてSpO₂ 99％，血圧150mmHg台であった．発症翌日にリハビリテーション（理学療法・作業療法・言語聴覚療法）の依頼があり，ベッドサイドにて疾患別リハビリテーションを開始した．第14病日に一般病棟へ転棟となり，第33病日に当院リハビリテーション科へ転科された．

2 初期評価

ⅰ）問診

主訴：左側の手足が動かない
ニード：歩けるようになりたい

ⅱ）画像所見

　MRIで，右中大脳動脈領域に拡散強調像で高信号域を認め（図1），T2強調画像上では両側基底核，両側大脳深部白質に淡い高信号が散見された．また右側脳室の変形と左側へのmidline shiftを伴っていた．SPECTからは右前頭葉〜側頭葉〜頭頂葉に高度血流低下を認め，右後頭葉の血流も前記領域よりは保たれているが低下していた．左小脳の血流低下を認めCCD（Crossed cerebellar diaschisis）と診断された（図2）．

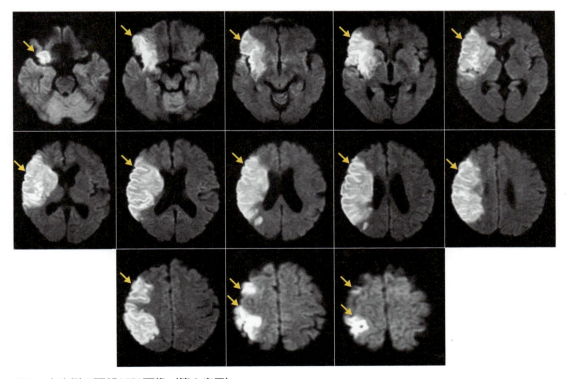

図1　本症例の頭部MRI画像（第1病日）
左上から右側へ順に，橋レベルから頭頂部レベルへと並んでいる．⇨：高信号域（梗塞巣）．

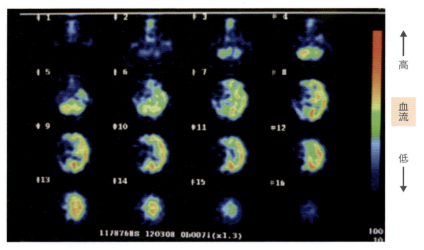

図2　本症例の頭部SPECT画像（第1病日）
左上の延髄レベルから右側へ順に並び，右下は頭頂部レベルである．右上の小脳レベルでは左小脳の血流低下を認め，それより上位では右脳の血流低下を認めた．

ⅲ）評価

　開始時は安静度ヘッドアップ60度であり，安静時：血圧185/84mmHg，心拍数70回/分，SpO$_2$ 97％，運動後：血圧186/84mmHg，心拍数70回/分，SpO$_2$ 96％であった．意識レベルはGCS（グラスゴー・コーマ・スケール）E3，V4，M4，コミュニケーションは可能で日付と場所は言えるが，年齢と曜日は言えず，ベッド上でゴソゴソし，ベッド柵を勝手に外そうとするなど危険行動があった．SIAS運動機能0-0-1-0-2，筋緊張1B-2，腱反射3-3であった．

　第8病日に座位保持の許可があり，座位練習を開始した．座位の安定性は低下しており前後左右に倒れやすく，最大介助レベルであった．そのとき，血圧149/80mmHg，意識レベルはGCS E4，V5，M6，SIAS運動機能0-0-0-0-0，表在感覚0-0，深部感覚0-0，ダブルデイジーは左側が欠けた全く違う花の絵を描いてしまい，線分抹消テストでは左2/3を無視し，TMT（注意機能検査），仮名拾いテストは測定困難だった．そのため，高次脳機能障害として，重度注意障害（注意の配分・転換・持続が困難），左半側空間無視，遂行機能障害が考えられた．

　第10病日には車いす乗車の許可があり，車いす移乗は最大介助，車いす座位は監視レベルであった．車いす駆動は直進のつもりでも左へ曲がり，壁に当たってもそのまま進もうとする状態であった．

　第22病日でリハビリテーション室での実施の許可が出た．その際は，SIAS運動機能0-0-0-0-0，高次脳機能障害は残存していて，座位保持は頸部が常に右回旋しており，安定性は低く上肢支持がないと麻痺側後方に倒れてしまい修正困難であった．立位保持は長下肢装具，手すりを使用すれば監視レベルで可能であった．

> **能力養成問題** 　解答は次ページ以降に
>
> **問1** 本症例の情報および評価結果から，立位保持が自立しない要因として誤っているものはどれか？
> 1. 左上下肢，体幹の重度麻痺
> 2. 高次脳機能障害
> 3. 高血圧

3 問題点および課題

i ）主要な問題

　本症例には，重度運動麻痺，感覚障害，重度注意障害（注意の配分・転換・持続が困難），左半側空間無視，遂行機能障害がみられた．このように，重度の身体機能障害のみならず，高次脳機能にも重度の障害がみられ，それらの影響から座位保持は不安定で中等度介助を要していた．立位は，長下肢装具を使用すれば座位保持よりも介助量は少なく可能だが，高次脳機能障害の影響から危険行動の可能性が高く近位監視が必要であった．ただし，座位よりも立位の方が動作に集中できている印象であった．もう1つ，座位保持が困難な理由として体幹機能の低下が考えられた．本症例の座位姿勢は骨盤後傾し体幹屈曲，頸部屈曲となり姿勢保持筋が働きにくい状態であった（図3A）．そのため単純に座位の保持時間を延長しても座位保持能力向上につなげることは困難であると考えられた．また，ベッド上の臥位での体幹の筋力増強練習だけでは四肢体幹の廃用症候群が進行する可能性が高いと思われた．

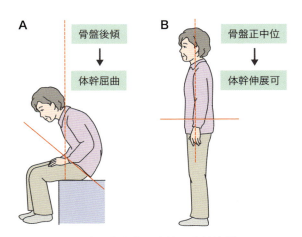

図3　重度運動麻痺患者の座位と立位姿勢

ii）副次的な問題

今回の症例は画像所見より，拡散強調像から梗塞部位は右中大脳動脈領域に限局していること，およびSPECT画像から右前・後大脳動脈領域，左小脳半球の血流低下がみられたことから，大脳辺縁系の機能不全，小脳性認知情動症候群（CCAS）※の影響が考えられた．

※ **小脳性認知情動症候群**（Cerebellar Cognitive Affective Syndrome：**CCAS**）：小脳病変による小脳と大脳皮質間の神経回路の損傷によって遂行機能障害，空間認知障害，言語障害，人格障害の4つの要素が生じた状態をいう．1998年にSchmahmannとShermanが提唱した．

能力養成問題　　　　解答は次ページ以降に

問2 座位保持の安定性が低下し立位困難な患者について，最適な理学療法プログラムはどれか？
① ベッド上で上下肢可動域練習や筋力増強練習などの機能練習
② 立位練習よりも先に座位保持を安定させるための座位練習
③ 体幹機能の向上，下肢機能向上のために積極的な立位練習

4　介入

i）臨床推論

運動麻痺の改善は皮質脊髄路の障害にて不可能だが，前頭葉症状，高次脳機能障害，バランス低下，歩行能力の低下は血流と脳代謝の改善にて回復できる可能性があり，抗重力位での立位練習が必要と考えた．また，手順の学習においては，前頭葉症状の影響のため集中できる環境下で同じ動作を反復練習することと，練習の時間と量を確保することが必要であると考えた．『脳卒中治療ガイドライン2015』[1]では「不動・廃用症候群を予防し，早期の日常生活動作（ADL）向上と社会復帰を図るために，十分なリスク管理のもとにできるだけ発症後早期から積極的なリハビリテーションを行うことが強く勧められる（グレードA：信頼性，妥当性のあるもの）．その内容には，早期座位・立位，装具を用いた早期歩行訓練，摂食・嚥下訓練，セルフケア訓練などが含まれる」とされており，本症例においても血圧，転倒などのリスク管理ができれば早期より道具を用いた積極的な立位練習を行うことは望ましいと考えられた．発症早期の脳血管障害患者の多くは体幹の安定性が低下し，座位保持能力が低下している．そこで座位保持能力を向上させるために，座位練習を実施するのは間違いではないが，座位では骨盤が後傾位となりやすく，努力性に骨盤を前傾させても持続しないため体幹は屈曲位となる（図3A）．一方，立位練習では骨盤が自ずと正中位となるために体幹伸展が容易であり（図3B），体幹の安定性向上が図れると考えられる．さらに，「歩行練習が困難な患者において，歩行練習が行える条件を整え，練習量を増やす手段を講じることが，患者のコーチ役であるリハビリテーション医療専門職には求められる」[2]といわれており，本症例においてもいかに立位・歩行の練習量を増やすかが重要であった．

> **⚠ ここがエキスパート**
>
> 歩行が困難だと臥位/座位での運動療法が多くなる傾向があるが，リスク管理しながら積極的に立位にさせることが大切である．しかし，単に立位にさせるだけではなく，運動学習を目的とするために運動の自由度や課題の難易度を調整し，そのうえで反復回数や練習時間を考慮していく必要がある．運動学習の質・量的な練習条件を整えることは理学療法士の専門性の重要な要素である． （編集より）

能力養成問題

解答は次ページ以降に

問3 重度片麻痺で体幹の安定性が低下している脳血管障害患者に対して，体幹の安定性向上を図るためにはどのような環境下で立位練習を行うことが重要か？

❶ 姿勢が崩れないように介助量が多くても道具を使わず，介助者が支えながら実施

❷ 補助具や下肢装具など道具を積極的に利用して可能な限り介助しないで実施

❸ 道具の使用は下肢装具のみに留め，安全であれば姿勢が崩れても介助しないで実施

問4 難易度を考慮した立位・歩行練習の進め方の順序として最適なものはどれか？

　ア）短下肢装具，Ｔ字杖（T-cane）を用いた歩行練習

　イ）長下肢装具，懸垂装置，四点杖（Quad-cane）を用いた歩行練習

　ウ）短下肢装具，四点杖（Quad-cane）を用いた歩行練習

　エ）長下肢装具，四点杖（Quad-cane）を用いた歩行練習

　オ）長下肢装具，懸垂装置，四点杖（Quad-cane）を用いた立位練習

❶ ア→イ→ウ→エ→オ

❷ イ→オ→ウ→ア→エ

❸ オ→イ→エ→ウ→ア

ⅱ）理学療法プログラム

　ⅰ）臨床推論を踏まえ，以下の理学療法プログラムを実施した．

❶起立着座練習（短下肢装具，上肢の支持台を使用）

❷立位練習（長下肢装具，杖を使用）

❸歩行練習（長下肢装具，懸垂装置，杖を使用）

　第29病日にご本人用の長下肢装具として，調整機能付き後方平板支柱型長下肢装具（RAPS-KAFO）が完成した．この下肢装具を選択した理由は，体幹安定性が低下し座位保持も困難で

能力養成問題解答

問1 ❸高血圧

高血圧は立位練習実施の判定において考慮することは重要だが，立位保持の安定性に直接関与するとは考えにくい．左上下肢，体幹の重度麻痺は立位保持能力に最も影響する身体機能と考えられる．高次脳機能障害による注意障害や半側空間無視は立位保持の安定に影響していると考えられる．動作能力の自立度判定には身体機能だけでなく，認知機能も考慮することが重要である．

あること，今後動作能力の回復の見込みがあるため，動作能力の回復に合わせて調整できることである．また，自宅復帰の可能性もあるため，屋内，屋外ともに使用できる装具であることも理由の1つである．開始時は立位保持が安定するように足関節，膝関節を固定し，自由度を制約した．さらに，側方の安定性が低いことから下肢装具に外側フレアをつけ，側方の安定性を担保した．立位はRAPS-KAFOと四点杖（Quad-cane）で監視にて可能であったが，歩行はRAPS-KAFOとQuad-caneを用いても体幹が前方に崩れ立脚後期の股関節伸展が出せず，また最大介助レベルであった．よって，懸垂装置を使用し体重の20％を免荷することで歩行時の体幹安定性，立脚後期の股関節伸展を担保することとした（図4A）．すると歩行時に体幹は直立位で保持でき，立脚後期の股関節伸展も可能となり，介助量は中等度と介助量軽減にもつながった．懸垂装置を使用することは，これ以外にも過介助防止につながること，早期より自己にて姿勢制御を経験できること，体幹の安定性向上を図りやすいこと，転倒リスクが軽減できて患者の安心感が増大し最大のパフォーマンスを引き出せることなどの利点が考えられる．本症例においても，さらに歩行能力が向上して，懸垂装置があれば正中位を保ちながら監視にて歩行が可能となった．一方，同時期に懸垂装置なしだと体幹が前傾し，非麻痺側へ傾斜するため体幹介助が必要となった（図4B）．懸垂装置が介助量軽減，良肢位の保持につながったと考えている．文献からも「練習者は自分で制御することを学ぶ必要があり，転倒しそうになったら治療者が支えることになるが，実際はバランスを損ないはじめてから反応したのでは転倒を防ぎにくく，そのため多くの場合，前もって対応することになる（予見的介助）．この予見的介助は，練習者が立ち直りを体験する機会を奪い，また結果の知識（knowledge of result：

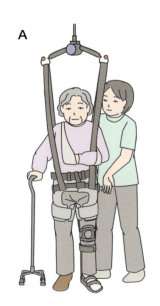
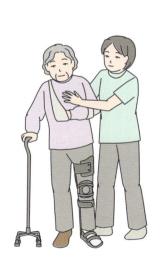

図4　本症例の立位・歩行練習の様子
A）懸垂装置あり．B）懸垂装置なし．

能力養成問題 解答

問2 ❸ 体幹機能の向上，下肢機能向上のために積極的な立位練習

座位保持の安定性が低下している患者には，座位練習よりも立位練習にて体幹を直立に保ち，抗重力姿勢をとらせることが体幹機能向上に有効であるといわれている．

KR）を損なわせる．したがって機器による最小の補助が大切になる．歩行練習では人による介助より，装具や懸垂装置または安全懸架を用いた補助の方が役立つと思われる」[3] や，「懸垂装置を懸架モードで使用しての歩行など，より安全にエラーを経験できる状態で行えるような設定の工夫が必要である」[4] といわれており，本症例にも当てはまると考えられた．なお，これらの文献において，懸垂装置とは体重を免荷する機能があるもので，安全懸架は体重を免荷する機能がないものを指している．

5 介入結果

ⅰ）評価（介入前との比較）

　第41病日には，歩行はQuad-cane，RAPS-KAFO，懸垂装置を使用して体重の20％を免荷することで三動作前型（監視レベル）が可能となった．なお，懸垂なしだと体幹が不安定で転倒リスクが高く，中等度介助を必要とした．その後，歩行能力の改善に合わせ免荷量を減少させていった．高次脳機能評価では，ダブルデイジーは逆向きだが同じ絵が描けるようになり，線分抹消テストでは左1/3の無視へと改善がみられた．TMTは測定不可能だったが，仮名拾いテストは測定可能となり，見落とし率は74.6％であった．これらのことより注意障害，半側空間無視は改善傾向にあると考えられた．

　第119病日には，SIAS運動機能0-0-0-0-0，感覚（表在・深部）重度鈍麻と下肢運動機能に大きな変化はみられなかった．座位保持能力は手を離してもバランスを崩すことなく安定していたが，注意障害で危険行動がみられる可能性があるため，監視に留まっていた．体幹の安定性向上，下肢の支持性向上により歩行はQuad-cane，RAPS-AFOを用い三動作前型で監視にて可能となり，第120病日に自宅退院となった．

能力養成問題 解答

問3 ❷補助具や下肢装具など道具を積極的に利用して可能な限り介助しないで実施

可能な限り介助しないで自分で立位を保持することは重要だが，抗重力位である体幹伸展位で立位姿勢がとれていないと，体幹の安定性向上，下肢の支持性向上にならない．重度麻痺の患者においては介助だけで立位における良肢位を保つのは困難なため，必要に応じて道具の利用は検討すべきである．詳細は本文も参照．

問4 ❸オ→イ→エ→ウ→ア

難易度設定は，自由度が少ないものから徐々に自由度の多い環境へ移行するように道具を活用する．下肢装具としては，自由度制約の観点より長下肢装具から短下肢装具へ．補助具は支持基底面の観点より四点杖（Quad-cane）からT字杖（T-cane）へ．練習内容は静的から動的の立位から歩行へ．そのなかで安全面や介助量などの面から早期には懸垂装置を利用し，免荷量を徐々に減少させ，懸垂装置なしへ移行していくのが望ましい．

ⅱ）考察

　本症例は，重度高次脳機能障害によって細かな動作方法や手順の学習が困難であり，重度の運動麻痺，感覚障害が残存していたにもかかわらず，座位や立位保持は監視で可能となり，歩行能力は軽介助から監視レベルへと改善が図れた．その要因は，装具療法，懸垂装置などで関節の自由度を制約し，難易度を軽減させ，過介助を防止した立位・歩行練習を実施したことが考えられた．SIASの運動機能は重度のまま変化がなくても，道具を用いることで，早期から介助下ではなく患者自身で姿勢制御しながら良肢位の立位練習が可能であった．そしてそのことにより，体幹の安定向上につながり，パフォーマンスの変化を起こすことができた．

　以上より，立位困難な重度脳血管障害患者において，道具（長下肢装具，懸垂装置，補助具など）を活用しない座位練習ばかりしていても体幹の安定向上にはつながりにくく，歩行能力向上は図れない可能性が示された．また道具を活用しないで立位練習を実施しようとしても，介助量が多く，人手を必要とすることは自明であり，良肢位を保つことが困難となることもある．

　本症例では，道具の積極的な活用により早期から体幹の安定性向上が図れ，歩行能力の向上につながったと考えられた．単純に立位練習を実施するだけでなく症例の能力に合わせて適切に道具を活用・変更することは，身体機能，動作能力向上に必要である．

■ 引用文献

1）「脳卒中治療ガイドライン2015」（日本脳卒中学会 脳卒中ガイドライン委員会／編），pp277-278，協和企画，2015

2）大高洋平：回復期リハビリテーション医療における脳卒中患者の歩行獲得．Jpn J Rehabil Med，55：296-299，2018

3）才藤栄一，他：運動学習エッセンス．「最強の回復期リハビリテーション－FIT program」（園田 茂／編），学会誌刊行センター，pp14-33，2015

4）「回復期リハビリテーションの実践戦略 活動と転倒」（大高洋平／編著），医歯薬出版，2016

第 2 章　回復期

左前頭葉皮質下出血（右片麻痺，運動性失語，構音障害）
4 麻痺側下肢の強い痙縮を軽減し，機能的な運動をどう引き出すか？

森下一幸

目標
- 痙縮が動作や姿勢におよぼす影響を理解する
- 痙縮を伴う症例の姿勢・動作分析の視点について理解する
- 痙縮を制御し，「動きやすい身体」を作るための理学療法プログラムについて理解する

1　症例提示

ⅰ）概略

年齢	40歳代	趣味	バイクツーリング
性別	男性	職業	プレス加工の工場勤務
診断名	左前頭葉皮質下出血	家族	妻と2人暮らし
障害名	右片麻痺，運動性失語，構音障害	既往歴	高血圧，糖尿病（ともに未治療）．気管支喘息
身長	170cm		
体重	78.6kg	喫煙	20本/日を30年間
BMI	27.2kg/m²		

ⅱ）現病歴

　帰宅後呂律が回らないことに妻が気づき救急外来を受診した．受診時，軽度の右片麻痺，失語が生じており，頭部CTにて左前頭葉皮質下出血を認め同日入院となった．その後，徐々に意識レベルが低下し麻痺も進行した．第6病日に内視鏡下血腫除去術を施行．第23病日にリハビリテーションを目的として当院転院となった．

2 初期評価

ⅰ）問診

主訴：右足が重い
ニーズ：歩いて帰りたい

ⅱ）画像所見

頭部CT上，左前頭葉皮質下出血を認めた（図1）．大脳基底核〜放線冠〜皮質レベルまでの広範な出血であり，第6病日に内視鏡下血腫除去術を施行した．

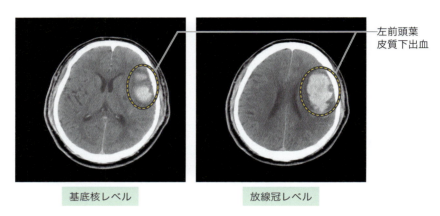

図1　頭部CT画像

ⅲ）評価

① 全身状態

未治療の高血圧，糖尿病の既往あり．空腹時血糖は166mL/dLであった．家族歴にて両親，兄姉ともに糖尿病の罹患歴あり．喫煙歴20本×30年で気管支喘息の既往もあった．降圧剤服用中．その他，運動療法を実施するうえで，リスク・禁忌事項は特になし．

② 理学療法評価

意識レベル	意識清明だが，運動性失語に加え構音障害が認められた．理解面は，簡単な日常会話レベルであれば可能だが複雑な内容は困難であった．表出面は，喚語困難や音韻性錯語が主体であった
認知機能検査（MMSE）	22/30 点
Kohs立方体テスト	31/131 点
IQ	66
運動麻痺（BRS）	右手指Ⅱ，右上肢Ⅱ，右下肢Ⅱ
感覚障害	表在・深部ともに重度低下
関節可動域（ROM）	足関節背屈：右5°左15°，股関節伸展：右0°左5°
筋緊張検査（MAS）	上腕二頭筋：MAS 2，下腿三頭筋：MAS 2
機能的自立度評価（FIM）	86/126 点
日常生活活動（ADL）	排泄動作：車いすにて自立．入浴動作：シャワー浴のみ自立
その他	評価中に疲労の訴えや欠伸がみられ集中力低下も認めた

③ 姿勢・動作分析

・座位・立位姿勢

　座位・立位姿勢に共通して身体正中軸に対し非麻痺側方向（左側）への偏りがあった（図2，図3）．外乱刺激に対し脊柱を伸展させ倒れないよう保持していた．非麻痺側腰背部および非麻痺側ハムストリングスの過活動を認め，重力方向に対し麻痺側身体をもち上げるような姿勢となっていた．麻痺側肩関節，股関節周囲は低筋緊張で他動的な運動に追随する反応は弱かった．麻痺側上肢屈筋群，下腿三頭筋は高緊張で痙縮がみられ，立ち上がりや着座など重心位置の変化に対し非麻痺側の活動性が高まり，麻痺側連合反応も増強し上肢屈曲・下肢底屈内反位がさらに強まっていた．

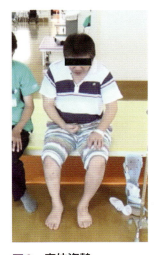

図2　座位姿勢
身体正中軸に対して，非麻痺側（左側）へ偏りがみられた．

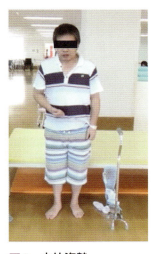

図3　立位姿勢
身体正中軸に対して，非麻痺側（左側）へ偏りがみられた．

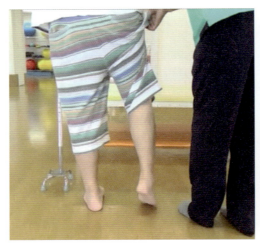
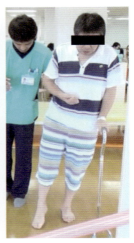

図4　歩行動作
非麻痺側（左側）に身体軸が大きく偏り，麻痺側（右側）への重心移動を極度に警戒していた．また，麻痺側は足尖部から接地していた．

・歩行動作
　歩行動作は，非麻痺側方向（左側）に身体軸が大きく偏り，麻痺側（右側）への重心移動を極度に警戒していた（図4）．右遊脚時には麻痺側全体をもち上げ下肢のスイングを開始し，下腿三頭筋が収縮し下肢底屈内反位となっていた．前脛骨筋，腓骨筋など足部背屈筋の活動性は乏しく，スイング時は伸展パターンとなっていた．
　右立脚時は支持脚である非麻痺側下肢でバランスをとり，麻痺側下肢を置きに行く姿勢となり小趾側からの足底接地となっていた．足尖部から接地し立脚中期にかけ踵が遅れて接地するため，重心移動に対する荷重応答が遅延し，右立脚期の支持性が低下しており，反張膝となり股関節軽度屈曲位していた．麻痺側体幹の抗重力伸展活動も弱く，麻痺側方向に十分な体重移動が行えず，杖に過度に依存していた．

能力養成問題　　解答は次ページ以降に

問1　本症例の非麻痺側が過活動になる原因として最も適切でない項目はどれか？
① 麻痺側下腿三頭筋が MAS 2 であること
② 麻痺側の表在，深部感覚の重度低下
③ 広範な脳出血に伴う半球間抑制

3 問題点および課題

ⅰ) 主要な問題

　　麻痺側足部は脳出血由来の重度感覚障害に加え，活動機会の低下により軟部組織の粘弾性低下，伸張性低下がみられた．加えて，床反力情報の求心性入力が不足し，麻痺側の抗重力伸展活動の減弱を引き起こしていた．さらに，静止姿勢での筋緊張は全体的に低く，動作に対する準備状態になく動作発動が遅延していた．つまり，麻痺側全体は低筋緊張で，座位や立位など抗重力位での支持性も低下していた．相対的に非麻痺側は過活動となり，麻痺側の使用機会の損失と，相反抑制の障害により麻痺側の活動性を減弱させていることが主要な問題と考えられた．

ⅱ) 副次的な問題

　　非麻痺側の過活動が，麻痺側上下肢末梢部の連合反応を誘発し，麻痺側下腿三頭筋の痙縮をさらに増強させ，立位・歩行時の足部のクリアランスに影響していた．非麻痺側の過活動は，支持面や重力など周辺環境から本来得ることができる情報変化を取り入れにくくし，姿勢変化や環境に合わせた動作を構築できず，固定的な動作パターンに陥りやすくなる．そのため，身体内部の変化がわずかとなり，意欲や欲求といった情動レベルの感受性の低下を導き，注意や集中力など高次脳機能の低下にも影響する．本症例にも，このようなことが生じていると考えられた．

能力養成問題　　　　　　　　　　　　　　　　　　解答は次ページ以降に

問2　痙縮に対する治療のうちエビデンスとして適切でない項目はどれか？

❶ 上下肢の痙縮に対しボツリヌス療法が強く勧められる（グレードA）

❷ 片麻痺患者の痙縮に対し，歩行練習や基本動作練習が勧められる（グレードB）

❸ 痙縮に対して高頻度のTENSを施行することが勧められる（グレードB）

---

4 介入

ⅰ) 臨床推論

　　基底核レベルでの皮質脊髄路や感覚経路への影響は少ないが，脳浮腫による非損傷側への圧排が確認でき，また島皮質からブローカ野にかけ出血があり，運動性失語，視空間失認に加え発動性などの情動面の問題を生じていた．さらに中心溝をまたぎ皮質までの出血痕から，皮質脊髄路，皮質網様体路の障害，および感覚経路の障害が生じる可能性があった．比較的，麻痺や感覚障害が軽度とされる皮質下出血において，本症例の場合は対側に軽度の片麻痺症状が生じていた．

痙縮自体の治療は，薬物療法や筋電バイオフィードバック練習などでエビデンスが示されているが[1]，運動療法による効果はそのメカニズムや効果的な実践方法の科学的根拠が不十分であり，各理学療法士の技量や経験に負う部分がいまだに大きい[2]．痙縮は筋出力の異常として，共同運動の出現や主動作筋と拮抗筋の同時収縮（筋緊張）がみられ，また筋緊張への影響だけでなく，麻痺による筋緊張の低下も生じており，それらによって運動制御が低下し運動のなめらかさを阻害する[3]．また，痙縮は網様体脊髄路の過剰な興奮によって生じているといわれている[4]．高草木は，随意運動を開始する際に，麻痺側の上肢屈筋と下肢伸筋の運動細胞は網様体脊髄路の作用により強く活動するため，麻痺側の上肢屈曲位・下肢伸展位が誘発されるとしている[5]．この網様体脊髄路は，起立や歩行に必要な筋緊張の調節や体幹・上下肢のアライメント調節に重要な役割を担っている[5]．網様体脊髄路の投射は姿勢制御に大きく関与し，安定した姿勢をとり体幹と両上下肢，体幹近位部の協調した運動に影響する[6]．この投射系へのかかわりにより，随意運動時の痙縮をコントロールできる可能性がある．これらのことを踏まえ，本症例においては，相反抑制の障害に対し，基本動作を通し支持面や重力といった環境とのやりとりを通し，非麻痺側の過活動の軽減と麻痺側の活動性の改善を図ることで，「頑張らなくても動きやすい身体つくり」をめざした．

ここがエキスパート

在宅での脳卒中片麻痺者をみると，特に痙縮によって麻痺側足部の内反が強くなる人も少なくない．痙縮は運動療法を行っても増悪することはないという見解もあるが，このような人の多くは決して動かない人ではなく，むしろ運動療法なども積極的に行う活動的な人が多いという印象がある．そんななかで，痙縮という局所にだけ注目せずに身体全体に視点をおき，楽に動ける身体をつくる支援をすることが大切であり，そのことが逆に過緊張の少ない動作を行う支援をすることにつながる．

（編集より）

能力養成問題

解答は次ページ以降に

問3 本症例において痙縮の原因と考えられる「相反抑制の障害」への介入として適切でないものはどれか？
1. 環境に対し能動的に動けるよう基本動作を実施し，網様体賦活系を活性化させる
2. 単一な筋力トレーニングを局所的に実施する
3. 運動－感覚の協調性を意識した基本動作を取り入れる

能力養成問題 解答

問1 ❶ 麻痺側下腿三頭筋がMAS 2であること

非麻痺側が過活動となる原因はさまざまである．例えば，①感覚や運動など麻痺側の機能低下に伴う非麻痺側での代償の側面と，②半球間抑制など神経学的な要素，さらに③環境への不適応や転倒などへの恐怖感など心理的要素などが考えられる．MAS 2は「筋緊張の増加は認められるが，患部を動かすことができる状態」であり，立位，歩行時に上記要素と比較し影響は大きくない．MAS 3～4と痙縮がさらに亢進している場合には可動性の制限も生じるため，非麻痺側での代償的過活動の原因となりうることもある．

能力養成問題

解答は次ページ以降に

問4 MAS測定時の注意点として誤っている項目はどれか？

❶ 被検者肢位は，原則として腰掛け座位（端座位）で行い，下肢では背臥位で行うも可とする

❷ 検査者の動作手は右手とし，支持・固定するのは左手とする

❸ 痛みや拘縮のある場合は，原則行わない

ⅱ）理学療法プログラム

ⅰ）**臨床推論**より，以下のようなプログラムを考え，実施した．

❶麻痺側足部周囲の可動性・粘弾性の改善と骨アライメントの修正

❷麻痺側体幹筋の抗重力－従重力コントロール

❸床上基本動作

❹立ち上がり動作

① 麻痺側足部周囲の可動性・粘弾性の改善と骨アライメントの修正（図5）

内反位となる麻痺側の小趾側の可動性を引き出すこと，足部内在筋の固有受容感覚および皮膚感覚入力を促すこと，足底腱膜の伸張によって足底面の接地面積を拡充することをめざした．そのため，踵骨および足背部を把持し正中位に修正した．加えて，足部の回内－背屈の動きを誘導し，下腿三頭筋の伸張を図り，腓骨筋・前脛骨筋との相反抑制を用いたストレッチを行った．

② 麻痺側体幹筋の抗重力－従重力コントロール（図6）

まず，正しい姿勢を確保するため，右上肢－腋窩を把持し，上肢中間位・肩甲骨前後傾中間位に修正した．加えて，広背筋を直接把持し麻痺側抗重力筋の活動を促しつつ，抗重力・従重力方向に動き，支持面の変化に合わせ誘導した．次に腹部前面筋との相反神経支配機構の改善を図った．腹部前面筋の活動性の高まりを確認し，麻痺側方向に重心移動を試み，床反力に対する荷重応答を促した．その後，細かく支持面上を動いてもらい，表在筋ではなく体幹深部の

能力養成問題 解答

問2 **❷**片麻痺患者の痙縮に対し，歩行練習や基本動作練習が勧められる（グレードB）

「脳卒中治療ガイドライン2015」[1] では，痙縮に対する治療は，薬物療法はグレードAとして有効であると示されているのに対し，運動療法についてはストレッチ・可動域練習・TENS療法がグレードBとして示されている[1]．グレードBなので痙縮に対する直接的な治療として歩行練習や基本動作練習など運動療法によるエビデンスは示されていない．薬物療法や装具療法など痙縮の程度に合わせた治療と組合わせる必要がある．しかし近年，他動または自動（アシスト）練習をより効率的に行うことができるロボット練習の痙縮に対する有効性の報告も増えている[2]．漫然と運動療法を行うだけでなく，痙縮を伴う症例に対する効果的な運動療法や支援の仕方について考えていく必要がある．

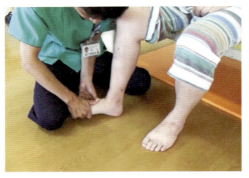 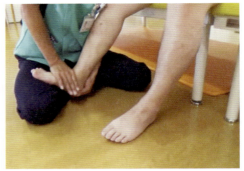

図5 麻痺側足部周囲の可動性・粘弾性の改善と骨アライメントの修正
詳細は本文参照.

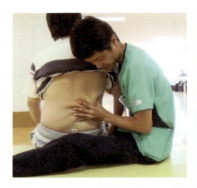 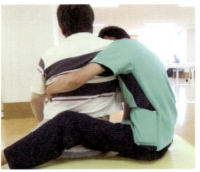

図6 麻痺側体幹筋の抗重力−従重力コントロール
詳細は本文参照.

姿勢調節筋の活動が高まるよう誘導した．

③ 床上基本動作（図7）

床上基本動作を覚えてもらうことを目標に，両側坐骨を支持面上に接し対称姿勢をとってもらい，細かく左右への切り替え動作をくり返し，身体軸を正中に導いた．徐々に移動幅を広げ，骨盤前傾・側屈および腰椎伸展運動も促しながら横座り動作まで誘導した．最終的に，麻痺側支持面上に体幹の選択的運動を伴った姿勢制御ができるよう誘導した．

④ 立ち上がり動作（図8）

麻痺側下肢の感覚入力と，麻痺側体幹の抗重力反応の改善度合いを確認しつつ，立位での抗

能力養成問題 解答

問3 ❷単一な筋力トレーニングを局所的に実施する

本症例の場合，左右非対称の筋緊張や非麻痺側の過活動により痙縮を強めている．そのため，支持面などの環境に対し，自身が動いた結果得られる環境からの情報を強調させた運動を取り入れる必要がある．局所の筋力トレーニングは偏りを強め，麻痺側の連合反応を増強する可能性がある．

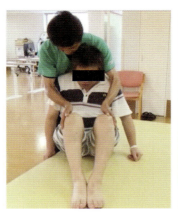
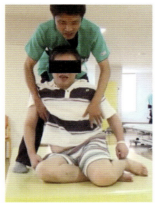

図7　床上基本動作
詳細は本文参照．

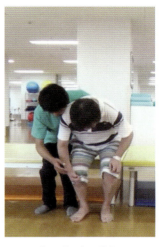

図8　立ち上がり動作
詳細は本文参照．

重力コントロールを目標とした．まずは足底面上にゆっくり降りていくイメージで左右の対称性を意識し，身体軸に沿ってしゃがみ込んでもらった．続く立ち上がりは方向付けを後方からサポートし，可能な限り相手が主導する動きを優先した．さらに，足幅を狭くし脊柱に近い内側の抗重力筋の活動を促した．

5　介入結果

ⅰ）評価（初回の介入前後での比較）

麻痺側体幹の抗重力伸展活動，および立位姿勢における身体正中軸が改善した（図9）．また，麻痺側肩甲骨を下制内転位に保持でき，大胸筋や広背筋の高緊張が軽減し，上肢連合反応が改善した．さらに，麻痺側足底を中間位に接地できるようになり，床反力を捉え麻痺側下肢・体幹の抗重力位での支持性が改善した．加えて歩行では，麻痺側立脚期の支持性が向上し，非麻痺側代償が軽減し，左右の対称性が改善した．立脚後期では股関節伸展位での保持は若干弱いが，踵離地まで支持を持続できた．非麻痺側の杖への依存が軽減したが，麻痺側遊脚期での足関節背屈はみられず，実用的にはプラスチック型短下肢装具が必要となった．

麻痺側の上肢屈筋群，下腿三頭筋ともにMAS 2と痙縮自体に大きな変化はないものの，動作や随意運動時に生じる痙縮をコントロールし，抗重力姿勢や歩行動作の改善ができた．

能力養成問題 解答

問4 ❸痛みや拘縮のある場合は，原則行わない

痛みや拘縮のある場合は，検査肢位に近い安楽な肢位で行うことができる[7]．その他，いずれの部位の測定も3回実施し，一番低い値を採用する．

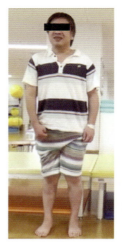 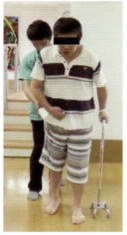

図9 介入結果
詳細は本文参照.

ii）考察

　本症例は，非麻痺側の過活動が起因となり連合反応として痙縮が増強するという問題があった．また，相反抑制の障害に加え，自身と環境との関係性を築けず姿勢保持のために過剰に支持性を高める戦略をとっていた．それらが原因となり麻痺側の活動機会の減少，感受性の低下，抗重力活動の低下，さらなる非麻痺側の過活動といった悪循環を引き起こしたと考えた．支持面からの床反力情報をピックアップしやすいよう末梢部の感受性を引き出し，支持面変化に対応できるよう抗重力筋の賦活を図った．また，運動と感覚の協調性を意識した誘導で，環境との関係性を築いた．さらに，重心の移動に合わせた姿勢制御の誘導により網様体賦活系に影響を与え，麻痺側抗重力筋の活性化につながった．

　環境に合わせ動きやすい身体をつくることで，痙縮を制御できる可能性を示した．しかし，前述の通り，痙縮自体の治療について，運動療法に明確なエビデンスはなく，薬物や装具療法など，症例に合わせ併用する必要がある．

■ 引用文献

1）「脳卒中治療ガイドライン2015」（日本脳卒中学会 脳卒中ガイドライン委員会/編），協和企画，2015
2）内山侑紀，道免和久：痙縮に対する運動療法．臨床リハ，26：639-642，2017
3）正門由久：痙縮の病態生理．「痙縮のボツリヌス治療 脳卒中リハビリテーションを中心に」（梶 龍兒/総監修，木村彰男/編），pp8-18，診断と治療社，2010
4）中馬孝容：痙縮とリハビリテーション上の問題点．臨床リハ，26：634-638，2017
5）髙草木 薫：運動麻痺と皮質網様体投射．脊椎脊髄ジャーナル，27：99-105，2014
6）森下一幸：内上方に拡がる被殻出血と理学療法．理学療法ジャーナル，50：643-652，2016
7）辻 哲也，他：脳血管障害片麻痺患者における痙縮評価 Modified Ashworth Scale（MAS）の評価者間信頼性の検討．リハビリテーション医学，39：409-415，2002

第2章 回復期

5 右頭頂葉の脳梗塞（左片麻痺）
座位バランス・立ち上がりの改善のため，体幹機能にどう介入するか？

玉利　誠

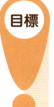

目標
- 脳卒中片麻痺患者の体幹機能をどのように評価するのか，理学療法プログラムを立案するのかを理解する
- 立ち上がり動作における体幹機能の役割を理解する
- 脳卒中片麻痺患者の体幹機能に対するアプローチについて理解する

1 症例提示

ⅰ）概略

年齢	80代前半	BMI	22.6kg/m²
性別	男性	趣味	グランドゴルフ
診断名	脳梗塞（右頭頂葉）	家族	妻と2人暮らし
障害名	左片麻痺	既往歴	慢性心房細動，糖尿病，左慢性膝関節炎，心室期外収縮，高血圧症，僧帽弁閉鎖不全
身長	160cm		
体重	58.0kg		

ⅱ）現病歴

某月某日，自宅付近の作業場で倒れA病院へ緊急搬送された．画像所見にて脳梗塞と診断され，第31病日にリハビリテーション目的にてB病院へ転院となった．本人および家族より長期的なリハビリテーションの希望があり，第55病日にC病院へ転院となった．

2 初期評価

ⅰ）問診

ニード：立位安定性の向上，屋外独歩自立レベルの再獲得
ホープ：自宅に帰りたい

ⅱ）画像所見（図1）

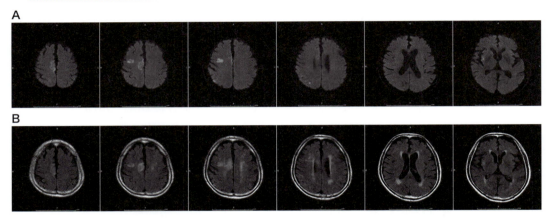

図1　第6病日のMRI画像
A) 拡散強調（DWI）画像．B) FLAIR画像．

ⅲ）評価（第71病日）

運動麻痺 （BRS）	左上肢Ⅵ，左手指Ⅵ，左下肢Ⅳ
体幹機能評価 （TCT）	75/100点 （麻痺側への寝返り 0点，非麻痺側への寝返り 25点，仰臥位から座位への起き上がり 25点，端座位保持 25点）
バランス検査 （BBS）	29/56点 〔立ち上がり 3点，立位保持 4点，座位保持 4点，座り 3点，トランスファー 3点，立位保持（閉眼）4点，立位保持（両足揃え）1点，両手前方 3点，拾い上げ 3点，振り返り 0点，360°方向転換 1点，踏み台昇降 0点，タンデム立位 0点，片足立位 0点〕
10m歩行 （至適歩行速度）	T字杖使用，25.17秒，30歩，監視レベル
ADL自立度 （BI）	85/100点 （食事 10点，移乗 15点，整容 5点，トイレ動作 10点，入浴 0点，歩行 10点，階段昇降 5点，更衣 10点，排便管理 10点，排尿管理 10点）
機能的自立度 評価（FIM）	104/126点（運動項目 70点，認知項目 34点） セルフケア 33点〔食事 7点，整容 7点，清拭 3点，更衣（上半身）5点，更衣（下半身）5点，トイレ動作 6点〕 排泄 14点（排尿管理 7点，排便管理 7点） 移乗 13点（ベッド・いす・車いす 6点，トイレ 6点，浴槽・シャワー 1点） 移動 10点（歩行・車いす 6点，階段 4点） コミュニケーション 13点（理解 6点，表出 7点） 社会的認識 21点（社会的交流 7点，問題解決 7点，記憶 7点）

① 座位バランス

　座位姿勢では骨盤の後傾および胸腰椎の屈曲が認められ，また，骨盤および脊柱ともに麻痺側方向への回旋が認められた（図2）．側方への能動的な重心移動（骨盤の側方傾斜）は両方向ともに上半身の移動量が大きい姿勢戦略が認められ，頸部と体幹の立ち直り反応は認められなかった．前後への能動的な重心移動（骨盤の前後傾）では骨盤の運動範囲が小さく，また，骨盤の前後傾と連動した胸腰部の屈曲−伸展運動は認められなかった．

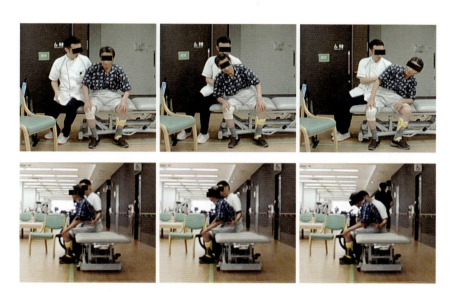

図2　初期評価時の座位バランス

② 立ち上がり動作

　両側大腿に上肢を支持することにより独力にて立ち上がり可能であるが，体幹前傾相において座位から立位に至るまで麻痺側方向への体幹の傾斜が認められた（図3）．また，殿部離床後に体幹伸展相に至らず再び着座してしまうこともたびたび認められた．さらに，殿部離床相および体幹伸展相では非麻痺側下肢への荷重偏位が認められ，最終立位姿勢では体幹および下肢（股関節・膝関節）の軽度屈曲が認められた．

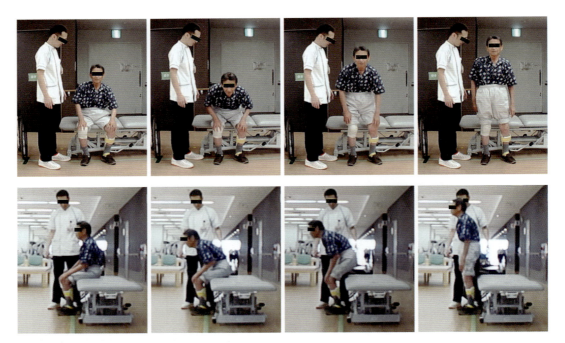

図3　初期評価時の立ち上がり動作

能力養成問題
解答は次ページ以降に

問1　本症例の脳画像所見から，損傷が疑われる領域の支配血管はどれか？　すべて選べ
❶ 前大脳動脈　　　　　❷ 中大脳動脈　　　　　❸ 後大脳動脈

3　問題点および課題

　本項では症例の立ち上がり動作に着目して問題点を整理する．脳画像所見から運動前野の一部に損傷が認められたものの，BRSやTCT，BIやFIMの結果から，症例の運動機能やADLの自立度は良好であったといえる．しかしその一方で，立ち上がり動作時には麻痺側方向への体幹の傾斜や殿部離床の失敗，非麻痺側下肢への荷重偏位などが認められた．

ⅰ）主要な問題

　麻痺側上下肢の運動機能が良好であるにもかかわらず，立ち上がり動作において体幹の傾斜や殿部離床の失敗，非麻痺側下肢への荷重偏位が認められたのはなぜだろうか？　立ち上がり動作の成否は下肢筋力に依存するところも大きいが，座位姿勢から円滑に殿部離床するためには体幹前傾相における身体重心（center of mass：COM）の前方加速が必要である．この前方加速は，COMに対して床反力作用点（center of pressure：COP）が後方に位置することによって生じるため，体幹前傾相では骨盤の前傾運動と胸腰椎の伸展運動の協調（contradirectional lumbopelvicrhythm）により，体幹を抗重力に伸展しつつCOMとCOPの位置を前後に乖離させることが重要となる．しかし本症例は，体幹前傾相において骨盤の前傾運動が不十分であることに加え，胸腰椎に屈曲運動が生じていたことから，効率的なCOMの前方加速を生み出すことができず，殿部離床時に重力によって身体に作用する後方回転モーメントが優位となり，殿部離床の失敗や動作時間の延長を呈していると推測された．

ii）副次的な問題

症例の年齢や心疾患の既往などから，理学療法においては負荷量への配慮が必要であると考えられた．

能力養成問題　　　　　　　　　　　　　解答は次ページ以降に

問2 以下の筋のうち最も深層に位置する筋はどれか？
1. 内腹斜筋
2. 外腹斜筋
3. 腹直筋
4. 腹横筋

問3 健常者の立ち上がり動作において，殿部離床から体幹伸展相に生じる関節モーメントで正しいのはどれか？
1. 股関節屈曲モーメント
2. 膝関節屈曲モーメント
3. 足関節底屈モーメント

4　介入

i）臨床推論

体幹機能と立ち上がり動作の関係に着目すると，本症例はTCTの結果は良好であるものの，座位バランス時に上半身の移動を主とした姿勢戦略が認められることや，立ち上がり時に体幹が終始麻痺側に傾斜していることなどから，姿勢の変化に先行して体幹筋が不随意的に収縮し，骨盤および脊柱の安定や抗重力伸展に寄与する予測的姿勢調整（Anticipatory postural adjustments：APAs）[1]に問題があると推察された．体幹筋は皮質網様体線維や橋・延髄網様体脊髄線維，前皮質脊髄線維などにより支配されるが，特に皮質網様体線維は運動前野や補足運動野から下行し，橋・延髄網様体脊髄線維を介してAPAsに関係することが知られている．また，体幹筋の神経支配は両側性であるものの，構造的に腹直筋鞘や胸腰筋膜に付着するため，一側性の脳損傷であっても両側性に機能が低下することが知られている[2〜4]．本症例は運動前野の構造的損傷により皮質網様体線維の一部を損傷している可能性が考えられることから，APAsの機能低下により適切な姿勢緊張を随時準備することができず，立ち上がり動作に影響をおよぼしている可能性が考えられた．これらのことから，理学療法においては体幹筋の収縮や四肢との協調を必要とする体幹トレーニングを実施することとした．

> **！ここがエキスパート**
>
> 立ち上がり動作ができないとき，バイオメカニカルな分析により体幹・骨盤の活動が動作を阻害していることがわかる場合がある．立ち上がりの動作練習をくり返すことで解決できるものはそれでいいが，解決できない場合は体幹への直接的なアプローチも必要になる．この判断が理学療法士にとって大切であり，動作や四肢の動きに目が行くなかで体幹機能の重要性を再認識し，トレーニング方法を吟味する必要がある．本症例の動作の改善も，的確な評価と判断，そして体幹に対する適切なトレーニングによるものと考えられる．
>
> (編集より)

能力養成問題　解答は次ページ以降に

問4 立ち上がり動作の体幹前傾相に生じる胸椎の伸展運動と連動する運動はどれか？

❶ 肩甲帯の外転　　　❷ 上腕骨の外旋　　　❸ 腰椎の屈曲

ⅱ）理学療法プログラム

❶胸腰椎の可動性の改善（側臥位および座位にて筋緊張を調整しつつ胸腰椎の運動）

❷体幹トレーニング
- 腹部引き込み練習（Abdominal drawing–in maneuvers：ADIM）（座位および立位にて骨盤や体幹を動かさずに下腹部を引き込む運動）
- 座位バランス練習（骨盤の前後傾および側方傾斜を伴う運動）

❸立ち上がり練習（端座位からの立ち座り）

5　介入結果

ⅰ）評価（介入前との比較）（第87病日）

運動麻痺 （BRS）	左上肢Ⅵ，左手指Ⅵ，左下肢Ⅳ
体幹機能評価 （TCT）	87/100点 （麻痺側への寝返り12点，非麻痺側への寝返り25点，仰臥位から座位への起き上がり25点，端座位保持25点）

(次ページへつづく)

能力養成問題 解答

問1 ❶前大脳動脈，❷中大脳動脈

DWI画像において，前大脳動脈と中大脳動脈領域に多発性脳梗塞が認められる．また，FLAIR画像において，大脳皮質下と脳室周囲に非特異的グリオーシスを示す斑状高信号領域が認められる．

（前ページからのつづき）

バランス検査 （BBS）	42/56 点 〔立ち上がり 3 点，立位保持 4 点，座位保持 4 点，座り 3 点，トランスファー 3 点，立位保持（閉眼）4 点，立位保持（両足揃え）3 点，両手前方 3 点，拾い上げ 3 点，振り返り 4 点，360°方向転換 4 点，踏み台昇降 1 点，タンデム立位 1 点，片足立位 2 点〕
10m 歩行 （至適歩行速度）	T 字杖使用，14.68 秒，22 歩，監視レベル
ADL 自立度 （BI）	90/100 点 （食事 10 点，移乗 15 点，整容 5 点，トイレ動作 10 点，入浴 0 点，歩行 15 点，階段昇降 5 点，更衣 10 点，排便管理 10 点，排尿管理 10 点）
機能的自立度 評価（FIM）	114/126 点（運動項目 80 点，認知項目 34 点）
	セルフケア 39 点 〔食事 7 点，整容 7 点，清拭 5 点，更衣（上半身）7 点，更衣（下半身）7 点，トイレ動作 6 点〕 排泄 14 点（排尿管理 7 点，排便管理 7 点） 移乗 16 点（ベッド・いす・車いす 6 点，トイレ 6 点，浴槽・シャワー 4 点） 移動 11 点（歩行・車いす 6 点，階段 5 点） コミュニケーション 13 点（理解 6 点，表出 7 点） 社会的認識 21 点（社会的交流 7 点，問題解決 7 点，記憶 7 点）

① 座位バランス

　　座位姿勢では胸腰椎の屈曲と麻痺側方向への回旋が軽減した（図4）．側方への能動的な重心移動では頚部と体幹の立ち直り反応が認められるようになり，体幹筋の筋活動を伴う姿勢戦略へと変化した．また，前後への能動的な重心移動においても骨盤の前後傾と連動した胸腰椎の屈曲−伸展運動が認められるようになった．

② 立ち上がり動作

　　動作時に認められた麻痺側方向への体幹の傾斜が軽減し，円滑な殿部離床が行えるようになった（図5）．また，非麻痺側下肢への荷重偏位も改善し，最終立位姿勢においても体幹および下肢の抗重力伸展が認められるようになった．

能力養成問題 解答

問2 ❹ 腹横筋

腹横筋は腹直筋・内腹斜筋・外腹斜筋とともに体幹の運動に寄与するとともに，腹腔内圧を高める作用により脊柱の安定化にも重要な役割を担っている．起始は第 7～12 肋軟骨・胸腰筋膜・鼠径靱帯・腸骨稜であり，停止は剣状突起・腹直筋鞘の後葉・白線である．

問3 ❸ 足関節底屈モーメント

多くの健常者の場合，殿部離床時には床反力が股関節前方・膝関節後方・足関節前方を通過するため，股関節には伸展モーメント，膝関節には伸展モーメント，足関節には底屈モーメントが生じる．これらの関節モーメントは体幹伸展相における身体重心の上昇の力源となる．

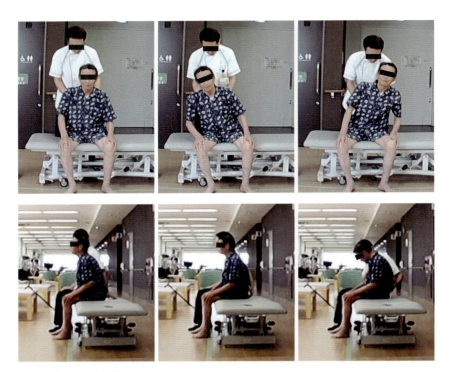

図4　介入後の座位バランス

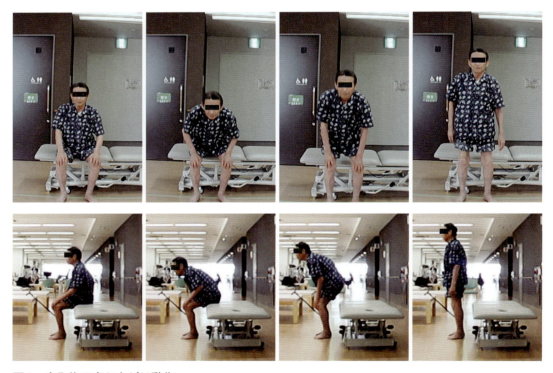

図5　介入後の立ち上がり動作

ⅱ）考察

　一般に，脳卒中患者の多くにおいて体幹の筋力低下や協調性の低下，バランスの低下などが認められ，APAsに問題を抱えていることが知られている[5]〜[8]．また，立ち上がり動作には下肢の筋力のみならず，体幹の筋力や安定性の制御，体幹と下肢の協調といった能力が必要であるとされており[9]，片麻痺患者は動作時に体幹の側方偏位や荷重の非対称性，麻痺側膝関節伸展モーメントの減弱，動作時間の延長などが認められることが知られている[10]〜[12]．さらに，荷重の非対称性は殿部離床前から認められるのが特徴であり，体幹機能の低下がその主たる原因であると考えられている[13]．体幹筋は深層のLocal musclesと浅層のGlobal musclesに大別されるが，特にLocal musclesの腹横筋や多裂筋は横隔膜や骨盤底筋と協調して腹腔内圧を高め，骨盤と脊柱を安定させることにより身体の抗重力保持や重心移動の制御に寄与すると考えられており[14]，脳卒中片麻痺患者の体幹機能は四肢遠位の運動性やバランス，歩行能力などとよく相関することが示されている[15] [16]．

　これらのことから，本症例に対して体幹筋の収縮や四肢との協調性の改善を目的に，腹部引き込み練習（ADIM）や座位バランス練習を中心に実施した．ADIMはLocal musclesを選択的に活性化し，脊椎を分節的に安定させることが知られており[17]，また，骨盤の前後傾や側方傾斜といった低負荷ながら能動的かつダイナミックな骨盤運動を組合わせることにより，Global musclesとの協調も含めたより効果的なトレーニングとなることが知られている[18]〜[20]．さらに，これらのトレーニングを不安定な支持面で実施したり，トレーニング時に理学療法士が口頭指示や徒手操作を用いて運動と感覚の統合を促したりすることによって，脳卒中患者の体幹機能の改善が得られることが示されている[21] [22]．

　本症例においても，体幹トレーニングによって座位姿勢や座位バランス時の姿勢戦略，さらには立ち上がり時の体幹前傾相における骨盤と胸腰椎の協調や抗重力伸展活動が改善したことから，脳卒中片麻痺患者の体幹へのアプローチは動作改善のために重要であると思われる．

能力養成問題 解答

問4 ❷ 上腕骨の外旋

立ち上がり動作の体幹前傾相では骨盤の前傾と同時に胸腰椎の伸展が生じることが重要である．胸椎の円滑な伸展運動には肩甲帯の内転運動や上腕骨の外旋運動が必要となるため，一連の動作改善のためにはこれらの関節可動域や運動のタイミングにも着目することが必要である．

■ 引用文献

1) Chen B, et al：Anticipatory and compensatory postural adjustments in conditions of body asymmetry induced by holding an object. Exp Brain Res, 233：3087-3096, 2015

2) Chiou SY, et al：Corticospinal Excitability of Trunk Muscles during Different Postural Tasks. PLoS One, 11：e0147650, 2016

3) Matsuyama K, et al：Locomotor role of the cortico-reticular-reticulospinal-spinal interneuronal system. Prog Brain Res, 143：239-249, 2004

4) Marsden JF, et al：Deep abdominal muscle activity following supratentorial stroke. J Electromyogr Kinesiol, 23：985-990, 2013

5) Dickstein R, et al：Electromyographic activity of voluntarily activated trunk flexor and extensor muscles in post-stroke hemiparetic subjects. Clin Neurophysiol, 115：790-796, 2004

6) Verheyden G, et al：Trunk performance after stroke and the relationship with balance, gait and functional ability. Clin Rehabil, 20：451-458, 2006

7) Dickstein R, et al：Anticipatory postural adjustment in selected trunk muscles in post stroke hemiparetic patients. Arch Phys Med Rehabil, 85：261-267, 2004

8) Pereira S, et al：Anticipatory postural adjustments during sitting reach movement in post-stroke subjects. J Electromyogr Kinesiol, 24：165-171, 2014

9) Galli M, et al：Quantitative analysis of sit to stand movement: experimental set-up definition and application to healthy and hemiplegic adults. Gait Posture, 28：80-85, 2008

10) Lecours J, et al：Interactions between foot placement, trunk frontal position, weight-bearing and knee moment asymmetry at seat-off during rising from a chair in healthy controls and persons with hemiparesis. J Rehabil Med, 40：200-207, 2008

11) Brunt D, et al：The effect of foot placement on sit to stand in healthy young subjects and patients with hemiplegia. Arch Phys Med Rehabil, 83：924-929, 2002

12) Roy G, et al：The effect of foot position and chair height on the asymmetry of vertical forces during sit-to-stand and stand-to-sit tasks in individuals with hemiparesis. Clin Biomech (Bristol, Avon), 21：585-593, 2006

13) Mazzà C, et al：Biomechanic modeling of sit-to-stand to upright posture for mobility assessment of persons with chronic stroke. Arch Phys Med Rehabil, 87：635-641, 2006

14) Bergmark A：Stability of the lumbar spine. A study in mechanical engineering. Acta Orthop Scand Suppl, 230：1-54, 1989

15) Jijimol G, et al：Correlation of trunk impairment with balance in patients with chronic stroke. NeuroRehabilitation, 32：323-325, 2013

16) Verheyden G, et al：Trunk performance after stroke and the relationship with balance, gait and functional ability. Clin Rehabil, 20：451-458, 2006

17) Teyhen DS, et al：Changes in deep abdominal muscle thickness during common trunk-strengthening exercises using ultrasound imaging. J Orthop Sports Phys Ther, 38：596-605, 2008

18) Cabanas-Valdés R, et al：The effect of additional core stability exercises on improving dynamic sitting balance and trunk control for subacute stroke patients: a randomized controlled trial. Clin Rehabil, 29：1-10, 2015

19) Bjerkefors A, et al：Deep and superficial abdominal muscle activation during trunk stabilization exercises with and without instruction to hollow. Man Ther, 15：502-507, 2010

20) Vezina MJ & Hubley-Kozey CL：Muscle activation in therapeutic exercises to improve trunk stability. Arch Phys Med Rehabil, 81：1370-1379, 2000

21) Cabanas-Valdés R, et al：Trunk training exercises approaches for improving trunk performance and functional sitting balance in patients with stroke: a systematic review. NeuroRehabilitation, 33：575-592, 2013

22) Haruyama K, et al：Effect of Core Stability Training on Trunk Function, Standing Balance, and Mobility in Stroke Patients. Neurorehabil Neural Repair, 31：240-249, 2017

第2章　回復期

6 左被殻出血（右片麻痺，失語症，構音障害，高次脳機能障害）
麻痺側立脚期の膝過伸展を改善し，下肢へ十分荷重させるには？

関　公輔

目標
- 左被殻出血にて歩行機能に障害をもつ症例について，どのような点に注意して評価を行うのかを理解する
- 麻痺側立脚期に膝を過伸展することにより体重を支持している症例に対し，どのような理学療法プログラムを立案し，実施するのかについて理解する
- 下肢運動麻痺におけるKAFOとAFOの効果，アプローチについて理解する

1　症例提示

ⅰ）概略

年齢	60代前半	BMI	28.3kg/m²
性別	男性	趣味	スキー，ダイビング，トライアスロン，サイクリング
診断名	左被殻出血	職業	販売店自営
障害名	右片麻痺，失語症，構音障害，高次脳機能障害	家族	妻と2人暮らし
		合併症	高血圧症，発作性心房細動
身長	167cm	既往歴	右中大脳動脈（MCA）領域の心原性脳梗塞（治癒），右アキレス腱断裂（治癒），心房細動（AF）（治療中），発作性心房細動（PAF）（治療中），急性中垂炎（治癒）
体重	79.0kg		

ⅱ）現病歴

　某月某日右上下肢の違和感，話しづらさが出現した．家族が帰宅した際，顔面にゆがみがみられ，呂律がまわっていなかったことから，近医を受診し，左被殻出血の診断で急性期病院の救急外来を紹介され，救急搬送された．搬送時，JCS 3，右片麻痺（MMT1）であった．保存的加療後，第20病日目に当センター回復期病棟へ入棟となった．

2 初期評価

ⅰ) 問診

主訴：うまく動けない
ホープ：またスポーツができるようになりたい
入院時所見：意識清明，失語症，構音障害，嚥下障害，右顔面感覚障害，右中枢性顔面神経麻痺，舌の右偏位，右片麻痺，右深部腱反射亢進，右上下肢表在/深部感覚鈍麻

ⅱ) 画像所見（単純CT）

発症直後：左被殻～放線冠を中心とした高吸収を示す出血巣が確認できた（図1）．
当センター入院時（第20病日）：高吸収を示す領域（出血巣）が縮小し，周囲に低吸収領域（出血痕）も認められた（図2）．

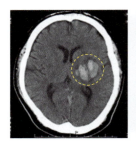 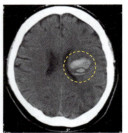 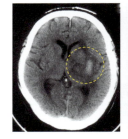 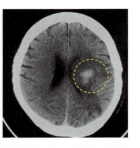

図1　発症直後の単純CT
〇：出血巣．

図2　当センター入院時の単純CT（第20病日）
〇：白いところが出血巣，暗いところが出血痕．

ⅲ) 評価

① 全身状態（リスク，合併症）

合併症として高血圧症と発作性心房細動があり，安静時ならびに運動負荷時のバイタルサインに留意する必要があったが，リハビリテーション中止基準に準じ，運動を開始することが可能であった．

② 必要に応じた検査所見および数値データ

・ADL評価

ADL自立度（BI）	30点
機能的自立度評価（FIM）	64（運動項目：44，認知項目：20）

・片麻痺機能検査

運動麻痺（BRS）	右上肢Ⅱ，右手指Ⅱ，右下肢Ⅱ
脳卒中後感覚運動機能回復度評価（FMA）	右上肢52点，右下肢71点（総点：123点）

・筋力評価

徒手筋力検査 (MMT)	右股関節	屈曲3，伸展2，外転1，内転1	握力	右	不可
	右膝関節	屈曲2，伸展2		左	47.3kg
	右足関節	背屈1，底屈0			
	左下肢	4			

・感覚検査

表在感覚	右上肢1/10，右下肢（大腿-足部）2/10
深部感覚	右上下肢重度鈍麻

・腱反射

右上肢	減弱
右下肢	亢進
右アキレス腱反射	減弱

・病的反射

右バビンスキー反射	陽性

・筋緊張検査（MAS）

右上肢・手指・下肢	0

・関節可動域（ROM）テスト
　・著明な制限なし

・基本動作
　・ベッドから車いすへの移乗動作は，性急さあり，見守りは必要
　・麻痺側上肢を忘れることあり
　・座位で靴履きの際，非麻痺側へバランスを崩す場面あり
　・片脚立位：右不可，左5.6秒
　・運動パフォーマンステスト（MAT）：9カ月
　・片麻痺上肢能力テスト（STEF）：廃用手

・歩行

10m最大歩行速度	実施困難
連続歩行距離	平行棒内軽介助歩行にて長下肢装具（KAFO）使用し20m可能

・高次脳機能障害および精神機能

認知症検査（HDS-R）	19点	コース立方体テスト	IQ 70.8
認知機能検査（MMSE）	17点	注意障害	選択性
線分2等分テスト	左に10％以上のずれあり		

・言語ならびにコミュニケーション評価

摂食障害	主食：粥，副食：ゼリー形態（水分とろみつき）
コミュニケーション	日常会話の理解は可能だが，発話明瞭度は低下している

③ 動作分析〔特徴的な姿勢と動作（発症第40病日）〕

- 立ち上がり動作の特徴

殿部離床時，麻痺側の右股関節の筋活動が弱く外旋位となり，足底方向に正しく荷重できない（図3）．また左上下肢の支持に頼らざるをえないため，骨盤が左回旋し，右下肢で望ましい荷重肢位をつくることができない．

- 立位姿勢の特徴

麻痺側の右下肢に荷重できず踵が浮いている（図4）．左下肢荷重となることで右の骨盤が後退し，右下肢が外旋位となる立位姿勢である．右上肢は，連合反応の影響で上肢の屈曲運動が強まる．

- 歩行の特徴

右立脚初期：足底接地からはじまり，歩幅は減少している（図5A）．

右立脚中期：体幹の前傾，骨盤の後退を伴い，足底に対し下腿が後傾し，結果，膝関節は重心線（-----）の後方に位置し，伸展位でロックする（図5B）．また立脚後期が不十分な状態で左下肢を遊脚する（図5C）．

右遊脚期：右上肢，体幹の屈曲，股関節・膝関節・足関節の共同した屈曲運動で振り出しを行う（図5D）．

④ ICFにもとづいた活動・参加

もともと，体を動かすことを趣味としていたことから運動（リハビリテーション）にも意欲的で積極的に取り組んでいた．日常生活では，常に介助か見守りが必要な状態であり，活動や参加が極端に制約されていた．また販売店を自営し従業員も雇用していたため，経済的負担や今後の不安に対する心理的サポートも重要であると考えた．高次脳機能やコミュニケーションは，日常生活に支障のないレベルであり，対人能力や遂行機能に大きな問題はみられていなかった．家族は，リハビリテーションを積極的に支援し，安定した心身のサポートを受けている状態であった．

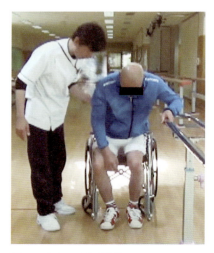

図3 立ち上がり動作
詳細は本文参照．

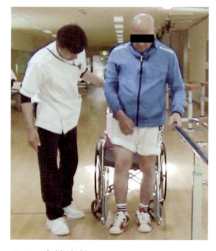

図4 立位姿勢
詳細は本文参照．

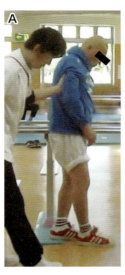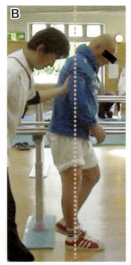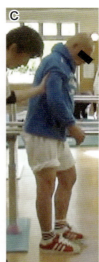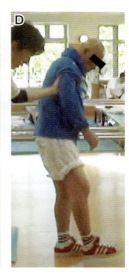

図5 裸足歩行の特徴
詳細は本文参照.

能力養成問題　　解答は次ページ以降に

問1 この症例の脳画像所見（CT）から症状に当てはまらないものはどれか？
❶ 右片麻痺－右体性感覚障害
❷ 失語症－構音障害
❸ 意識障害－除脳硬直

3　問題点

ⅰ）主要な問題

① 右片麻痺に伴う運動障害（右上下肢－体幹の筋力低下）

　　MMTやBRSによって，麻痺側下肢筋群の筋力低下が認められた．また随意運動が不十分な状態であった．NORAXON社製のMyosystem1400Aを使用し，歩行周期を通じて，代表的な左右下肢筋群筋活動を対象として表面筋電図波形を確認した．図6が示すように麻痺側下肢大殿筋，中殿筋，前脛骨筋では，非麻痺側の1/3以下の筋活動を示した．また，内転筋，半腱様筋，腓腹筋では，収縮が認められないか不明瞭であった．さらに大腿直筋では，歩行周期を通じて，持続的に収縮していることが認められた．

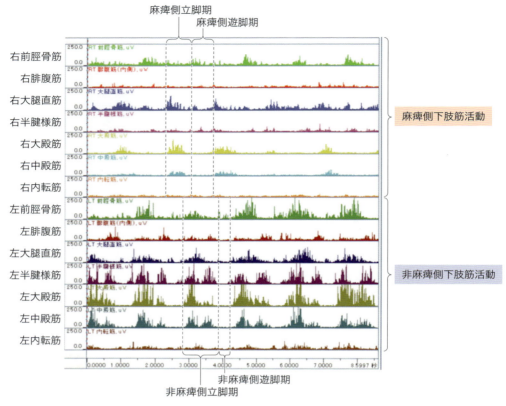

図6　歩行中の筋活動（表面筋電図波形）
詳細は本文参照．

② 重度−中等度の感覚障害

裸足歩行（図5）のように視覚での代償にて，荷重肢位の確認や足部の位置調整をしており，体性感覚情報が不十分な状態であった．

③ 運動−感覚障害に伴う歩行時の不十分な運動制御

麻痺側の筋力低下と弛緩性麻痺によって十分な立脚支持機能を有しておらず，骨盤の後退を伴った体幹の前傾と下腿の後傾を伴ったextension thrust pattern[1] ※1が認められた．

※1 extension thrust pattern：De Quervainらは，歩行速度と片麻痺者の下肢の動きのパターンの関係を明らかにした．その内容は，歩行速度に影響する歩行周期の異常運動を客観的に分析し，観察時の徴候的特徴として，特に膝の運動に着目し分類化した[1]．具体的には，立脚期に過伸展する歩行（extension thrust pattern），膝が過剰に屈曲するパターン（buckling knee pattern），膝屈曲位を維持するパターン（stiff knee pattern）としてまとめている．

ⅱ）副次的な問題（片麻痺者に特徴的な歩行障害）

歩行速度の低下，麻痺側立脚支持時間の短縮，両脚支持期の延長，歩幅の短縮，麻痺側立脚期の股関節伸展ならびに足関節背屈角度の減少が観察された[2]．また歩行速度の低下は，麻痺側下肢の支持性低下に対し非麻痺側下肢の調整力とその時間に大きく依存することが知られている[3]〜[5]．本症例においても，動的バランスや支持・駆動力の調整に代償的に貢献する反応として，非麻痺側足関節底背屈筋群の同時収縮が筋電図波形より確認できた．

4 介入

i）臨床的推論

　　前医からの申し送りと入院時の身体機能評価を比較し，筋活動が出現してきていた．加えて，脳画像所見より経過とともに脳浮腫の軽減が認められ，下肢機能の改善が期待された．MOA Test[※2]の3カ月後の機能予測式を用い，回復予後を計算した結果，21カ月を示し，補助具なしで裸足でのジャンプや簡単な走行などが獲得できる可能性が示唆された．以上のことから，早期より積極的な運動療法の適応が方向づけられた．

> ※2 **Moter Age Test**（MOAまたはMAT：体幹下肢運動機能検査）：72カ月（年齢6歳）を満点とし，体幹下肢機能における発達段階で獲得される運動能力を各月齢において点数化した運動パフォーマンス指標であり，脳卒中片麻痺者の機能回復や歩行機能と相関が高く，具体的項目として，座位保持，片脚立位，ジャンプ，階段昇降などがあり，獲得段階に合わせ，「できる能力」を数値化できる定量的評価である．また1〜72カ月まで各月齢でスコアの重みづけがされており，片麻痺者の回復過程では順序よく月齢に合わせた獲得段階を経るわけでなく，獲得できた月齢のスコアの総点で点数化される．

> **！ ここがエキスパート**
>
> リハビリテーションのなかで，「歩行自立」などの記述的な目標に加えて，パフォーマンスなどの数値目標も大切である．その数値目標と現状のギャップに関して障害レベル，機能レベルについてディスカッションすることで，機能向上へのアプローチが具体的になるとともに，理学療法士の行っている理学療法自体も評価される．また，その目標数値データから，例えば3カ月後のパフォーマンスを予測でき，退院後の準備なども早期に開始できる．さらに，予測値より高い数値になった場合は，新たなアプローチやチームアプローチなどの成果を考察し，他の患者のアプローチにも活かすことができる．このように，自施設で定期的にとっている独自のデータで予後予測式を作成し，臨床応用することは有用であり，今後のリハビリテーション医療のなかでも取り入れるべきことである． （編集より）

能力養成問題 解答

問1 ❸ 意識障害−除脳硬直

意識障害と除脳硬直は，橋出血で認められる．すなわち，中脳−橋の両側における損傷により，脳幹より上位の中枢が途絶した状態である．本症例は，左被殻出血であり，視床−内包−放線冠領域に病巣が認められるため，右上下肢の運動−感覚障害を主体とした右片麻痺が考えられる．また，左半球は言語中枢の存在する優位半球であることから，画像から失語症や構音障害を示す可能性がある．

能力養成問題

解答は次ページ以降に

問2 身体運動学として麻痺側の膝関節が過伸展する要因として考えにくいのはどれか？

❶ 麻痺側の下腿三頭筋の痙縮，前脛骨筋の過剰な内反

❷ 麻痺側の大腿四頭筋の遠心性収縮が不十分，ハムストリングスによる代償的股関節伸展運動

❸ 麻痺側の踵接地位置に対する体幹−骨盤位置による身体体節アライメントの相対的位置関係

❹ 非麻痺側下肢の同時収縮

ⅱ）理学療法プログラム

わが国の診療の指針である「脳卒中治療ガイドライン2015」[6]ならびに「理学療法診療ガイドライン第1版2011」[7]のなかの脳卒中のガイドラインにもとづき，積極的な運動療法の提供を実施することとした．具体的には，Kwakkel[8]らによる歩行トレーニング・下肢の筋力トレーニングを積極的に行うため，入院初期より，長下肢装具（KAFO）による歩行練習を導入した．KAFOによる歩行練習は，麻痺側の立脚支持機能の強化，半球間抑制メカニズムの副次的な問題も考慮し，非麻痺側上肢の支持を利用しない介助歩行より開始した．KAFOの膝継手は，リングロック膝継手とし，足継手は，油圧制動式（Gait Solution）と二方向制御（ダブルクレンザック）足継手を採用した．

第50病日目には，KAFO装着下で自力での立位保持が可能となり，左右のバランス，体幹の崩れが減少し，非麻痺側での片脚立位は40秒可能となった．BRSは右下肢Ⅲ〜Ⅳの要素が出現し，MMTは股関節周囲筋2，膝関節周囲筋3，足関節背屈2と運動機能改善がみられた．加えて，体性感覚も軽度〜中等度鈍麻へ改善を認めたことから，よりバランスと筋活動が要求される座位からの立ち上がり練習を増加した．また日常必要とされる立ち上がり動作について，体幹−両下肢（特に右脚）の筋力・バランスなど協調的なトレーニングを意識して，正中位で立ち上がれるよう介入した．

第65病日目には，短下肢装具（AFO）へ大腿カフをカットダウン後，油圧による背屈制動を積極的に利用し，背屈可動域をフリーと設定することで足関節に底屈トルクが出現するよう期待し，なるべく前足部への荷重を意識した歩行練習を施行した（**図7，8**）．この時期より，経済的で効率的な歩行獲得に向け，体幹は正中位を保ちながら前方移動できるように，支持脚下肢は，安定した踵接地ができるよう介入した．

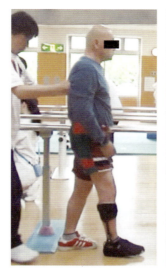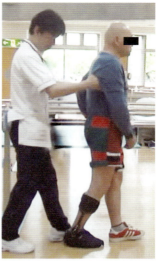

図7 歩行練習時における正中位への体幹誘導支援

立脚中期，体幹が，歩行リズムに合わせ，歩行時の重心移動の軌跡に合わせ支持脚側へ最側方移動し，かつ上方へ移動するように，加えて正中位に保たれるように，上半身の質量中心が向かう方向を誘導支援した．

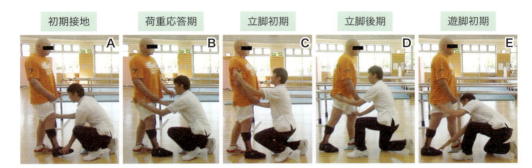

図8 各歩行のフェーズに合わせた部分法を用いた練習

A）ヒール・ロッカーを意識して踵接地を促す．その際，膝（大腿-下腿）の運動方向に注意しながらやや屈曲していく方向に誘導する（強制ではない）．B）足底接地の際，骨盤が後退または前傾しないよう水平に移動してくるよう誘導する．理学療法士は，大転子を手掌部で把持しながら床面方向へ圧をかけ，より支持脚への荷重感覚を促す．また指先で殿筋群の収縮を触知して，荷重時に股関節が支点となる筋活動のタイミングを確認し，崩れないようにサポートする．C）立脚下肢-骨盤-体幹が鉛直方向に配列されるよう身体アライメントを整える（症例はやや上半身が右回旋しているため，進行方向に胸骨が向くよう右上肢から左回旋方向へ修正している）．D）立脚後期のアンクルロッカーでは，足部が支点となって骨盤が前方へ移動し，かつ非麻痺側下肢の立脚方向へ重心が上方移動するよう右の踵離地に合わせ，右骨盤を上方へガイドしている．E）フォアフットロッカーでは，足部のMP関節が支点となり，回転していくように，母趾CM関節や足趾のMP関節を上部から圧迫し，床反力作用点を強調するよう促している．一連のタイミングがマッチすることと，ステッピングが安定し一定のリズムがつくれたところで，一連の歩行練習を行い確認する．

5 ▼ 介入結果（第80病日目，入院2カ月時点）

ⅰ）評価

① 全身状態（リスク，合併症）

高血圧発作性心房細動は運動・食事・薬物療法によりコントロールされ，1日の活動や運動時には異常所見は認められなかった．

② 必要に応じた検査所見および数値データ

・ADL評価

機能的自立度評価（FIM）	111（運動項目：79，認知項目：32）

・片麻痺機能検査

運動麻痺（BRS）	右上肢Ⅲ，右手指Ⅲ，右下肢Ⅳ
脳卒中後感覚運動機能回復度評価（FMA）	右上肢70点，右下肢87点（総点：157点）

・筋力評価

徒手筋力検査（MMT）	右股関節	屈曲4，伸展3，外転2，内転2	握力	右	20mmHg（カフ圧）
	右膝関節	屈曲3，伸展4		左	47.3kg
	右足関節	背屈2，底屈0			
	左下肢	5			

・感覚検査

表在	右上肢7/10，右下肢（大腿－下腿）8/10，右足部4/10
深部	右上下肢軽度鈍麻

・腱反射

右上肢	亢進
右下肢	亢進
右アキレス腱反射	減弱

・病的反射

右バビンスキー反射	陽性

▶ 能力養成問題 **解答**

問2 ❹ 非麻痺側下肢の同時収縮

膝関節の過伸展は結果であり，空間上，下腿が後傾するか，大腿が前傾する運動方向のいずれかで膝関節の位置が決定されることを意識したい．すなわち，膝関節の過伸展は，足関節および膝関節，股関節の筋活動のタイミングが不一致か，もしくは運動麻痺による筋収縮に優劣がある場合，その関係が崩れると起こる現象である．また力学的に足部の支点に対し，その上部の身体体節がどこに位置するかによって一定の関節運動方向が規定されることでも起こりうる．副次的要因として，過伸展がロッキングした方が「膝が崩れない」という安心感により，運動方略として選択されやすい可能性も否定できない．現時点で非麻痺側の要因は確認されていない．

・筋緊張検査（MAS）

| 右上肢・手指・下肢 | 1＋ |

・関節可動域テスト
　・著明な制限なし

・基本動作
　・階段昇降以外T字杖とAFO装着し自立
　・片脚立位：右不可，左48.6秒
　・運動パフォーマンステスト（MAT）：19.5カ月
　・片麻痺上肢能力テスト（STEF）：補助手B

・歩行

| 10m最大歩行速度 | 46.0m/分（右短下肢装具，T字杖を使用） |
| 連続歩行距離 | T字杖とAFO装着し1,000m可能 |

・高次脳機能障害および精神機能

認知症検査（HDS-R）	30点
認知機能検査（MMSE）	30点
線分2等分テスト	左に10％以上のずれなし

③ 裸足歩行の変化

　右立脚初期：足部内反接地は残存するものの，骨盤の後退と体幹の崩れは減少し，膝の過伸展もコントロールされている（図9A）．
　右立脚中期：体幹-骨盤を正中位に保ち下腿のコントロールも可能となっている（図9B，C）．
　右立脚後期：足関節底屈運動が伴わず，アンクルロッカー～フォアフットロッカーが不十分であるため，蹴りだす際，重心の上方移動と非麻痺側下肢への移動を体幹の前傾によって行い，トゥオフが困難で右足趾が外側へ向く（図9D）．

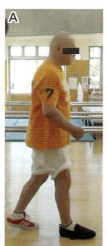 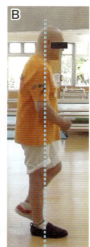 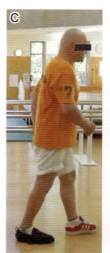 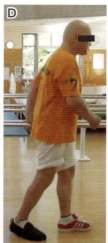 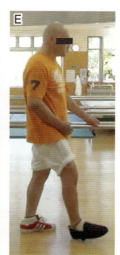

図9　介入後の裸足歩行
詳細は本文参照．

右遊脚期：体幹の崩れはなくなったが，膝関節のスムーズな伸展と足関節の背屈が不十分である（図9E）．

歩行周期を通じて：視覚での代償が減少し前方に注意を向けることができており下肢の位置の確認をしなくなっている．一方で，麻痺側への荷重を意識しすぎ，上肢の屈筋の連合反応が高まっている．

④ AFO装着下での歩行の変化

右立脚初期：油圧の底屈制動によって足部内反がコントロールされて両足支持期の重心位置は中央に位置し，装具による補償ができている（図10A）．

右立脚中期：体幹−骨盤を正中位に保ち下腿のコントロールも可能となっている（図10B，C）．

右立脚後期：AFO足底と足関節継手の剛性を利用して，フォアフットロッカーに類似した代償支持によって前方移動に貢献している（図10D）．

右遊脚期：接地前の足部内反コントロールが矯正できている（図10E）．

歩行周期を通じて：AFOによる内反矯正と足継手の特性を生かし，歩行機能をより効率のよいパターンへと適応している．

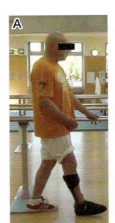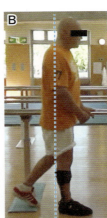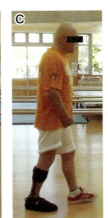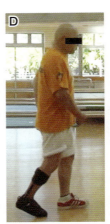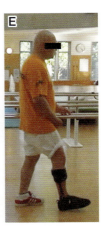

図10　介入後のAFO装着下での歩行
詳細は本文参照．

ⅱ）考察

今回，立脚期の膝ロッキングを改善させ，十分に下肢へ荷重させるために必要な介入と題し，介入そのもの，および介入前後の症例の変化がよくわかる期間として第20病日（入院時点）から第80病日（2カ月時点）までの脳卒中片麻痺者による具体的な機能的アプローチについて解説した．以下にその論点を紹介したい．

① 本症例の退院時機能

本症例の入院日数は，120病日であった．退院時最終評価における運動機能とADL評価は，MOA（MAT）は，34.5カ月となり，予測値の21カ月を大幅に上回った．10m最大歩行速度は，50m/分，FMAは，87点，FIMは，120（運動項目86/認知項目34）となり，運動機能の改善が認められた．

② 脳卒中片麻痺者の下肢運動療法に対する考え方

回復期片麻痺者における膝関節のコントロールについて考察する．麻痺筋に関する筋力トレーニングが生活に与える有効性についてBohannonがレビュー[9]としてまとめており，また各種ガイドラインより，早期に運動や練習を積極的に行うことで麻痺側下肢の筋力改善が歩行機能向上に大きく影響するものとされている．これらのエビデンスを活用し歩行トレーニング・下肢の筋力トレーニングを積極的に行うため，本症例においても入院初期より，KAFOによる歩行練習を導入した．一方で麻痺の改善に伴い，感覚や運動機能の調整が可能となってくることを本症例と確認共有し，姿勢制御や歩行といった複合的な運動を導入することで，非対称的な運動の修正や効率的で経済的な歩行機能を獲得し，その結果として，膝のコントロールを可能にしたものと考察する．しかし足関節底屈筋群の筋活動はなく，アキレス腱反射も減弱しており，これらの筋活動の賦活が課題である．

③ 早期から装具療法を適応とする意味

早期から装具を使用しないことで，膝のロッキングが生じやすいことを経験する．その原因として，脳損傷によって，麻痺側下肢の筋活動が期待できない時期に安全に体重移動できる補償がないことから，不安定な膝関節をロックした方が立脚時の膝折れがないといった負の運動学習の強化に加え，荷重に対する恐怖心を無意識に代償するように非麻痺側上下肢優位での運動パターンを長期間経験することが非対称性を助長させると考えられる．早期から安定した運動療法を提供する一手段として，適切な筋活動によって下肢のコントロールを発揮しうる時期まで，装具療法によって運動量を担保し，合併症予防，廃用予防，麻痺側下肢筋群への筋活動の促通効果をもたらすと考える．また筋緊張異常に対し支持や矯正という目的で，ある一定の矯正力を麻痺側下肢に提供することが，望ましい歩行パターンに配慮することができる．具体的には，麻痺側下肢を，前型歩行でイニシャルコンタクト（踵から接地）することで，体幹ならびに股関節・膝関節・足関節に期待したい筋活動や姿勢保持を提供できる可能性があり，またくり返し行うことで，麻痺側へ積極的に荷重していくことへの慣れが身体機能を含めた運動学習効果にプラスに働くものと考える．

④ 装具療法の弊害と歩行再建の本質

装具の使用について，自由度を奪って固定した麻痺側下肢は，協調的なコントロールや足底面の変化を感じる柔軟性といった「装具を履かない裸足の状態」でいかに立脚コントロールできるかが大きな課題となる．改めて，装具療法を有効的に活用し，歩行再建への一手段として，その適応を吟味する必要がある．そのことを踏まえ，歩行速度や歩行効率の改善を図るうえで重要な身体感覚をとり戻すためには，膝のコントロールを安定させ，粗大な運動のみならず，潜在機能や残存機能といった筋活動の回復に合わせた運動が重要である．また潜在的な身体機能として，期待できる反応を見逃さないために歩行パターンの分析や筋の触知や運動方向の誘導支援が不可欠であり，一度「忘れてしまった」運動感覚を再習得する質的な支援が理学療法士にとって必要ではないかと考える．

■ 引用文献

1) De Quervain IA, et al：Gait pattern in the early recovery period after stroke. J Bone Joint Surg Am, 78：1506-1514, 1996

2) Olney SJ & Richards C：Hemiparetic gait following stroke. Part I: Characteristics. Gait Posture, 4：136-148, 1996

3) Den Otter AR, et al：Gait recovery is not associated with changes in the temporal patterning of muscle activity during treadmill walking in patients with post-stroke hemiparesis. Clin Neurophysiol, 117：4-15, 2006

4) 長谷公隆：片麻痺患者の病態と歩行分析．総合リハビリテーション，34：125-131，2006

5) Lamontagne A, et al：Mechanisms of disturbed motor control in ankle weakness during gait after stroke. Gait Posture, 15：244-255, 2002

6) 「脳卒中治療ガイドライン 2015」（日本脳卒中学会 脳卒中ガイドライン委員会／編），協和企画，2015

7) 吉尾雅春，他：6．脳卒中 理学療法診療ガイドライン．「理学療法診療ガイドライン第1版（2011）」（http://www.japanpt.or.jp/upload/jspt/obj/files/guideline/12_apoplexy.pdf），日本理学療法士協会，2011

8) Kwakkel G, et al：Intensity of leg and arm training after primary middle-cerebral-artery stroke: a randomised trial. Lancet, 354：191-196, 1999

9) Bohannon RW：Muscle strength and muscle training after stroke. J Rehabil Med, 39：14-20, 2007

■ 参考文献

・ 「ボディダイナミクス入門 片麻痺者の歩行と短下肢装具」（山本澄子，他／著），医歯薬出版，2005

・ Basic Functions．「Gait Analysis: Normal and Pathological Function」（Perry J/ed），pp19-47, Slack, 1992

・ 才藤栄一，他：脳卒中リハビリテーション治療の最前線．リハビリテーション医学，43：13-39，2006

第2章　回復期

7　脳幹の脳梗塞（左上下肢の機能障害）
麻痺側遊脚期の足クリアランスが不十分な場合に必要な介入とは？

生野公貴

目標
- 脳卒中患者における歩行障害とそれにかかわる病態，評価を理解する
- 評価結果の解釈，エビデンスにもとづいた臨床推論，FESを用いた理学療法プログラムについて理解する
- 下肢運動麻痺におけるFESとAFOの効果・併用について理解する

1　症例提示

ⅰ）概略

年齢	70代前半	趣味	ゴルフ
性別	男性	職業	無職
診断名	脳梗塞（脳幹）	家族	妻と2人暮らし
障害名	左上下肢の機能障害	既往歴	15年前より糖尿病，4年前に白内障を発症
身長	168cm		
体重	65kg	自宅環境	一軒家2階建て．玄関に10段の階段あり．自宅内は敷居および段差多い
BMI	23.0kg/m²		

ⅱ）現病歴

　某月某日，自宅にて左下肢の違和感を自覚されたが歩行に問題なく経過観察されていた．翌日，左上下肢の麻痺が増悪したため，急性期病院に救急搬送され，神経保護剤などの投薬治療が開始された．急性期治療終了後，歩行困難および上肢機能障害が残存していたため，発症第21病日後に回復期リハビリテーション病棟に転院となった．転院後1カ月間は標準的なリハビリテーションを実施し，T字杖と短下肢装具（AFO）を着用すれば屋内歩行は見守りで可能となっていた．

2 初期評価

ⅰ）問診

主訴：安定して歩けるようになりたい，装具なしで歩けるようになりたい
ニード：屋内および屋外歩行の自立
ホープ：装具なし独歩自立

ⅱ）画像所見

右橋腹側から背側にかけて内側部に急性期高信号を認めた（図1）．

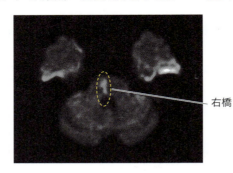

図1　脳幹部発症時MRI拡散強調画像[※1]

※1 拡散強調画像（diffusion weighted image：DWI）：核磁気共鳴画像法（MRI）の一種で，水分子の拡散運動を画像化したものである．コンピューター断層撮影（CT）で描出できない超急性期または急性期の脳梗塞診断に非常に有用である．

ⅲ）転院時評価（第21病日）

意識障害	清明，正常
高次脳機能障害	なし
認知機能障害（MMSE）	30/30点
腱反射	膝蓋腱反射亢進，アキレス腱反射亢進
クローヌス	足，膝ともに出現
麻痺	左片麻痺
運動麻痺（BRS）	左上肢Ⅴ，左手指Ⅳ，左下肢Ⅳ～Ⅴ
脳卒中後感覚運動機能回復度評価（FMA）下肢	24点（減点項目：左足関節背屈/膝屈曲位で不十分，立位で足関節背屈不可，膝関節単独屈曲不十分）
感覚障害	左上下肢とも表在感覚ごく軽度鈍麻（しびれ）．深部感覚正常
関節可動域（他動）	左足関節背屈20°，左膝伸展位10°，Endfeel：軟部組織性
関節可動域（自動）	左足関節背屈5°（内反伴う），左膝伸展位0°
筋緊張検査（MAS）	左足関節2
体幹機能評価（TCT）	100点
10m歩行時間（最大歩行速度）	21.5秒，27歩
6分間歩行テスト	165m

① 動作観察（歩行分析）

　左の立脚終期が短縮し，遊脚期には下垂足および軽度の内反を認め，地面に足尖を擦りながら歩行していた（図2）．すなわち，左遊脚期の足クリアランスが低下しており，左股関節屈曲や体幹側屈による代償を認めた．左の初期接地は足底より接地しており，左立脚中期では股関節が軽度屈曲位となる．左立脚終期は短縮し，右の歩幅が低下していた．

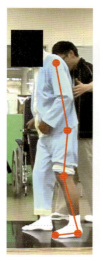 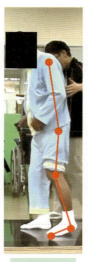 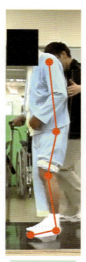 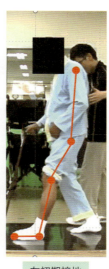 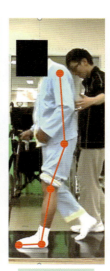 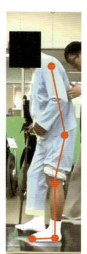

　　左立脚終期　　　左前遊脚期　　　左遊脚中期　　　左初期接地　　　左荷重応答期　　　左立脚中期

図2　T字杖を使用した裸足歩行（短下肢装具着用なし）

② ICFにもとづく活動参加

・活動レベル

　病院内では車いすでのADLはすべて自立していたが，自宅環境では車いす移動が困難なため，自立歩行困難が主要な活動制限因子だった．本人の希望は装具なしでの自立歩行であり，装具なし歩行の獲得も検討すべきであった．

・参加レベル

　無職であるが，妻と2人暮らしであり，社会的役割を考慮するとADLのみならず，拡大ADLの獲得も制限されていた．趣味のゴルフは下肢機能のみならず上肢機能の改善も必要になるが，杖なしでの屋外歩行や持久力，不整地での歩行など応用的な歩行能力が求められた．

能力養成問題　　　　　　　　　　　　　　　解答は次ページ以降に

問1 本症例の初期評価から，歩行障害に最も影響を与えていると考えられる機能障害はどれだろうか？
　❶ 関節可動域制限　　❷ 運動麻痺　　❸ 体幹機能障害

3 問題点および課題

ⅰ）主要な問題

　　本症例は発症後3週間経過した脳卒中患者であった．運動麻痺は左上下肢にみられ，腱反射も亢進していることから痙性麻痺の存在が疑われた．画像所見で右橋の腹側に梗塞病変を認めたことと照らし合わせると，本症例の運動麻痺は皮質脊髄路損傷による随意運動の低下が原因である可能性が考えられた．関節可動域に関しては，他動では制限を認めないが，MASは2と筋緊張亢進を認め，足クローヌスも出現しており，これらも歩行障害の原因になると考えられた．

　　歩行観察では，左の遊脚初期から中期にかけて左足関節が底屈位および内反を認め，軽度の下垂足を呈していた．左の足部クリアランスを確保するため，遊脚初期における股関節の屈曲代償が増大しており，努力性が増大していると考えられた．努力性の増大はさらに共同運動を強め，左踵接地時の足関節内反の増強が懸念された．左踵接地時の足部のアライメント不良は踵接地から荷重応答期のスムーズな前方重心移動を阻害する可能性があった．左立脚終期では左足関節の底屈が乏しく，両脚支持期が増大していた．これらは，左の蹴り出しが不足していることに起因し，蹴り出し時の足関節底屈機能が影響している可能性が考えられた．

　　意識障害や高次脳機能障害はなく，これらが歩行に与えている影響はほとんどないと推察された．体幹機能はTCTにて満点であり，歩行時の観察からも体幹，股関節の支持性には問題がなく，本症例は左足部の運動機能障害が強く歩行に影響していると考えられた．

ⅱ）副次的な問題

　　機能障害のレベルでは，運動麻痺や足部筋緊張亢進により，二次的要因による足関節背屈の可動域制限の悪化が懸念された．そのため，足関節の筋緊張亢進を低下させ，かつ下腿三頭筋や足関節関節包の短縮を予防する持続的ストレッチングが必要であると考えた．歩行における左右非対称性の増大は筋の弱化や短縮や腰痛など二次的変化を助長させるリスクがあるため，過度な代償を抑えた歩容を再学習する必要があった．

能力養成問題　　　　　　　　　　　　　　　解答は次ページ以降に

問2 歩行障害の改善に必要な介入のうち，「脳卒中治療ガイドライン2015」[1]で紹介されていない介入方法は次のうちどれか？
1. 歩行や歩行に関連する下肢練習量を多くする
2. 機能的電気刺激
3. 神経発達学的アプローチ

4 介入

ⅰ）臨床推論

① FESによる主要な問題への介入

　本症例は発症後3週間という回復段階にあった．脳卒中後の神経回路再組織化にはステージがあり[2]，急性期では残存する皮質脊髄路を賦活できるかどうかが問われ，回復期では皮質間の新しいネットワークの再構成がなされる時期となる[3]（図3）．このことから，脳梗塞由来で生じていると考えられる運動麻痺に対しては，可能な限り早期から回復的アプローチを試みるべきである．皮質脊髄路の興奮性を高める方法の1つに機能的電気刺激（Functional Electrical Stimulation：FES）がある．FESは即時的に実施部位の皮質脊髄路の興奮性を増大させることが報告されている[4]．また，FESの長期使用は前脛骨筋の運動誘発電位の大きさと出現領域を増大させることが報告されている[5]．したがって，良好な可塑性変化を誘導する回復期においては，FESによる感覚入力によって可能な限り皮質興奮性を増大させるような介入を継続することが運動麻痺の改善および歩行の改善に必要であると考えられる．

　歩行観察では左の遊脚期に軽度足関節底屈位を呈しており，足クリアランスを代償するパターンが観察された．「脳卒中治療ガイドライン2015」では，下垂足がある生活期脳卒中患者にはFESが勧められるが，治療効果の持続は短いとされている[1]．しかしながら，FESの使用

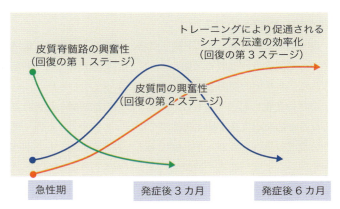

図3　脳卒中後の神経回路再組織化
文献2より引用．

能力養成問題 解答

問1 ❷ 運動麻痺

本症例の歩行動作から観察されたように遊脚期の足クリアランスの低下が問題であった．他動による関節可動域制限は十分だったが，足関節背屈運動は座位でも不十分であり，立位では不可能であった．また，体幹機能についてはTCTにて満点であった．足部の運動学的問題が歩行に影響しているかを判定するために，装具着用有無で歩行を観察し比較するとよい．

は下垂足による遊脚期の運動学的問題を改善するだけではなく、立脚期の股関節伸展および足関節伸展モーメントの増大を認め、かつ非損傷半球の運動関連領域の過活動を軽減させることが報告されている[6]．これは、FESによって非麻痺側での過剰な代償を軽減させ、より非対称性の少ない良好な歩行パターンを再学習できることを示している．本症例においても、FESを装着した状態での歩行練習によって、遊脚期における左股関節屈曲や体幹側屈による過剰な非麻痺側代償を抑えた状態の歩行を再学習できる可能性があり、回復期においてはFESを用いた歩行パターンにて積極的に練習する必要があると考えられた．

急性期脳卒中患者においては、FESを併用した歩行練習は通常の歩行練習と比較して有意な痙縮抑制と足関節背屈筋力の増大、歩行自立獲得割合の増大が報告されている[7]．このことから本症例においても、背屈筋群の運動麻痺と痙縮の改善が期待された．一方で、生活期では短下肢装具と比較して歩行速度に差はないとするメタアナリシスが存在するため[8]、即時効果や歩行への汎化を適宜評価し、FESが本症例に有効かどうか適応を見極めながら進める必要があった．

> **ここがエキスパート**
>
> 麻痺側遊脚期の足部クリアランスの低下は、股関節、体幹部での代償を助長する．一般的には、静的姿勢での麻痺側足部の背屈運動を練習し、その後歩行のなかで歩行パターンの運動学習を行う．しかし、同じ足部の運動でも静的な姿勢と動的な運動では筋活動、タイミングなどについて正常とは違った筋出力や協調性を伴うこととなる．そんななかで、実際の歩行中に、足部の動きをFESで支援することは、自動運動に近い運動感覚の入力になるため、運動学習の手段としても効率的で非常に有用であり、代償を助長する前に積極的に用いたことは特筆すべきことである．今後、このようにFESの利用が増えてくると考えられる．
> （編集より）

② 副次的な問題への介入

副次的な問題に関して、下腿三頭筋の痙縮および背屈可動域制限には腱反射の亢進や膝伸展位での足関節背屈制限の増強から、反射的要因だけでなく非反射的要因が混在していると考えられた．非反射的要因とは、主に不動によって生じる筋サルコメア長の短縮などの軟部組織の構造学的変化に起因するものである．この軟部組織の短縮は拮抗筋の過活動を引き起こし、さらなる脊髄反射亢進を招く悪循環を形成するため[9]、下腿三頭筋の短縮と足関節底背屈の随意性の改善は継続した介入が必要であると考えられた．したがって、下腿三頭筋の短縮には起立台を用いた下腿三頭筋の持続的ストレッチを行う必要があった．

能力養成問題　解答は次ページ以降に

問3 運動麻痺の予後予測において重要な情報ではないものは次のうちどれか？
① 画像所見　　② 発症からの経過　　③ 認知障害の有無

能力養成問題　解答

問2 ③ 神経発達学的アプローチ

「脳卒中治療ガイドライン2015」[1]では、歩行や歩行に関連する下肢練習量を多くすることはグレードAにて推奨されている．機能的電気刺激は慢性期脳卒中で下垂足がある患者に推奨されているが、持続効果は短い（グレードB）[1]．

> **コラム** FESが前脛骨筋背屈運動を促通する神経メカニズム（文献10より引用）
>
> FESによって感覚神経を賦活することで，求心性に神経活動が伝導し，シナプスを介して前脛骨筋の脊髄運動ニューロンに到達する（❶）．同時に，随意運動によって一次運動野から同一の運動ニューロンへ入力が到達することで，多くの運動ニューロンが興奮する（❷）．また，求心性に脊髄を上行した神経活動は，感覚野および運動野を賦活し，一次運動野からの運動ニューロンへの下行性入力を増加させる（❸）．これらFESによる入力の増加と随意運動による脊髄への下行性入力の増加が組合わされることで，前脛骨筋の背屈運動を促通する（❹）．

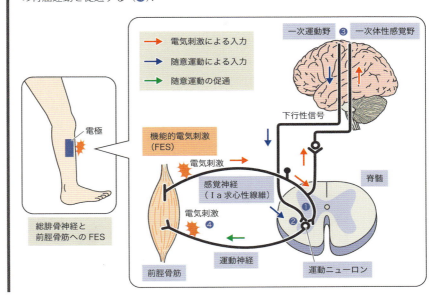

ii) 理学療法プログラム

❶ 下腿三頭筋の伸張性低下に対して：起立台を使用した下腿三頭筋の持続的ストレッチ（5分間実施）[11]．軟部組織の短縮改善を目的とする．痙縮筋に対してはIb抑制により筋緊張が低下するため，徐々に筋長が増大する．

❷ 課題指向型練習
- フォワードランジ※2：麻痺側初期接地〜荷重応答期の歩行動作改善を目的とする．足関節背屈筋群，膝関節伸展筋群，股関節伸展筋群の遠心性収縮を生じさせるよう誘導する．
- 10cm台前方ステップ：遊脚初期〜中期の歩行動作改善を目的とする．過度な股関節屈曲代償が出現しないように，足関節背屈および膝関節屈曲を誘導する．
- 10cm台からの降段ステップ：立脚終期におけるプッシュオフの歩行動作改善を目的とする．足関節底屈筋群の遠心性収縮を生じさせるため麻痺側前足部に荷重できるよう誘導する．

※2 フォワードランジ：片脚を一歩前に踏み出す動作であり，下肢の筋力および協調性が必要となるため，歩行動作改善のために用いられる．

❸ 歩行練習：FESを用いた歩行練習（200m×4〜5セット）

❹ 実用歩行練習：FESを用いた屋外歩行練習，400〜500m×1セット（坂道，砂利道，芝生，階段）

5 介入結果

i）評価（介入前との比較）

① FESを用いた歩行

FESとして，ウォークエイド（帝人ファーマ社）を用いた歩行を図4に示す．FESはパルス幅300μsec，周波数25Hzにて遊脚期に合わせて刺激が入るように総腓骨神経に実施し，痛みなく足関節が背屈および軽度外反するように強度および電極位置を調整した．FESを実施すると，左遊脚中期に足関節の背屈を認め，股関節屈曲および体幹の側屈の減少が観察された．また，左初期接地では裸足歩行よりも膝関節の伸展を認め，踵からの接地が確認された．続く荷重応答期にはスムーズな前方重心移動を認め，立脚中期から終期にかけて股関節伸展が増大した．FES実施中は「足が軽くなったような気がする」，「左足が自分の足みたいに踏ん張れる」といった内省が聴取された．

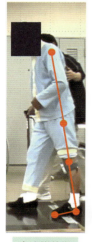
左立脚終期
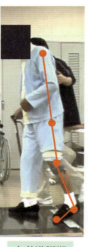
左前遊脚期
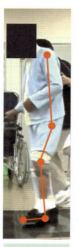
左遊脚中期
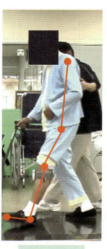
左初期接地
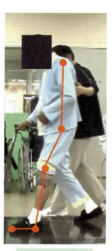
左荷重応答期
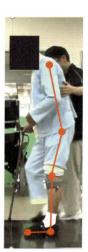
左立脚中期

図4　FESを実施したT字杖装具なし歩行（即時的変化）

② T字杖を用いた装具なし歩行

上記のFESを用いた歩行練習を含め，❶～❹の理学療法プログラムを実施した後の，介入2週間後（第35病日）のT字杖装具なし歩行を図5に示す．FES装着時よりも遊脚期の背屈角度

能力養成問題 解答

問3 ❸ 認知障害の有無

画像所見は皮質脊髄路の損傷程度を把握するうえできわめて重要である．また，運動麻痺の予後は発症時の運動麻痺の程度に依存するため，発症からの経過を詳細に評価しておくことも重要である．一方で，認知障害の有無は直接的に運動麻痺の予後に影響しない．ただし，練習が困難になりやすいなど間接的に影響する可能性はある．

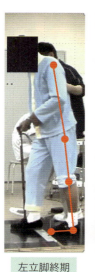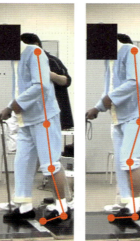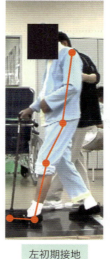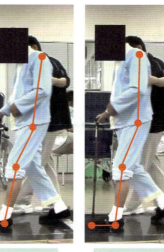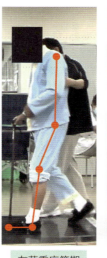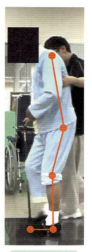

| 左立脚終期 | 左前遊脚期 | 左遊脚中期 | 左初期接地 | 左荷重応答期 | 左立脚中期 |

図5　介入2週間後のT字杖装具なし歩行

は減少しているものの，介入前の裸足歩行（図2）より遊脚中期の背屈角度は増大しており，足クリアランスは確保できていた．

③ 理学療法評価

検査項目	初期評価	介入2週間後（第35病日）
腱反射	膝蓋腱反射亢進，アキレス腱反射亢進	膝蓋腱反射亢進，アキレス腱反射亢進
クローヌス	足，膝ともに出現	足，膝ともに出現
運動麻痺（BRS）（左）	上肢Ⅴ，手指Ⅳ，下肢Ⅳ～Ⅴ	上肢Ⅴ，手指Ⅳ，下肢Ⅳ～Ⅴ
脳卒中後感覚運動機能回復度評価（FMA）下肢	24点（減点項目：左足関節背屈/膝屈曲位で不十分，立位で足関節背屈不可，膝関節単独屈曲不十分）	28点（減点項目：立位で足関節背屈不十分，膝関節単独屈曲不十分）
感覚障害	左上下肢とも表在感覚ごく軽度鈍麻（しびれ），深部感覚正常	左上下肢とも表在感覚ごく軽度鈍麻（しびれ），深部感覚正常
関節可動域（他動）	左足関節背屈20°，左膝伸展位10°，Endfeel：軟部組織性	左足関節背屈20°，左膝伸展位15°，Endfeel：軟部組織性
関節可動域（自動）	左足関節背屈5°（内反伴う），左膝伸展位0°	左足関節背屈20°，左膝伸展位5°
筋緊張検査（MAS）	左足関節2	左足関節1＋
10m歩行時間	21.5秒，27歩	16.1秒，22歩
6分間歩行テスト	165m	220m

腱反射には変化を認めなかったが，MASは改善を認めた．また，関節可動域制限は他動および自動とも改善し，膝伸展位での制限が残るのみとなった．運動麻痺も足部の項目（FMA下肢）で改善を認め，膝屈曲位では足関節背屈が全可動域随意運動可能となった．歩行速度は速度，歩幅ともに増大し，6分間歩行テストも大きく改善した．

④ ICF にもとづく活動参加

・活動レベル

　屋内はT字杖を用いて装具なし歩行の自立が可能となった．短距離では杖なし独歩も可能となったが，長距離では徐々に代償運動が強くなり不安定性が増強するため見守りが必要であった．

・参加レベル

　外泊が可能となり，自宅内ADLは自立となった．屋外歩行は，坂道や不整地で足部がやや不安定さを示し転倒リスクが懸念されたため，屋外のみ可撓性のあるプラスチック製短下肢装具（オルトップAFO LH，パシフィックサプライ社）を処方し，屋外歩行自立となった．趣味のゴルフに向けての練習が可能となり，必要な動作獲得への意欲もみられるようになった．

ⅱ）考察

① FES の効果

　本症例は遊脚期に麻痺側の足クリアランスが低下しており，クリアランスを確保するために，股関節屈曲や体幹側屈による代償を認めていた．足クリアランスの低下の原因は足関節背屈の運動麻痺と下腿三頭筋の筋緊張亢進によるものと考えられたため，運動麻痺と下腿三頭筋の痙縮の改善を目的としたFESを実施した．FES実施中は遊脚期に十分な足関節背屈外反を認め，股関節屈曲と体幹側屈が減少し，その後の踵接地が出現した．これらは，FESによる前脛骨筋および長短腓骨筋の筋収縮によって足関節背屈運動が生じたために足クリアランスが確保された結果と考えられる．また，FESの実施中は立脚後期も延長し，プッシュオフもみられるようになった．FESを用いない裸足歩行の際には踵接地から立脚中期までのスムーズな重心前方移動が阻害されていたために立脚終期が短縮していたと推察され，踵接地の問題が解決されたことによりプッシュオフも改善したと考えられた．以上のことはFESの装具効果[※3]と考えられ，介入2週間後，FESを用いずとも歩容の改善が持続しており，FESによる治療効果が確認された．運動麻痺や痙縮の項目において改善が得られ，仮説通りFESが機能障害レベルの改善にも寄与できたものと考えられる．

> ※3 FESの装具効果（orthotic effect）：FESによる動作再建によって得られる即時的変化のことである．一方でFESを一定期間使用し，撤回したときの変化を治療効果とよぶ．

② FES と AFO の効果の比較

　先行研究では，FESとAFOの治療効果を比較したところ，Physical Cost Indexにて評価された歩行効率に相違はなく，歩行速度においてはFESの方が高値であったものの有意差はなかったとされている．しかし，AFOよりもFES治療群の方が患者の満足度が高かったことが報告されている[12]．本症例の歩行速度や6分間歩行はAFOによる介入でも同等の改善効果があったかもしれない．しかしながら，本症例においても「足が軽くなったような気がする」「左足が自分の足みたいに踏ん張れる」といった内省が得られ，FESに対する満足度は高かった．FESに伴う筋収縮を含めた感覚入力が，元来の歩行に近い歩容と合致したために，歩行における感覚運動統合が強化された可能性が考えられるが，それらを証明するための神経生理学的検査および脳イメージングなどの詳細な評価は実施できていないのが今回の限界である．

③ FES と AFO の併用

　屋内歩行は装具なし歩行を獲得できたが，屋外歩行では不整地や坂道での足部不安定性が転倒につながる可能性が考えられたため，オルトップAFO LHを処方した．この装具による適度

142　脳卒中の理学療法

な底屈制動で遊脚期における足クリアランスが確保できており，また，この装具は可撓性も有しているため立脚終期でのプッシュオフが大きく制限されることがなかった．この装具はFESとの併用も可能であり，理学療法実施中のみならず，院内ADL時や自宅外泊時もFESを装着してもらうこととした．FESは応用的な歩行が必要となる実生活の場面において，装置の技術的な問題により遊脚期の判定が不十分となり電気刺激が入力されない場合があるため，実生活での導入には安全性に十分留意する必要がある．そのため，比較的制動力の弱い装具とFESを併用することは，煩雑にはなるもののAFOとFESの双方の欠点を補えるため，臨床上実用的である．今後は，拡大ADLや趣味のゴルフの再獲得，屋外歩行能力の向上のため，さらなる機能練習および歩行練習が必要となるであろう．

　FESによる効果は主に治療効果と装具効果に大別され，特に脳卒中発症後急性期から回復期にかけては，運動麻痺の改善および痙縮の軽減，筋萎縮の予防に重要な役割を担うものと考えられる．生活期においてもこれらの問題により歩行が停滞している症例で，かつ機能障害レベルでの改善効果が予見できるのであれば，FESにより十分治療効果が期待できる．FESの装具効果としては急性期から生活期にかけてAFOと同程度の効果が見込まれるが，AFOと異なる点は，FESによる直接的かつ筋収縮を介した感覚入力が生成されるという点である．FESは運動麻痺に伴う歩行障害を呈する中枢神経疾患患者の回復的アプローチの1つとして有用であろう．

● 引用文献

1）「脳卒中治療ガイドライン2015」（日本脳卒中学会 脳卒中ガイドライン委員会／編），協和企画，2015

2）原 寛美：脳卒中運動麻痺回復可塑性理論とステージ理論に依拠したリハビリテーション．脳神経外科ジャーナル，21：516-526，2012

3）Swayne OB, et al：Stages of motor output reorganization after hemispheric stroke suggested by longitudinal studies of cortical physiology. Cereb Cortex, 18：1909-1922, 2008

4）Kido Thompson A & Stein RB：Short-term effects of functional electrical stimulation on motor-evoked potentials in ankle flexor and extensor muscles. Exp Brain Res, 159：491-500, 2004

5）Everaert DG, et al：Does functional electrical stimulation for foot drop strengthen corticospinal connections? Neurorehabil Neural Repair, 24：168-177, 2010

6）久保田雅史，他：急性期脳梗塞患者に対する歩行中の機能的電気刺激治療が歩容および内側感覚運動皮質のヘモグロビン濃度へ及ぼす即時的効果．理学療法学，41：13-20，2014

7）Yan T, et al：Functional electrical stimulation improves motor recovery of the lower extremity and walking ability of subjects with first acute stroke: a randomized placebo-controlled trial. Stroke, 36：80-85, 2005

8）Prenton S, et al：Functional electrical stimulation versus ankle foot orthoses for foot-drop: A meta-analysis of orthotic effects. J Rehabil Med, 48：646-656, 2016

9）Gracies JM：Pathophysiology of spastic paresis. I: Paresis and soft tissue changes. Muscle Nerve, 31：535-551, 2005

10）山口智史：ニューロモデュレーションを併用した歩行トレーニング．「脳卒中片麻痺者に対する歩行リハビリテーション」（阿部浩明，大畑光司／編），メジカルビュー社，2016

11）Bohannon RW, et al：Effect of Five Minute Stretch on Ankle Dorsiflexion Range of Motion. Physical Therapy, 6：1-8, 1994

12）Everaert DG, et al：Effect of a foot-drop stimulator and ankle-foot orthosis on walking performance after stroke: a multicenter randomized controlled trial. Neurorehabil Neural Repair, 27：579-591, 2013

第2章　回復期

8 脳梗塞（左片麻痺, 注意障害, 左半側空間無視）
病識に乏しい左半側空間無視症例に有用な介入とは？

万治淳史

目標
- 左半側空間無視症例の介入前ADLおよび初期評価について理解する
- 介入前ADLおよび初期評価をどう解釈するのかについて理解する
- 病識に乏しい左半側空間無視症例に対する理学療法プログラムの立案/実施における注意点について理解する

1 症例提示

ｉ）概略

年齢	70代後半	BMI	21.0kg/m²
性別	男性	趣味・社会活動	ゴルフ, 囲碁, トレーニング（ジム）
診断名	脳梗塞	職業（職歴）	65歳まで会社員（事務職）として勤務
障害名	左片麻痺, 注意障害, 左半側空間無視	家族	妻・娘と同居
身長	166cm	家屋	持ち家一戸建て, 2階建て
体重	58kg	既往歴	心房細動（30年前）

ⅱ）現病歴

　　左片麻痺, 構音障害, 右共同偏視が出現し, 急性期病院へ搬送された. 右中大脳動脈領域の広い脳梗塞を認めた. 一時脳浮腫, 傾眠を認めたが改善し, 第14病日に回復期リハビリテーション病院へ転院した.

2 初期評価

ⅰ）問診

主訴：特になし
本人ニード：早く退院してゴルフがしたい
家族ニード：自分のことが自分でできるようになってほしい

ⅱ）画像所見

発症時のMRIにおいて，右側頭葉中〜後部，下頭頂葉，前頭葉外側面〜前頭側の皮質・皮質下におよぶ梗塞巣が確認されていた（図1）．

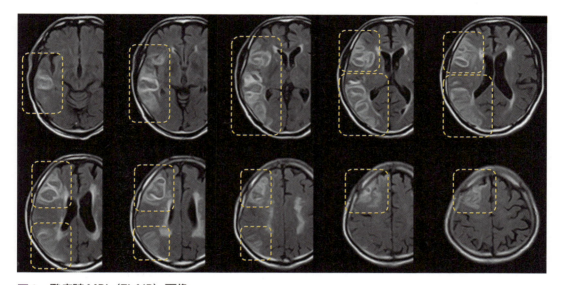

図1　発症時MRI（FLAIR）画像
本症例提示に際し，対象症例のご家族からの許諾を得ている．

ⅲ）評価（第15〜20病日：回復期リハビリテーション病院入院時）

意識	清明
コミュニケーション	言語によるやりとりは可能

① 身体機能評価

運動麻痺（BRS）	左上肢Ⅴ，左手指Ⅴ，左下肢Ⅴ
表在・深部感覚	左上下肢軽度鈍麻
関節可動域（ROMT）	おおむね問題なし
徒手筋力検査（MMT）	左側股関節屈曲・伸展・外転：4レベル，その他は5レベル
上肢機能（STEF）	右95％，左76％
バランス（片脚立位）	右片脚2〜3秒，左片脚2〜3秒
バランス評価（POMA）	バランス16点＋歩行12点＝28点/28点満点

② 基本動作

起居動作・座位/立位保持・立ち上がり動作	自立
歩行	自室内自立，病棟内移動時は要見守り・声かけレベル（※④ADL参照）
階段昇降	軽介助（昇段時，時折左足尖部引っかかりあり，自己で体勢を立て直せる）

③ 認知・高次脳機能

認知機能	HDS-R 17点，MMSE 22点
知的機能	Kohs立方体テストIQ33，レーブン色彩マトリクス12/36（12'5"）
注意機能	TMT-A：10分1秒（誤り1），TMT-B：中止． かな拾い：無意味文11/60，誤り14，物語文10/61，誤り17，文意曖昧
記憶機能	リバーミード行動記憶検査：標準プロフィール点15/24点，スクリーニング点6/12点
半側空間無視検査（BIT）	通常検査47点，行動検査39点（図2）
生活上での無視症状評価（CBS）	主観0点，客観15点

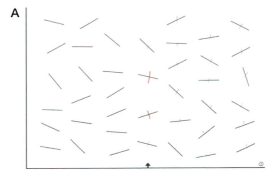
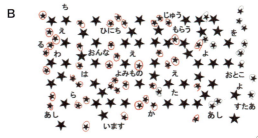
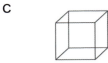

図2 第15～20病日の行動性無視検査（Behavioral Inattention Test：BIT）

A）線分抹消検査：右端より抹消し，中央列まで抹消は可能だが，左半側のターゲットの見落としがみられた．B）星印抹消検査：線分抹消検査よりさらに抹消範囲は右側に縮小．紙面の右1/4のみ抹消可能，左3/4は探索困難であった．C）図形描画検査：図形左側の書き落とし，図形右側描画の崩れ，描線の重複などがみられた．

④ ADL

　立位バランスや上肢機能が良好に保たれており，これらの機能を要する単純な動作は自立にて可能であった．反面，対象物品や工程の多さや複雑さを伴う，多くの活動・動作において，注意障害・左半側空間無視の影響による声かけ～軽介助を要していた（表1）．また，病棟での移動は歩行で安定して可能であったが，病棟内歩行評価中，自室へ戻るように指示するものの，自室の方向の判断や自室の発見や判別に誤りや困難さがあり，病棟内移動時は付き添い，自室への誘導に声かけを要するレベルであった（図3）．

表1　第15〜20病日の機能的自立度評価（Functional Independence Measure：FIM）

<table>
<tr><th colspan="2">項目</th><th>評価</th><th>得点</th><th>備考</th></tr>
<tr><td rowspan="8">セルフケア</td><td>食事</td><td>声かけ</td><td>5</td><td>左側の食器・食物に気づけず，食べ残しあり，声かけ要する</td></tr>
<tr><td>整容</td><td>声かけ</td><td>5</td><td>髭剃りにて左側剃り残しあり．声かけ要する</td></tr>
<tr><td>清拭</td><td>自立</td><td>7</td><td></td></tr>
<tr><td>更衣上半身</td><td>軽介助</td><td>4</td><td rowspan="2">おおむね自己にて可能．時折，襟口から左上肢を出してしまう，衣服が裏表になっているなどの誤りがみられる．声かけで修正を促すが，自己での修正困難で，衣服の裏表を直す，袖口まで左上肢を誘導するなどの介助を要する</td></tr>
<tr><td>更衣下半身</td><td>軽介助</td><td>4</td></tr>
<tr><td>トイレ動作</td><td>声かけ</td><td>5</td><td>排泄・清拭自体は可能であるが，トイレットペーパー，水洗センサーの探索や取り扱いが困難で声かけを要する</td></tr>
<tr><td>排尿/排便管理</td><td>自立</td><td>7/7</td><td></td></tr>
<tr><td>移乗（ベッド/トイレ/浴槽）</td><td>自立</td><td>7/7/7</td><td></td></tr>
<tr><td rowspan="2">移動</td><td>歩行</td><td>見守り</td><td>5</td><td>② 基本動作参照</td></tr>
<tr><td>階段</td><td>軽介助</td><td>4</td><td></td></tr>
<tr><td rowspan="5">認知</td><td>表出</td><td>修正自立</td><td>6</td><td>本人の訴えや会話における表出は口頭にて可能．複雑な内容は言葉が足りず，こちらから内容理解が可能な内容に言い換えるなどの配慮が必要</td></tr>
<tr><td>理解</td><td>補助・最小介助</td><td>5</td><td>時折，こちらの指示や会話における入力がされず，反復して声かけが必要である．入力されれば，内容の理解は良好</td></tr>
<tr><td>記憶</td><td>修正自立</td><td>6</td><td>内容が入力されていれば，セラピスト自身，リハビリテーション・食事のスケジュール，セラピストからの依頼を記憶しておくことは可能</td></tr>
<tr><td>問題解決</td><td>修正自立</td><td>6</td><td>病棟で生じる問題について，自ら判断し，病棟のスタッフに声かけ，依頼することが可能</td></tr>
<tr><td>社会的交流</td><td>自立</td><td>7</td><td>スタッフ・他患者との交流は良好に保てる</td></tr>
<tr><td colspan="3">運動項目合計</td><td>74</td><td></td></tr>
<tr><td colspan="3">認知項目合計</td><td>30</td><td></td></tr>
<tr><td colspan="3">合計</td><td>104</td><td></td></tr>
</table>

　　他方，認知項目に関しては，聴覚的入力が問題となる理解以外はすべて6点以上と比較的高得点であった．カットオフや年齢平均を大きく下回っていた高次脳機能検査の結果とは乖離がある状況であり，本症例の特徴といえる．このことは本症例において，全般的認知，高次脳機能障害ではなく，注意機能障害，半側空間無視症状が顕著に生じており，関連する生活動作や活動の阻害因子となっていたと考えられる．

⑤ 参加

　　発症前の趣味や交流活動・文化活動であった外出・余暇活動（ゴルフ・囲碁・スポーツ活動）への復帰が困難となっていた．しかし，機能障害同様，本人に活動復帰困難に対する自覚はなく，病棟で新聞を読む，囲碁の雑誌を読むなど行う際のエラー（雑誌の右側しか読めない，内容の理解が行えていない）についての内観は乏しかった．

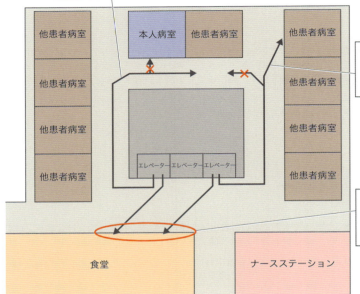

図3 転院初期の病棟での移動障害
本来であれば，エレベーターを降り，後ろ側に位置する自室に向かわなければならないところ，①転院初期（第15～29病日），右前方に進んでしまう様子や，②第45病日経過時点において自室方向に進むことはできても途中の左折困難や左側の自室発見困難による自室通過や他患者病室への誤入室などがみられた．

能力養成問題

解答は次ページ以降に

問1 注意機能の検査として誤っているものはどれか？
1. TMT-A/B
2. CAT
3. WAIS-Ⅲ
4. Stroop test

問2 本症例の評価から身体・高次脳機能障害として適したものはどれか？ すべて選べ
1. 記憶障害
2. 注意障害
3. 病識の低下
4. 左半側空間無視
5. 半盲

3 ▸ 問題点および課題

ⅰ）主要な問題

　　本症例における各評価から身体機能障害は比較的軽く，基本的な移動動作やADLを行うための上下肢機能は保たれていた．一方で，移動における目的地到達困難や，食事における食べ残し・更衣における着衣の誤り／修正困難などといった基本的なADLの障害が生じていた．高次脳機能評価から重度の注意障害と左半側空間無視が疑われ，ADLにおける障害像と合致していた．

　　これらのことから，本症例において，退院・社会活動復帰を妨げている，あるいはADLの主たる阻害因子となっている機能障害は，注意障害・左半側空間無視であると考えられ，これらに対する治療プログラムの立案が必要であった．

ⅱ）副次的な問題

　　主要な問題としてあげた注意障害・左半側空間無視の回復を図っていくうえで直接的な阻害因子以外の要因として，主訴で訴えがないことやCBSの結果などから病識の低下があげられた．注意障害や左半側空間無視の改善を図っていくにあたり，まずは病識の定着が必要となる[1] [2]．病識の低下は患者と疾病罹患による問題点や目標設定の共有，円滑な治療プログラムの立案や実施を妨げ，回復の阻害因子となることが多い．このため，病識定着に向けた治療プログラムの立案が必要であった．

能力養成問題　　　　　　　　　　　解答は次ページ以降に

問3 左半側空間無視を呈する症例の基本動作における特徴として誤っているものはどれか？

❶ 起き上がるとき，左上下肢を忘れる
❷ 座っているとき，左側からの声かけには反応できる
❸ 車いすから立ち上がるとき，左側のブレーキを止めずに立ち上がる
❹ 廊下を歩くとき右側の壁に近づいて歩く

---

4 ▸ 介入

ⅰ）臨床推論

① 主要な問題への介入

　　本症例は身体機能の障害は軽度であり，病棟での基本動作を行ううえでの身体能力・バランス能力は比較的良好に保たれていた．その一方で，病棟での行動障害（左側目的地の認識困難，移動時の左折困難），各検査結果（BIT・CBSなど）における障害は顕著であり，これらか

ら，主たる問題点は左半側空間無視，注意障害（持続性・選択性・配分性）であると考えられた．側頭葉・頭頂葉・前頭葉の病変からもこれらの症状の出現は予想され，比較的広範な障害を呈していることから，これらの症状が遷延化すること，今後の病棟生活および退院後の社会生活における阻害因子となることが予想された．これらに対して，まずは左側に対する探索能力の改善，注意の持続性・選択性・配分性の改善を図るための治療プログラム立案が必要であった．具体的には，机上課題や動作場面での左側への注意指向練習や探索課題などを行っていった．また，同時に日常生活場面での左側への注意指向や物品・対象物の探索課題，病棟や院内，屋外での移動練習を実施していくことが重要であった．

② 副次的な問題への介入

さらにこれらの障害の改善を図っていくため，上記のプログラム実施に先立ち，病識の定着を図る必要があった．

また，注意障害や左側無視症状の遷延化が予想されたことから，機能障害に対する直接的なアプローチとともに，徐々に生活動作の円滑化，行動範囲の拡大を図っていくことが求められ

能力養成問題 解答

問1 ❸ WAIS-Ⅲ

❶ TMT-A/B は選択的注意，注意の転換の評価，❷ CAT は総合的な注意評価，❹ Stroop test は選択的注意の評価が可能となるため，正しい．❸ WAIS-Ⅲ は成人知能検査であり，注意障害を選択的に評価する際には適さないため，誤りである．

問2 ❷注意障害，❸病識の低下，❹左半側空間無視

❶ HDS-R，MMSE，リバーミード行動記憶検査などの検査結果から記憶障害が疑われたが，会話内容やスケジュールなど，注意を向けてしっかりと入力された内容や自身が体験したエピソードについては正確に記憶されていた．これらの検査結果における失点は注意障害や左半側空間無視の影響が疑われた．

❷ TMT，かな拾いテストなどの結果や ADL 評価から全般性・選択性・配分性注意障害が疑われた．前頭葉・側頭病変部位からも症状の出現が予想された．

❸ 明らかな臨床徴候があるにもかかわらず，主訴がないことや，日常生活場面での無視症状の評価とその自覚を評価する CBS において，主観／客観の乖離が著しいことから，病識の低下が疑われた．本症例のように前頭葉・頭頂葉病変による注意障害・半側空間無視に合わせて，病識の低下がみられる症例が多い．机上検査と ADL 評価に合わせて，本人の内観の確認が重要である．

❹ 各動作での左側物品や目的物の見落とし，左側身体を使用した ADL における障害から左半側空間無視が疑われた．側頭葉・頭頂葉・前頭葉の病変部位からも症状の出現が予想された．BIT が左半側空間無視の診断に使用されるが，点数だけでは無視やその特性については判断できないため，検査時所見や各検査結果詳細の確認が必要である．

❺ 左側の見落としなどから半盲が疑われたが，病巣から視覚野や視覚−頭頂経路・側頭経路前半の障害はみられなかった．このことから，これらの障害や前頭・頭頂病変による注意障害・左半側空間無視によるものと考えられた．

た．そのためには代償を含めた日常生活場面での動作遂行能力の改善が必要であり，これらに留意してプログラムの立案を行っていく必要があった．

能力養成問題
解答は次ページ以降に

問4 本症例において，回復期理学療法開始時に適当と考えられるプログラムはどれか？
1. 病識の低下に対し，疾病・障害の概要について説明する
2. 病識の低下に対し，検査結果を提示し，機能障害の存在やその程度についてフィードバックを行う
3. 注意障害に対し，集中力（注意持続性）を高めるため，外乱の多い環境で注意課題を実施する
4. 注意障害・半側空間無視に対し，机上課題を中心に実施する
5. 注意障害・半側空間無視に対し，病棟や屋外での移動練習を実施する

ii）介入プログラム

① 病識の定着を図る

　本症例において，主たる問題点と考えられた注意障害・左半側空間無視の改善を図っていくのに先立ち，機能障害によって生じていたADLや行動における問題点を本人が全くといっていいほど認識していなかったこと，つまり病識低下が生じていたことに配慮したプログラム立案が重要であると考えた．まずは，机上検査結果や行動障害の内容を直接的にフィードバックするのではなく，自室に辿り着けない，他患者病室に入ってしまうなど本人が認識している

能力養成問題解答

問3 ②座っているとき，左側からの声かけには反応できる

1. 左半側空間無視患者は左側身体の管理の忘れが生じることが多く，左上下肢麻痺を呈している場合には疼痛を惹起する原因となる場合があるため，左側身体管理の定着を図る必要がある．
2. 左半側空間無視患者は視覚的な左側の無視だけではなく，聴覚的な注意の左右差が生じる場合があり，このような場合には左側からの声かけに反応しづらい場合がある．しっかりと指示を入れたいときなどは右側から声をかけるなどの配慮が必要である．
3. 車いすを使用する左半側空間無視患者は，左のブレーキやフットレストの操作の忘れなどを生じることが多い．左側への注意指向と物品の操作の定着を図る必要がある．
4. 左半側空間無視患者は比較的広いスペースを歩く際は右側に歩行路偏倚する場合がある．右側に注意偏倚していることが原因として考えられ，移動の効率低下や左側障害物への衝突などの問題があげられる．

きごとについて，客観的な事実として共有した．本人の訴えについては原因を疾患や障害に求めるのではなく，傾聴した．このようなやりとりのなかで，こちらの実施する検査や課題に協力的な様子がみられるようになり，徐々に疾病やそれによって生じる障害の存在や発症の可能性について，客観的な知識として共有していった．信頼関係の構築，疾病に関する知識の定着が図れたら，実際の検査や課題場面での問題点の共有に移った．

　課題は，なるべくシンプルで，かつ障害によるエラーが生じるもの，結果をみて簡単にエラーが生じたことに気づけるものを選択した．結果を見せて，エラーが生じているのを確認した後，自己での気づきやフィードバックを受け入れる前に修正を行ったり責任転嫁をしたりする場合があり，このような場合はフィードバックの受け入れに問題が残ることが考えられた．そこで，このような場合にはフィードバックの方法を変え，実際に検査を行っている場面をビデオなどで撮影し，検査実施場面のビデオ動画を供覧した（**図4**）[2) 3)]．本症例の場合，このようなフィードバックを行っただけでも机上検査や日常生活場面での行動障害に大きく変化がみられた．

> **！ここがエキスパート**
>
> 声かけ，フィードバックなどのかかわりが必要な場合，理学療法士が積極的にかかわろうとすればするほど，傾聴や患者の行動を待ってあげることが難しくなる場合がある．特に，病識に対するアプローチはデリケートな部分があり，具体的なかかわりをする前に確かな信頼関係を構築することが大切である．ここで示されているように，信頼関係の構築，疾病の知識の定着，課題場面での問題点の共有など，段階的に進めることが重要である．
>
> （編集より）

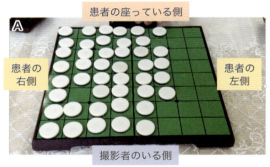
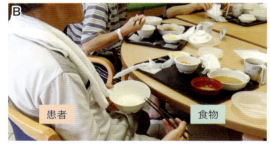

図4　課題・ADL場面の動画フィードバック
A）オセロの石を並べる課題．対面から撮影することで，左側の並べ残しがわかりやすくフィードバックされる．B）食事場面．左側食物の食べ残しについてフィードバックを行う．こちらも対面の撮影から開始，食べ残しに気づけるようになったら，撮影方向を変化させる（写真は食物が右側に写るように撮影）．

② 実際場面での動作練習を実施する

・多職種による介入

　信頼関係の構築，疾病・障害に関する知識および病識の定着がみられてきたら，直接的な注意課題，左半側空間無視に対する課題を実施していった．本症例は作業療法，言語聴覚療法も同時に処方されていたため，多職種で介入課題の検討や調整を行った．本症例の場合，言語聴覚士が，机上課題として，一般的な探索課題に加えて計算問題やパソコン入力など実生活場面でも使用する課題を行った．また，作業療法士が，左側注意指向・探索能力の改善と動作完遂のための代償の定着を図り，トイレ内動作，食事動作，更衣動作の各課題を実際の場面で練習

した．理学療法士では病棟で生じていた移動の困難さ，身体に対する無視や運動の拙劣さに対するアプローチを中心に実施した．

・病棟での移動練習

　右側からの視覚刺激を遮断した状態で後方から誘導しながら病棟内の歩行を行い，フロアへの入り口となるエレベーター，食事席，トイレなどから自室ベッドまでの移動練習を行った．これにより右側への注意転導を防ぎ，左側からの情報の入力を増やすことができ，自室と各目的地間の移動がスムーズとなる．それでも左折や左側目的地の探索・発見が困難な場合は，次に曲がる方向や目的地がある方向などを口頭で教示し，注意指向を促した．スムーズに移動が可能になってきたら，徐々に右側からの情報入力を増やしていき，左右から情報が入っている状態でも移動が可能となるように練習した．

・作業練習

　次に，更衣や左側身体を使用した作業（パソコン入力）などに対して，自己身体に対する探索の促しを行った．具体的には，衣服に洗濯バサミをつけ，それを探索させる課題（図5）や，更衣動作における衣服着脱時の左側身体への感覚入力，これに対する注意指向の促しを図った．また，適切な方法での衣服の着脱の反復を行った．このとき，本人が性急・努力過剰となる際は，リラクセーションを促し，こちらが動作を介助しながら左側身体の運動や感覚を強調した

能力養成問題 解答

問4 ❶病識の低下に対し，疾病・障害の概要について説明する，❺注意障害・半側空間無視に対し，病棟や屋外での移動練習を実施する

❶病識の低下に対し，まずは原疾患罹患の事実を共有する．次に疾患罹患によって生じうる障害やその内容について，客観的な知識として共有をする．

❷本症例のように病識の低下をきたしている患者に対して，病識定着や信頼関係構築ができていない状況で検査結果を直接的にフィードバックしても，同意が得られないばかりか否認してしまい，信頼関係を崩してしまい，その後のリハビリテーションの阻害になりかねないため注意が必要である．

❸注意持続の改善を図る際，環境や課題による外乱によって課題の難易度の調整が可能となる．しかし，本症例のように，重度の注意障害を呈する患者の場合，外乱が多い環境では過負荷となり，課題に集中できず注意持続課題として十分に効果が得られない場合があるため注意が必要である．

❹本症例のように，注意，半側空間無視重度な患者では机上課題では課題に十分集中できないことがある．また，病識低下がみられる患者では課題実施に対する意欲が得られない場合がある．ベースの注意機能向上とともに，もしくはそれ以上に日常生活上で問題となっている活動などを課題に取り入れ，実施することが重要である．

❺❹で解説したように，日常生活上で問題となっている活動などを課題に取り入れることが重要である．

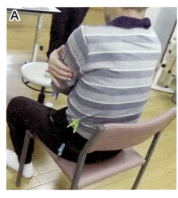 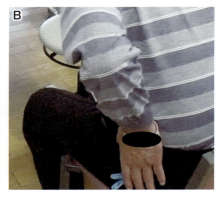

図5　衣服につけた洗濯バサミを探索させる
A）左半身の探索が拙劣であったり，取り付けられた洗濯バサミの発見が困難であったりした．B）左手での探索時は洗濯バサミに触れても気づけない場合があった．これらの様子をビデオなどでフィードバックすることで，徐々に探索がスムーズとなった．＊手首の黒楕円は個人情報保護のため．

り，口頭でのフィードバック＊をしながら動作を行った．パソコン入力などの精緻な課題については，苦手とするキーの入力動作を運動部位や運動そのもの，感覚に注意を向けてもらいながら反復して行った．

※ 病識が乏しい時期は移動や更衣，パソコン入力の際中にはフィードバックを行い．作業完遂後，明らかに誤りとわかる結果（目的地への到達困難，更衣での前後の誤り，襟から腕を出してしまうなど）についてフィードバックし，修正を介助下にて行った．注意・半側無視に対するアプローチに協力が得られるようになったら，本人にはなるべくリラクセーションしていただき，介助下で更衣やキーボード操作を行い，袖口に腕を通す際の感覚やパソコンのキーを押す感覚（衣服と腕が擦れる感覚，キーを押した際の指先にかかる圧迫など）について，共有・フィードバックした．

5　介入結果

i）評価

　介入の結果，転院から2週間（第29病日）程度で，疾病や障害に対する客観的な知識と自身にそのような障害が起こっていることが，まだ実感は完全ではないものの理解できているとのコメントが得られた．完全ではないが，自身に生じている無視症状や注意障害症状に関する自覚も一部得られるようになった．第35病日になると机上検査における無視症状は大幅な改善が認められた（**表2**）．2週間以降は注意課題や日常生活において，問題が生じていた各動作（移動・更衣など）や応用的な動作（パソコン入力など）を，左側探索や注意指向・配分など負荷量を調節しながら実施した．その結果，BITではカットオフを上回る改善を認めた（第54病日）．ADLでは自身の身の回り動作についてはほとんどの動作が患者自身で可能なレベルとなった．一方で，日常生活上での無視症状は残存しており，主観による評価も客観評価との完全な一致には至っていなかった．また，屋外での移動における，横断時の車の確認不足や目的地を通過してしまうなどといった症状も残存しており，見守りが必要であった．

表2　左半側空間無視と日常生活自立度の評価結果推移

		初期評価 第20病日	再評価① 第35病日	再評価② 第54病日
半側空間無視検査（BIT）	通常検査	47	122	138
	行動検査	39	58	70
日常生活上の半側空間無視検査（CBS）	主観	0	3	4
	客観	15	10	7
機能的自立度評価（FIM）	運動	74	−	89
	認知	30	−	31
	合計	104	−	120

ⅱ）考察

① 病識の定着について

　本症例は側頭・頭頂・前頭葉病変による注意障害，左半側空間無視，病識低下をきたした症例であった．机上検査，病棟生活場面での移動・各生活動作における困難を示しており，一方で本人からはこれらの症状に対する明らかな訴えは聞かれなかった．前頭・頭頂葉病変による注意障害・左半側空間無視は課題における注意持続・選択性の障害，左側への注意指向の困難さに合わせて，これらの症状に対する自覚（病識）の欠如を伴うことも多い[1][2]．このような症例に対してはまず，問題意識や課題に対する意欲や積極性の惹起が必要である．軽症例であれば，検査および日常生活における問題点のフィードバックや疾病・障害に関する知識の共有によって，本人の意識化・注意の惹起や指向性の促しが可能となる場合もある．しかし，本症例のようにこのようなフィードバックが逆効果となる場合があり，配慮が必要である[2][3]．本症例の場合，事象について，客観的な事実としてセラピストと共有し，本人の内観を否定しないことからアプローチを開始することで信頼関係の構築が図れ，その後の病識の定着に向けたアプローチがスムーズに行えたと考えられる．病識の定着に際しても，課題実施後に結果をフィードバックするのではなく，検査や課題実施場面をビデオなどで供覧することで本人の行為をフィードバックして自己の障害に対する認識を促した．このことは，内発的な注意の惹起につながり，有用なアプローチであったと考えられる[3]．

② 実際場面での動作練習について

　その後の注意障害・左半側空間無視に対するアプローチでは，選択・配分性注意や左側注意指向の促しを目的とした机上課題および日常生活場面での移動や生活動作の練習を行った．さまざまなアプローチが提唱されているが，どの方法においても机上検査における改善がみられる反面，日常生活における症状の改善や長期経過における効果については明らかになっておらず，課題とされている[2][4][5]．本症例では，自室への移動困難や着衣におけるエラーといった，日常生活において直面していた生活動作や計算，パソコン入力といった病前の能力と比較しやすい作業を選択して，実際の動作場面での選択・配分性注意や左側注意指向の促しを行った．結果，病識低下・注意障害・左側半側空間無視は改善傾向がみられ，屋内での基本的な移動能力やADL能力の再獲得に至った．反面で，これらの障害はいずれも軽度残存しており，屋外で車の往来が多い箇所での移動に見守りが必要であった．症例は外出・余暇活動への復帰を引

き続き強く望んでいるが，第54病日における再評価時点でのこれらの活動への復帰に伴うリスクについては理解されており，付き添いのもと実施する方向で調整を行った．すなわち，まずは付き添いなどといった安全な環境設定のもと，外出活動への復帰を図り，段階的に新たな生じる問題点に対し，注意・左側無視症状の改善と安全に活動を遂行するための対処（代償）を行っていくことで，能力の改善と活動範囲の拡大が図っていけるのではないかと考えた．

● 引用文献

1）「高次脳機能障害学 第2版」（石合純夫/著），pp151-174，医歯薬出版，2012
2）「PT・OTのための高次脳機能障害ABC」（網本 和/編），pp104-131，pp197-200，文光堂，2015
3）Tham K, et al：Training to improve awareness of disabilities in clients with unilateral neglect. Am J Occup Ther, 55：46-54, 2001
4）Luauté J, et al：Visuo-spatial neglect: a systematic review of current interventions and their effectiveness. Neurosci Biobehav Rev, 30：961-982, 2006
5）「脳卒中の神経リハビリテーション 新しいロジックと実践」（宮井一郎/編），pp247-253，中外医学社，2017

● 参考文献

・「脳卒中理学療法 コア コンピテンス」（網本 和，渡辺 学/編），pp247-251，pp274-296，中外医学社，2018

第2章　回復期

9 姿勢を改善させることは摂食・嚥下障害に有効か？

左被殻出血，陳旧性多発性脳梗塞（両片麻痺，体幹機能障害，仮性球麻痺）

下杉祐子，佐藤英雄

目標
- 摂食・嚥下障害を示す両片麻痺と体幹機能障害をもつ症例において，何を評価するのかを理解する
- 摂食・嚥下機能と姿勢・筋・呼吸との関係，および評価結果の解釈と理学療法プログラムについて理解する
- 他職種との協業（チームアプローチ）について理解する

1 症例提示

ⅰ）概略

年齢	60代前半
性別	男性
体重	67.5kg
身長	167cm
BMI	24.2kg/m²
診断名	左被殻出血，陳旧性多発性脳梗塞
障害名	両片麻痺：右片麻痺・左片麻痺，体幹機能障害，仮性球麻痺
合併症	高血圧，糖尿病（内服治療中）
背景因子	80代後半の母（脳梗塞の既往あり屋内杖歩行），50代後半の妹（はしか後遺症により視力・聴力に障害があるが家事は可能）の3人暮らし
既往歴	5年前：高血圧，糖尿病．3年前：右橋梗塞（左片麻痺）．MRIにて陳旧性多発性脳梗塞を指摘された

ⅱ）現病歴

　入浴中に急に具合が悪くなり，右下肢の運動障害を認めたため，救急車にて神経内科に緊急入院した．入院時意識清明，右片麻痺，構音障害がみられ，その後嚥下障害，四肢不全麻痺を呈した．発症から第52病日にリハビリテーション目的にて当センターへ転院した．

2 初期評価

ⅰ）問診

主訴：お尻が痛い（車いす座位時），食事がまずい（ミキサー食）
ニード：自力で食事をとれること

ⅱ）画像所見（CT画像：第52病日，MRI T2強調画像：3年前）

3年前の右橋出血と視床を含む多発性脳梗塞から左上下肢の重度麻痺と感覚障害が出現していたことに加えて，第52病日の内包，放線冠領域にわたる被殻出血により右上下肢の運動麻痺と感覚障害が加わり体幹を含む四肢麻痺に至ったと推測される（図1）．

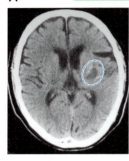
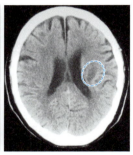

CT画像（第52病日）

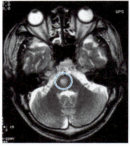
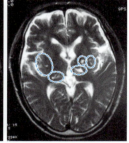

MRI T2強調画像（3年前）

図1　本症例の頭部画像
A）CT画像：左被殻出血（左基底核～放線冠領域に低吸収域）．B）MRI T2強調画像：陳旧性右橋梗塞と多発性脳梗塞（基底核，視床，放線冠）．

ⅲ）評価（第59病日）

① 食事の状況

概要	標準型車いす座位にて，3食経口摂取
藤島グレード	グレード7．食物が変化するときや食事後半でムセが多くみられた
食事動作	全介助．自力でスプーンを口に運ぶことはできるが，食物をすくい，口腔へ取り込むことが不十分であるため自力摂取困難
食形態	嚥下食2-1（全粥ミキサー，ゼリー，アイス，おかずミキサー）
所要時間	40分以上．食事中に殿部の痛みが出現した
食事場面	姿勢が徐々に左方向へ傾き，介助者による支えが必要であった（図2AB）．スプーンの位置が口から離れたところより開口した状態で構えていた（図2C）．スプーンが口に入らない状態で口唇を閉鎖していた（図2D）

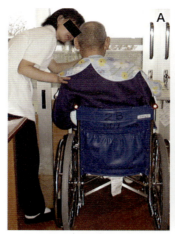
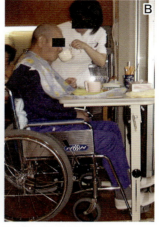
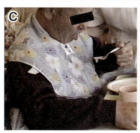
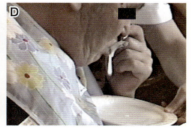

図2　食事場面（第59病日）

② 嚥下機能

水飲みテスト		1口目（3cc）でムセあり．検査を中止した
嚥下造影検査 （VF）	先行期	問題なし
	準備期	下顎運動は上下運動であったが，臼磨運動は認められなかった
	口腔期	左右方向への舌運動低下を認めた
	咽頭期	努力嚥下様の頸部屈伸運動あり，特に水分では舌骨・喉頭挙上遅延による嚥下前の誤嚥を認めた（図3）
		頸部伸展位での舌骨・喉頭運動は前方への水平運動が乏しいが（図3A），頸部屈曲位では上方への垂直運動が乏しかった（図3B）．食塊の通過は左側の食道入口部を優位に通過したが量は少ない（図3C）．食塊は右梨状窩に残存した（図3D）が，複数回嚥下で残留は消失していた
	食道期	食塊の停滞，逆流はなかった

③ 呼吸機能

肺活量	1.47L（％VC：43.8％）	FEV 1%	1.22L	PFR	2.13L/秒
安静時呼吸数	19回/分				
安静時SpO₂	94〜96％				
呼吸パターン	胸郭運動はほぼみられず腹式呼吸優位				
咳嗽機能	ムセはみられるが咳による痰の喀出は困難				
胸郭拡張差	腋窩レベル 0cm，剣状突起レベル 0cm，胸郭下部 0cm				

側面

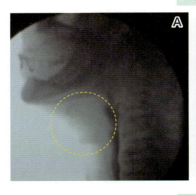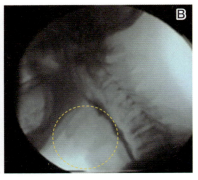

正面

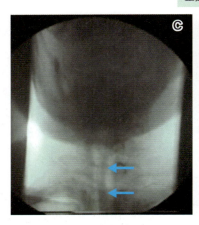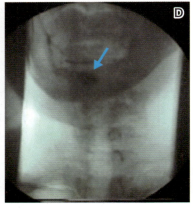

図3　嚥下造影検査（VF）（第59病日）
A）頸部伸展位では，舌骨・喉頭の前方への水平運動は乏しい．B）頸部屈曲位では，舌骨・喉頭の上方への垂直運動は乏しい．C）食塊（→）は食道の左側を優位に通過．D）食塊（→）は右梨状窩に残存．

④ 身体機能

運動麻痺（BRS）	上肢：右Ⅱ左Ⅲ，下肢：右Ⅱ左Ⅱ，手指：右Ⅱ左Ⅱ
感覚（触覚）	右上下肢重度鈍麻（4/10），左上下肢中等度鈍麻（6/10）
深部感覚	右・左上下肢中等度鈍麻
関節可動域	頸部屈曲：20°，頸部側屈：右30°左20°，肩関節屈曲：右130°左100°，肘関節伸展：右-20°左-20°，股関節屈曲：右100°左95°，股関節伸展：右左-10°，膝関節伸展：左-5°，足関節背屈：左5°
体幹下肢運動年齢（MOA）	4カ月（頸定，よりかかり座位可能）
認知機能検査（MMS）	24/30，数字の順唱は五桁
上肢機能検査（MFS）	右0，左22
握力	右は計測不能，左5.4kg

⑤ 座位姿勢, 座位バランス (図4)

　自力での座位保持不可. 体幹・下肢の筋緊張は低下し, どの方向にも安定性低く (特に右側), 能動的な重心移動は困難であり, 頸部から両側肩甲帯に過緊張が認められた. 骨盤は後傾し, 胸椎は屈曲・右側屈・右回旋していた. また, 頸椎は右側屈・左回旋しており, 下位頸椎で屈曲, 上位頸椎で伸展し, 頭部を正中位に保持しているが全体的に右に傾いていた.

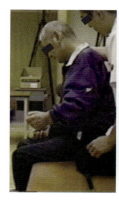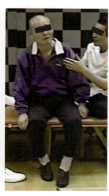

図4　座位姿勢・座位バランス (第59病日)

⑥ 基本的動作およびADL

座位保持, 起居および立ち上がり	全介助
歩行	不能
日常生活活動 (ADL)	全介助
ADL自立度 (BI)	5点 (尿便失禁)
機能的自立度評価 (FIM)	38点 (運動項目14点, 認知項目24点)

能力養成問題　　　解答は次ページ以降に

問1 本症例において, 食事 (食形態) の段階をあげる際, 確認すべき項目で誤っているのはどれか?

❶ 発熱の有無
❷ 呼吸状態
❸ 脳画像
❹ 食事時間

3 問題点および課題

ⅰ) 主要な問題

　　食事に直接かかわる，嚥下，食事姿勢，操作，痰の喀出困難が主要な問題と考えられた．

①嚥下機能の低下（準備期〜咽頭期の障害）

②姿勢保持能力の低下（体幹，下肢の機能低下による）

③食事の自力摂取困難（上肢機能低下による）

④咳による痰喀出困難と誤嚥性肺炎のリスク

ⅱ) 副次的な問題

⑤呼吸機能の低下（肺活量低下，浅く速い呼吸，胸郭可動性低下）：上記の①②④に影響

⑥頸部の随意性低下および可動性低下：上記の①に影響

⑦上下肢の運動麻痺：上記の①③に影響

能力養成問題　　　　　　　　　　　　　　　解答は次ページ以降に

問2　以下で正しいものはどれか？

❶ 食べる機能の障害を「摂食・嚥下障害」という

❷ 大脳病変では嚥下障害にはならない

❸ 嚥下反射時に呼吸は停止しない

問3　摂食・嚥下は，食べ物を認識してから口を経由して胃の中へ送り込む，一連の動作のことである．それらの一連の動作を5段階に分けて考えられることから「摂食・嚥下の5期」とよばれている．摂食・嚥下の5期について正しいものはどれか？

❶ 準備期（第2期）には咀嚼運動が行われる

❷ 口腔期（第3期）には喉頭の動きが大きく関与する

❸ 咽頭期（第4期）では舌運動が重要となる

---

4 介入

ⅰ) 臨床推論

　　本症例は両側性の脳病変による仮性球麻痺から嚥下障害を呈しており，加えて体幹・下肢機能低下により二次的に嚥下運動（強さ，円滑さ，タイミングなど）を困難にしていると考えられた．特に，咽頭期嚥下運動では，舌骨・喉頭の前上方への動きが乏しく，頸部の屈伸運動で代償しているため，食塊の咽頭通過と嚥下運動のタイミングが一致しないことが問題であった．

　　具体的には，四肢・体幹の随意性および支持性低下を認め，姿勢保持にかかわる股関節周囲

や腹部の筋緊張低下により端座位保持が困難だった．座位保持能力やバランス能力の低下により，体幹屈曲や側屈および回旋（捻じれ）が生じ，嚥下にかかわる筋の付着部である頭部と胸郭の相対的位置関係が崩れていた．頭部と胸郭の相対的位置関係の崩れと頸部や舌骨・喉頭周囲の筋緊張不均衡は，下顎や舌運動，舌骨・喉頭の動きを低下させ，口腔内の食塊の動きや食道入口部の内圧に変化をもたらし嚥下を妨げていた．加えて食事場面における車いす座位において姿勢の修正が困難で，能動性に欠けた固定的な姿勢となるため殿部の痛みを生じていた．自ら姿勢をコントロールできない過剰な筋緊張を伴う固定的な姿勢では，運動が画一的になりやすく，食事動作をより困難にしていた．一方，腹部筋の低緊張や胸郭の可動性低下は呼吸機能低下を引き起こし，呼吸は浅く頻回で嚥下時の呼吸タイミングも合わず，ムセや誤嚥，咳嗽力の低下に関連するとともに，嚥下と呼吸の協調性に影響をおよぼしていた．

能力養成問題　　　解答は次ページ以降に

問4　本症例の摂食・嚥下障害の問題解決方法を適切に表しているのはどれか？

❶ 高度の頸部可動域制限を有する場合や体幹の不安定性があっても，それらを改善することは摂食・嚥下機能には大きく影響しない

❷ 環境（テーブル，車いすなど）を設定して姿勢を調整し体幹を安定化することは摂食・嚥下機能の改善に寄与する

❸ 呼吸練習により換気量や呼吸パターンを改善することは嚥下機能に関与しない

ii）理学療法プログラム（図5～10）

❶深い呼吸を促し，筋緊張の調整，腹部筋の活性化，呼吸機能の改善を図る（図5）

❷頸部筋の筋緊張の調整と頸部や胸部などの随意性および関節可動域の改善を図り，嚥下運動の向上を図る（図6）

❸さまざまな姿勢および動作を通じて身体と支持基底面を知覚し，筋緊張を整え，座位の安定性と姿勢の改善を図る（図7～10）

❹食物の操作がしやすいような道具を検討する．頭頸部の位置や傾き，筋緊張を指標にしながらテーブルや車いすの調整をして食事環境を整える

能力養成問題 解答

問1　❸脳画像

❶ 摂食嚥下障害患者において誤嚥の有無を確認することは必須である．誤嚥性肺炎では炎症反応と発熱が認められる．❷ 誤嚥性肺炎は，呼吸パターンの変調，SpO_2の低下，努力呼吸など呼吸状態の変化を伴う．❸ 誤嚥性肺炎の場合は，脳画像ではなく胸部写真を確認することが適切である．❹ 長時間の食事は疲労による誤嚥の原因となる．1回の食事の所要時間の目安は30分とされている．

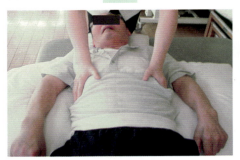
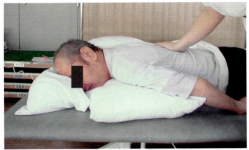

図5 呼吸へのアプローチ
A）タオルや枕を使用し身体と支持基底面の接触面積を増やした．支持基底面（体重を支えている面）から，身体を揺すりながら知覚（感覚）を促した．胸郭下部に理学療法士の手を当て胸郭の動きに合わせて胸郭背面の支持基底面を意識させながら呼気に合わせて胸郭を下制し呼吸を介助して深い呼吸を促した．B）腹臥位で深い呼吸を促した．胸郭下部に手を当て，吸気は背部から殿部にかけて息を入れるように誘導した．また，呼気は軽く圧迫を加えて呼吸を介助した．

① 食事場面の環境設定

　手の随意性および握力が低下していたため，スプーンの柄を太くし，握りやすい形状にした．食事中に殿部の痛みが出現したため，座圧を計測した結果，高い圧が検出された．そこでバックサポートにベルトを加えて高くし，座面には低反発クッションを使用し，両足をフットサポートから下ろして，両上肢をカットアウトテーブルに置いたところ，座圧は改善した（図11）．

② 他職種との協業（チームアプローチ）

　医師，理学療法士，言語聴覚士，作業療法士，看護師があげた問題やアプローチ内容についてミーティングを開き，リハビリテーション目標を自力で食事を摂取できることに設定した．言語聴覚士がチームリーダーとなり，食事場面を各職種が定期的に観察した．共通の問題点

能力養成問題 解答

問2 ❶ 食べる機能の障害を「摂食・嚥下障害」という

❶ 摂食・嚥下は，食べ物を認識してから口を経由して胃の中へ送り込む一連の動作のことである．「摂食障害」は，食行動を中心にいろいろな問題が現れる疾患で，主に神経性やせ症・神経性過食症・過食性障害のことを指す．❷ 嚥下運動には，大脳皮質の運動野や感覚野，島皮質が関与するため，大脳病変により嚥下障害を呈することがある．❸ 嚥下反射時には喉頭蓋が反転して喉頭を閉じる（喉頭閉鎖）ことで，呼吸は停止する．

問3 ❶ 準備期（第2期）には咀嚼運動が行われる

❶ 準備期（第2期）では，食物を口に取り込み（捕食），唾液とよく混和しながら咀嚼し，舌と口蓋で食物を押しつぶす．咀嚼時の下顎は水平方向の運動（臼磨運動）が主体となる．❷ 口腔期（第3期）には舌の動きが大きく関与する．咀嚼により口腔内にばらけた食物を舌でまとめて食塊を形成し，咽頭に送り込む動きがみられる．❸ 咽頭期（第4期）には咽頭収縮や舌骨・喉頭の挙上が起こり，食道入口部が開大する．

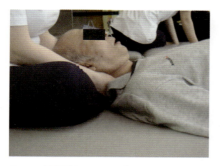

図6 頭頸筋へのアプローチ

頭部から頸椎に手を当て，頸部周囲筋短縮および筋緊張，喉頭の位置や動きを確認し，左右へ小刻みに揺すった．揺すりの大きさや速さを変化させて全身の筋緊張を整えた．筋短縮の著明な後頸筋群に対して，筋を圧迫しながらストレッチを行った．

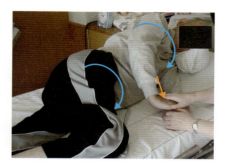

図7 寝返り動作による腹部などの筋活動の活性化

上肢の重さを保持して（→）肩甲帯が前方へ引き出されるように誘導した．支持基底面（床反力）の変化を知覚させながら頭部・胸郭の回転運動（→）から腹部の筋活動を促し，骨盤帯の回転運動を誘導した．

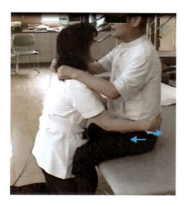

図8 座位での坐骨探索と重心移動

理学療法士が両上肢の重さを支え体幹が崩れないように支持した．坐骨を支点に床反力の大きさ，方向を探索するように前後・左右へ重心移動を誘導した．頸部や体幹の屈曲や側屈の代償が起こらない範囲で行い，伸筋群の活動を活性化した．

（食事中のムセの有無，姿勢の崩れ，食事時間の延長など）を把握し，それを改善する目標を共有した．

能力養成問題 解答

問4 ❷環境（テーブル，車いすなど）を設定して姿勢を調整し体幹を安定化することは摂食・嚥下機能の改善に寄与する

❶ 高度の頸部可動域制限を有する場合や体幹の不安定性があると，舌骨・喉頭周囲の筋緊張の不均衡により円滑な摂食・嚥下運動が制限される．❷ 摂食・嚥下機能に体幹の安定性は重要である．安定した座位姿勢のためには環境調整が重要であり，車いすのクッションの選定やテーブルの高さの調整などの工夫が必要である．❸ 呼吸練習によりできるだけ深くゆっくりした呼吸を引き出すことは，嚥下と呼吸の協調を改善し嚥下運動の向上に関与する．

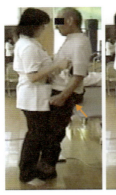 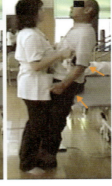

図9 立位での伸展活動の促通

膝折れを防止するため理学療法士の両膝で患者の膝を支えながら少ない筋活動で姿勢がコントロールできる位置を患者と一緒に理学療法士が探した．ベッドの縁を用いて寄りかかり，立位姿勢を保持しながら，頸部・胸椎および股関節の伸展活動を促した．胸郭下部にベルトによる支点を与えることで能動的な動きが起こしやすくなった．

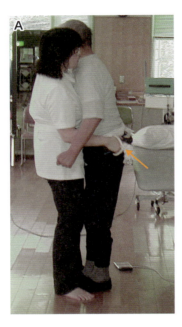

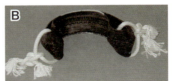

図10 立ち上がり動作の誘導と体幹・下肢への筋活動の促通

A）昇降式ベッドで高さを調整し，下肢の筋活動を得やすい位置にした．膝折れを防止するため理学療法士の両膝で患者の膝を支えながら，殿部をベルトにより支持して立ち上がり動作を誘導した．床反力を意識して，立ち上がることにより体幹と下肢の筋活動を促通した．B）胸郭下部および殿部を支持するために自転車のゴムチューブを折って使用した．

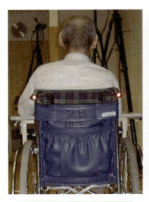 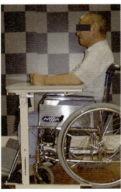 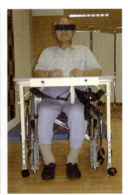

ベルトを用いてバックサポートを高くした　　カットアウトテーブルを用いた　　シートには低反発クッションを用いた

図11 環境調整（車いすと机）

5 介入結果

ⅰ）評価（第73病日）（第59病日からの変化点のみ記載）

① 食事の状況

概要	標準型車いす座位，カットアウトテーブル，柄の太いスプーン使用にて3食経口摂取（図12）
藤島グレード	グレード7．ゼリーなどの水分を含むものでときどきムセがあった
食事動作	一部介助．コップの使用は要介助．スプーンで食物をすくうことと口腔への取り込みに困難さもあるが自力摂取可能となった
訴え	「白米を食べたい」という発言があった
食形態	嚥下食3（おにぎり）
食事時間	30分以内で完食した
食事場面	頸部・体幹は伸展位．正中位を保ち崩れることはなくなった（図12AB）．スプーンが近づいてから開口し（図12C），スプーンが口に入ってから口唇を閉鎖した（図12D）

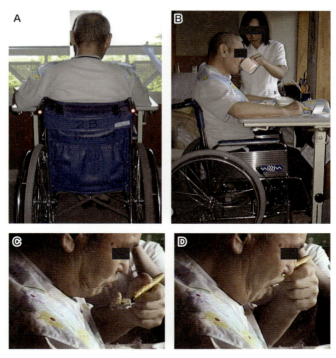

図12　食事場面（第73病日）

② 嚥下機能

水飲みテスト	5cc嚥下可能となった
嚥下造影検査（VF） 準備期	下顎運動は左周りの臼磨運動が向上した
口腔期	左右方向への舌運動が向上した
咽頭期	努力様の頸部の屈伸運動は消失し，水分でのムセも減少した（図13）．舌骨・喉頭の運動方向が上前方となり（図13A），挙上の遅延が改善し，嚥下前の誤嚥は減少した．食塊は両側の食道入口部を通過し，食塊残留はなく通過量が増えた（図13B）．

③ 呼吸機能

肺活量	2.32L（%VC：66.4%）	FEV 1%	1.31L	PFR	2.33L/秒
安静時呼吸数	14回/分					
安静時SpO$_2$	96%					
呼吸パターン	胸郭の動きを伴った腹式呼吸					
咳嗽機能	ムセはみられる．咳による痰の喀出は困難					
胸郭拡張差	腋窩レベル 0.5cm，剣状突起レベル 1.0cm，胸郭下部 1.0cm					

④ 身体機能

関節可動域（ROM）	頸部屈曲：30°，頸部側屈：右45°左30°，肩関節屈曲：右135°左110°，股関節屈曲：右110°左100°，股関節伸展：右左0°，足関節背屈：左0°
体幹下肢運動年齢（MOA）	7カ月（頸定，座位保持1分可能）
数字の順唱	六桁
握力	右は計測不能，左7.3kg

⑤ 姿勢と座位バランス機能

　腹部・股関節周囲の筋緊張が向上し，端座位保持可能となった．重心移動範囲がわずかに拡大した．上肢や頭部の能動的な動きを伴うと右後方向へ姿勢が崩れた．姿勢が崩れた際は，胸椎は屈曲・右側屈・右回旋し，頸椎は屈曲・右側屈・左回旋の動きが出現した．

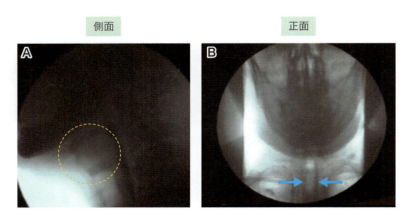

図13　嚥下造影検査（VF）（第73病日）

A）舌骨・喉頭の運動方向は上前方となった．B）食塊は両側を通過するようになり残留はなくなった．

⑥ 基本的動作およびADL

座位保持	可能
起居および立ち上がり動作	全介助
歩行	不能
日常生活活動（ADL）	全介助
ADL自立度（BI）	15点
機能的自立度評価（FIM）	43点（運動項目17点，認知項目26点）

ii）評価（第142病日）（第73病日からの変化点のみ記載）

① 食事の状況

藤島グレード	グレード7．食物が変化するときや食事後半でのムセは減少した
食事動作	自立．コップの使用，食物に合わせたスプーンの使い方が良好となった．口への取り込みの際にもこぼすことが少なくなった（図14）
食事時間	25分で完食した
食事姿勢	食物に対して能動的に体幹が前方に動くようになった

② 嚥下機能

水飲みテスト	8ccムセあり，7ccムセなし

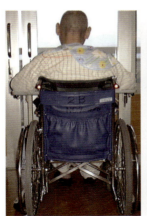
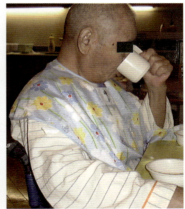
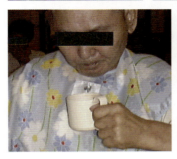
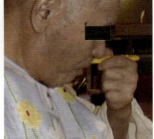

図14　食事場面（第142病日）

③ 呼吸機能

肺活量	2.89L（%VC：68.9%）	FEV 1%	1.49L	PFR	2.48L/秒
呼吸数	12回/分					
安静時SpO₂	98%					
胸郭拡張差	腋窩レベル 0.5cm，剣状突起レベル 1.0cm，下部 1.5cm					

④ 身体機能

関節可動域 （ROM）	頸部屈曲：40°，頸部側屈：右50°左50°，肩屈曲：右140°左120°，肘伸展：右-15°左-10°，股関節屈曲：右110°左100°，股関節伸展：右左10°，膝関節伸展：左0°，足関節背屈：5°

⑤ 姿勢と座位バランス機能

　第142病日には，上肢や頭部の分離した動きが良好となり，胸椎を伸展した状態で座位保持が可能となった．下肢・体幹の支持機能向上に伴い，狭い範囲ではあるが重心移動範囲も拡大し，右後方向への姿勢の崩れも減少した（図15）．

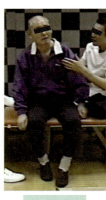

第59病日　　　第142病日

図15　座位姿勢の変化

⑥ 基本的動作およびADL

座位保持	1分以上可能
起居および立ち上がり	全介助（介助量軽減）
歩行	不能
日常生活活動（ADL）	食事動作自立
ADL自立度（BI）	25点
機能的自立度評価（FIM）	49点（運動項目23点，認知項目26点）

⑦ 帰結

　同居していた母と妹に障害があり，介護力の問題から施設へ入所した．退院先の施設へ紙面と動画を用いて本症例の状況や介護方針などについての申し送りをした．1カ月後に施設を訪問した際には，食形態は軟菜食へ向上していた．

ⅲ）考察

① 介入の考え方と実際

・病態の解釈と嚥下機能の特徴

本症例は陳旧性多発性脳梗塞と右橋梗塞に加え，今回の左被殻出血により広汎な脳病変を呈し，両側性の病巣による仮性球麻痺のため嚥下障害を生じたものと考えられた．

嚥下造影検査（VF）の結果，特に咽頭期の嚥下運動において舌骨・喉頭の前上方の動きが乏しく，頸部の屈伸運動により代償するため，食塊の咽頭通過と嚥下運動のタイミングが一致しないことが問題であった．

端座位保持が困難で頭部と胸郭の相対的な位置関係が崩れていた．これも一因となり筋緊張の不均衡により，下顎や舌運動，舌骨・喉頭の運動が低下していたと考えた．これにより口腔内や食道入口部の内圧が変化し，咽頭期に頸部屈伸運動で代償すること，食塊の梨状窩への残留および食塊の咽頭通過量の減少および左右差の所見に表れていたと思われた．

呼吸機能では，浅く頻回な呼吸により嚥下とのタイミングが合わず，ムセ・誤嚥の誘因になっており，肺活量や咳嗽力などの低下は誤嚥時の喀出を困難にしていた．腹部の筋緊張低下は強い呼気や深くゆっくりした呼吸を阻害し，胸椎の屈曲位固定は浅く速い呼吸の原因となり，加えて頸部筋は代償的に筋緊張を高め，嚥下運動を阻害していると考えられた．

つまり身体機能と座位保持能力，呼吸機能，頸部筋の緊張などの要素が互いに関連し合い，嚥下機能の低下が生じていると解釈された．

> **! ここがエキスパート**
>
> 理学療法士は姿勢・動作の障害を主なアプローチ対象とするが，摂食・嚥下障害へアプローチすることはまだまだ少ない．本症例のように両片麻痺である場合は頸部・体幹機能低下を呈することが多い．その頸部・体幹機能低下に着目し，他職種と連携して，姿勢，摂食動作，嚥下を一連の運動機能として捉えてアプローチしたことにより，摂食・嚥下障害が改善したと考えられる．姿勢はさまざまな機能と動作能力の基本であり，理学療法士として姿勢，摂食動作，嚥下の関連に着目することが大切である．（編集より）

・介入方針と経過，結果

理学療法では，まず深い呼吸を促し腹腔内圧を高め呼吸機能の改善を図った．さらに腹臥位などのさまざまな姿勢と動作を通じて身体と支持基底面を知覚する機会とし，筋緊張の調整を図った．これにより座位姿勢および安定性を改善し，さらに頸部筋の緊張緩和，胸郭可動性の改善を通じて，嚥下能力を向上することを目標とした．

経過のなかで呼吸機能とともに呼吸時の胸郭の可動性が改善し，深い呼吸が可能となり呼吸数も減少した．加えて姿勢保持にかかわる腹部や股関節周囲の筋活動が高まり，胸部の伸展位保持が可能となり，頸部の分離性も向上し，上肢の操作性の向上につながった．嚥下造影検査（VF）でも示されていた咽頭期の際の頸部の代償（屈伸）運動が減少し，不十分であった舌骨・喉頭の動きが，前上方への円滑な動きへと変化した．また，咀嚼の動きが臼磨運動へと変化し嚥下までの時間が早くなりムセも減少した．食事中の車いす座位姿勢も改善し食事動作が向上し，食事時間の短縮，食形態の向上に至った．

患者の訴えが受動的な「食事がまずい」から，能動的欲求である「白米を食べたい」へと変化したことは，摂食という行為は単なる目的動作ではなく，快刺激を求めることを通じてQOL向上の要素になることが推察された．

② 環境設定

入院当初は，車いす座位姿勢が傾きスプーン操作も困難であり，車いすバックレストの狭い範囲を支点に固定された状態で殿部の痛みを訴えていた．姿勢や運動制御は，個体（運動機能）の問題だけで決定するのではなく，環境や課題とのかかわりによって決定するとされており[1]，車いす環境の変化による摂食・嚥下機能改善の報告が散見される[2]．

これらのことから姿勢の不安定性による恐怖心や痛みによる不快感を伴う過剰な努力や，外部からの固定を必要としない環境設定を目標とした．車いすのタイプ，バックレストやシート特性などを考慮し，テーブルの高さや形状，スプーンの形状や重さによる影響を検証した．さらに座圧を計測し座位の能力や耐久性を評価したうえで，頭頸部の位置や傾きを指標に調整し設定した．その結果，摂食動作が向上し，もとの姿勢に戻ることができるなど目的に応じて能動的に姿勢を変えられるようになった．

③ 他職種との協業（チームアプローチ）

Logemann は摂食・嚥下障害患者のリハビリテーションの内容が多岐にわたることからチームアプローチの重要性を指摘している[3]．医師を中心に嚥下造影検査（VF）の評価を早期に行い，食事場面を言語聴覚士・作業療法士・看護師・歯科衛生士とともに定期的に観察し，スタッフ間で議論・検討して「障害像の整理と共有」を行った．役割分担が明確化し情報交換を円滑に行うことができた．その結果，早期から食事の自力摂取が徐々に可能となり，退院時には全量自力摂取することができたと思われる．

また，本症例はその背景因子から退院後は施設への入所となった．紙面による当院から施設への申し送りでは，正確で具体的な伝達は困難であると考えた．そこで，院内で実施していた食事動作を安定するための環境の工夫やアプローチ方法について，動画を加えて申し送りを作成した．1カ月後に施設を訪問したところ，入院中と同様のアプローチが実施されており，さらに食形態は軟菜食へと向上していた．当院におけるチームアプローチの実践が退院後の施設へ有効に伝達されたと考えられる．

■ 引用文献

1）「モーターコントロール 研究室から臨床実践へ 原著第4版」（Shumway-Cook A, Woollacott MH/著，田中繁，高橋 明/監訳），医歯薬出版，2013

2）「生活を豊かにするための姿勢づくり」（松原 豊/監，村上 潤/著），ジアース教育新社，2011

3）「Logemann 摂食・嚥下障害」（Logemann JA/著，道 健一，道脇幸博/監訳），医歯薬出版，2000

■ 参考文献

・「摂食・嚥下リハビリテーション」（金子芳洋，千野直一/監，才藤栄一，他/編），医歯薬出版，1998

・「摂食・嚥下メカニズム UPDATE 構造・機能からみる新たな臨床への展開」（Kim CL, 他/著，金子芳洋/訳），医歯薬出版，2006

・「臨床動作分析―PT・OT の実践に役立つ理論と技術」（冨田昌夫，他/編），三輪書店，2018

・「ステップス・トゥ・フォロー 改訂第2版」（Davies PM/著，冨田昌夫/監訳，額谷一夫/訳），丸善出版，2005

・「ライト・イン・ザ・ミドル 成人片麻痺の選択的な体幹活動」（Davies PM/著，冨田昌夫/監訳，額谷一夫/訳），丸善出版，1991

・「呼吸運動療法の理論と技術」（本間生夫/監，田中一正，柿崎藤泰/編），メジカルビュー社，2003

第 2 章　回復期

右前頭葉〜頭頂葉皮質下出血（左片麻痺）
重度の運動/感覚障害をもつ症例に有効な感覚入力と運動療法とは？

藤原愛作

目標
- 重度感覚障害症例について，発症の神経経路および初期評価とその留意点，解釈について理解する
- 運動と感覚の協調性にもとづいた理学療法プログラムの立案とその留意点について理解する
- 感覚障害を有した患者について，代償手段の活用なども含めた運動療法の実施について理解する

1　症例提示

ⅰ）概略

年齢	70歳代	趣味	家庭菜園，カラオケ
性別	女性	職業	主婦
診断名	右前頭葉〜頭頂葉皮質下出血	家族	夫，本人，息子の3人暮らし（夫と息子は日中仕事に出ている）
障害名	左片麻痺		
身長	153cm	既往歴	脳梗塞（10年前），脳出血（4年前），変形性膝関節症（診断日不明）
体重	46.2kg（当院入院時）		
BMI	19.7kg/m²		

ⅱ）現病歴

　自宅にて嘔吐，左片麻痺を発症し，自宅の近院に救急搬送された．近院で精密検査後に脳出血と診断された．血腫除去術を行うため，診断後に他院に転院となった．その後，血腫除去術を施行され，術後より理学療法，作業療法が開始となった．発症後第46病日にて，当院回復期リハビリテーション病棟に転院となった．

2 初期評価

ⅰ）問診

主訴：手足が動かない，左足が痛い
ニード：屋内移動：自立．屋外移動：見守り（屋内外ともに装具，歩行補助具使用）
　　　　更衣動作：一部介助．食事：自立．入浴：介護保険を利用し介助浴
ホープ：自分で歩けるようになって，夫の介助をあまり受けなくてよいようになりたい

ⅱ）画像所見

図1は症例の発症直後のCT画像である．右前頭葉〜頭頂葉に高吸収域を認め，側脳室のハの字高さのレベル（側脳室天井レベル）まで出血が広がっていることがわかる．また，側脳室の上部には上縦束という連合線維が走行しており，上縦束も損傷していることが予想された．画像上より損傷が予想された皮質の領域は，運動野（4野），感覚野（3，2，1野），補足運動野（6野），上頭頂小葉（5野），下頭頂小葉（7野）である．発症直後の視床上部レベルの画像をみると側頭葉の損傷も疑われたが，手術後のCT画像（図2）では側頭葉には低吸収域を認めなかった．また，右下頭頂小葉部と後頭葉の一部に脳梗塞または脳出血と思われる低吸収域を認めた．

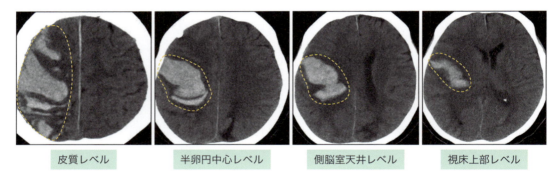

皮質レベル　半卵円中心レベル　側脳室天井レベル　視床上部レベル

図1　発症直後のCT画像
◯で囲んだ部分が出血部位．

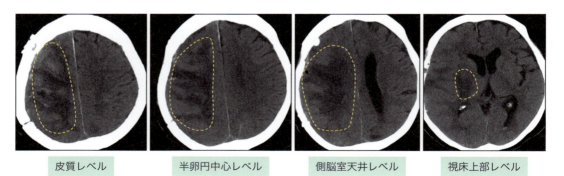

皮質レベル　半卵円中心レベル　側脳室天井レベル　視床上部レベル

図2　手術後のCT画像
◯で囲んだ部分が出血部位．

ⅲ）評価

① 全身状態

入院当日の血圧は98/58mmHg，心拍数は78回/分であった．生化学検査の結果は，ヘモグロビンが10.7g/dL，血清タンパク質が5.5g/dLと基準値を下回っていた．

② 理学的所見

運動麻痺（BRS）	左上肢Ⅱ，左手指Ⅰ，左下肢Ⅱ
感覚障害（左上下肢）	表在/深部感覚ともに重度鈍麻
関節可動域（ROM）	左肩関節：屈曲90°（P），外旋10°（P） 左膝関節：屈曲110°（P），伸展−10° ※（P）は他動時痛あり
左膝関節	内側/外側ストレステストは陽性であり，外反変形を認めた 立位歩行時には荷重痛が出現した
握力	右23kg，左0kg
体幹機能評価（TCT）	0点
筋緊張検査（MAS）	左上下肢0
視野狭窄	左下1/4 半盲
座位	自力保持ができず，左肩に2横指の亜脱臼を認め，背臥位同様に肩甲帯は右に比べ下制し，体幹は右に凸位，殿部の座圧は右に偏位
認知症検査（HDS-R）	29点
高次脳機能障害	注意障害，身体失認，左半側空間無視，遂行機能障害
ADL自立度（BI）	20点
機能的自立度評価（FIM）	77点（運動項目43点，認知項目34点）
バランス機能（FBS）	0点

③ 動作分析

寝返り時は麻痺側上肢を後方に置き忘れてしまう場面が頻回にみられており，寝返り前に声かけならびに上肢の管理が必要であった．起き上がりについては，非麻痺側の右半身を下にした側臥位から起きようとするものの，頭部がわずかにもち上がるが，体幹が左後方に回旋しスタートポジションに戻っていた．歩行については，長下肢装具を着用し後方介助にて行おうとするが，Pusher現象による左方向への傾斜が出現し，困難な状態であった．

④ ICFにもとづいた活動・参加について

ICFにもとづいて記載した本症例の状態について図3に示す．本症例は病前より友人と交流があったため，退院後もカラオケなどの希望が聞かれた．それに対する制約因子は，脳出血による運動麻痺や変形性膝関節症による歩行時の膝の荷重時痛などがあげられた．また，近所に住んでいる友人との交流や本人のカラオケに対する意欲は屋外活動の促進につながると考えた．

> **注意点** 表在感覚の検査について
>
> 表在感覚を評価する際に筆や刷毛を使用することがある．その際に，筆の毛をすべて接触させるのか，または一部を接触させるのかで入力される感覚情報は異なる．そのため，患者が筆を触れたことがわかった回数だけではなく，入力する刺激の強さも考慮する必要がある．

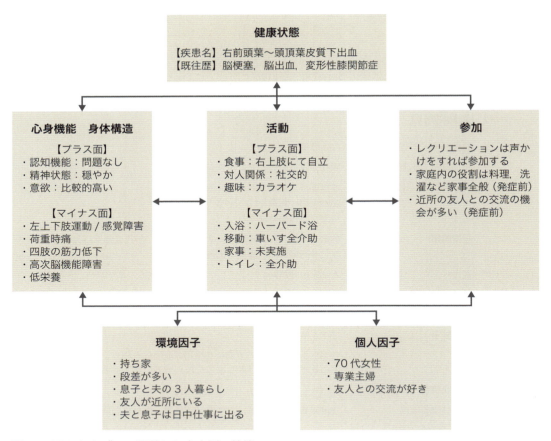

図3 ICFにもとづいて記載した本症例の状態

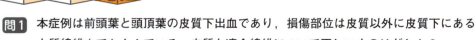

問1 本症例は前頭葉と頭頂葉の皮質下出血であり，損傷部位は皮質以外に皮質下にある白質線維までおよんでいる．皮質と連合線維について正しいものはどれか？
❶ 神経細胞は皮質もしくは大脳基底核などにあるため，白質線維の損傷を認めても特に問題ない
❷ 脳出血は出血範囲よりも出血部位を注意してみる必要がある
❸ 脳損傷の症例は皮質のみならず，連合線維の損傷も含めて障害像をとらえることが重要である

3 問題点および課題

2 初期評価より，重度の運動障害，感覚障害を発症しているだけでなく，左半側空間無視や身体失認，注意障害など多重的に障害を有している症例であることがわかる．本症例のように，広範囲の皮質下出血は，皮質のみならず皮質下の白質線維にも損傷がおよぶため，理学療法の実施において注意すべき点が多数存在する．

ⅰ）主要な問題

① 重度感覚障害による運動学習の阻害

重度感覚障害により効率的な運動学習が阻害される可能性が考えられた．Cholletらは，麻痺側手指対立運動時において両側の小脳，運動感覚野，運動前野などの領域が賦活したことを明らかにした[1]．このことより，運動を行う際に感覚情報が協調的にかかわっていることがわかる．そのため，感覚障害が小脳を介したフィードバック機構に影響をおよぼすことにより，動作の正確性が低下し，運動学習の阻害因子となる．

② 筋緊張の低下

また，運動障害，感覚障害に加え，筋緊張の低下も問題となる．筋緊張は筋の張力の状態を示し，活動における適切な筋緊張は関節の安定性に寄与する．そのため，筋緊張が低下すると，運動時の姿勢の変化に対して適切な身体のアライメントを保障しにくくなり，姿勢の安定性の低下につながる．すなわち，ADLの場面においてバランスがとりにくくなり，転倒のリスクにつながる．

ⅱ）副次的な問題

① 自己身体像の崩れ

深部感覚については，下肢全体の複合的な位置覚についても重度鈍麻であった．寝返り時に，感覚障害により麻痺側の上肢を後方に置いたまま寝返ろうとして左肩の痛みを訴えることもあった．そのため，身体像の評価として，自己身体像を模写してもらうと図4のようになった．この模写からもわかるように，本症例が感じている麻痺側上下肢の身体像はかなり不明確になっていた．

身体像の崩れは身体図式の低下につながるとされ，身体図式は身体の各部位と周囲の環境と関連した認識とされている[2]．そのため，ADL動作において，左上肢だけでなく，左下肢なども含めて自己管理が難しいことが予想された．

② 左の変形性膝関節症

また，左膝関節の変形性膝関節症を認め，膝関節の動揺テストからも関節の静的安定性が低い状態がわかった．そのため，起立，立位動作，歩行などの下肢の運動連鎖が必要な場面になった際に，左下肢荷重時に左膝関節の安定性が得られないことにより，関節へのストレスを助長し，荷重痛を増強させる可能性があった．

したがって，立位／歩行練習を進めていく際には，主要な問題に加え，身体図式の低下や膝関節の動揺による運動連鎖の障害についても目を向ける必要性がある．

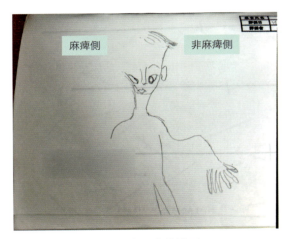

図4　本症例による自身の身体模写

能力養成問題　　解答は次ページ以降に

問2 本症例は重度の運動障害と感覚障害を有しており，立位時に麻痺側膝関節の荷重時痛が出現している．本症例について最も適切と思われる運動療法はどれか？

1. 左膝関節の荷重痛が出現しているため，痛みが消失するまで，起立練習や立位練習は控えたほうがよい
2. 荷重時痛の軽減のため，麻痺側膝関節周囲筋の筋力増強運動などを積極的に行う
3. 運動／感覚障害が重度であるため，長下肢装具を用い，左膝関節への不安定性による関節へのストレスの軽減と股関節荷重を促せるように立位／歩行練習を行うとよい

4　介入

i）臨床推論

本症例は，運動麻痺に加えて麻痺側の表在感覚や深部感覚に重度の障害を認めた．脳卒中後の感覚障害に対する治療介入のエビデンスは乏しく，いまだに有効な治療法は確立されていな

能力養成問題　解答

問1 ❸ 脳損傷の症例は皮質のみならず，連合線維の損傷も含めて障害像をとらえることが重要である

脳損傷を起こすと，損傷部位にある神経細胞だけでなく，その周囲にある神経細胞や神経線維も障害される．そのため，皮質領域だけではなく連合線維でつながる領域にも着目し，症状として出現する可能性を考え評価・治療を行う必要がある．

いとされている[3]．そのため，体性感覚だけに依存するのではなく，視覚刺激や複数関節の運動感覚の入力，立位時に得られる関節の荷重感覚なども活用できる理学療法を検討した．

また，「脳卒中治療ガイドライン2015」では早期のADLの改善のために，装具を用いた早期歩行練習が推奨されている（グレードA）[4]．本症例は70歳代であったが，生化学検査より貧血などがみられており，積極的な歩行練習は運動耐容能などの評価を行いながら慎重に実施していく必要があった．さらに，膝関節の静的安定性の低下や荷重痛を認めたため，痛みを増悪させず下肢の支持性を保障できるよう，長下肢装具を使用しての立位練習を行う必要があった．

ⅱ）理学療法プログラム

❶麻痺側機能回復運動
- 視覚情報を活用した下肢の自動他動運動（図5）
  麻痺側下肢の運動を注視してもらうことにより，下肢の動きと運動感覚の統合を目的とする．

❷座位練習
- 昇降式治療台を用いた段階的座位練習（図6）
  昇降式治療台の高さを段階的に変更することにより，本症例の座位機能に応じて座位練習の難易度を設定する．
- 座位重心移動練習
  端座位時に左右への重心移動を行う．本症例に殿部の支持基底面と圧中心の位置関係をわかりやすくするため，セラピストの手掌面を麻痺側殿部と座面の間に入れて，殿部を圧迫することで圧中心を認識しやすくする．

❸立位・歩行練習
- 立位練習（長下肢装具を着用）
  鏡を見ながら姿勢の補正を行う．課題として，非麻痺側上肢で身体の各部位を触れることからはじめ，リーチ動作などを通じて麻痺側への重心の移動範囲を広げていく．この際に麻痺側足底に加わる圧中心の位置を症例に確認しながら行う．
- 2動作前型歩行練習（後方介助：長下肢装具使用）
  背屈角度をフリーに設定して，後方介助による2動作前型歩行を実施．麻痺側の振り出し

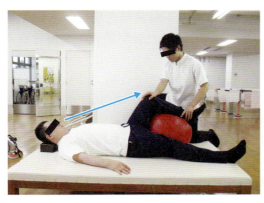 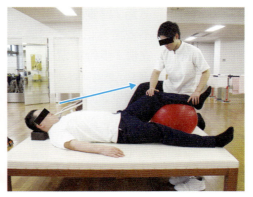

図5　視覚情報を活用した下肢の自動他動運動
症例の下肢をバランスボールの上に乗せ，麻痺側下肢を注視しながら股関節／膝関節を自動他動運動にて屈曲／伸展する課題（視覚による運動感覚の統合）．

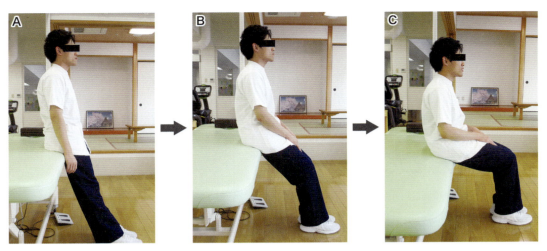

図6 昇降式治療台を用いた段階的座位練習
昇降式治療台を高く設定することにより骨盤の後方回旋が起きにくくなり，脊柱が伸展し座位保持が行いやすくなる．Aの高さで保持ができるようになったら，B→Cのように段階的に下げていく．高さが低くなることで，骨盤の後方回旋が起きやすくなるため，骨盤と脊柱のコントロールが難しくなる．このように難易度を段階的に調整し，骨盤〜脊椎の運動連鎖を学習しながら座位機能の獲得を図っていく．

は全介助〜部分介助で行う．振り出しの介助は，症例が随意的な振り出しを行うように最小介助にて行う．

能力養成問題 解答

問2 ❸ 運動/感覚障害が重度であるため，長下肢装具を用い，左膝関節への不安定性による関節へのストレスの軽減と股関節荷重を促せるように立位/歩行練習を行うとよい

本症例は運動/感覚障害が重度であることと筋緊張が低下していることより，立位練習時に膝折れが出現し，麻痺側による支持が困難な状態であった．適切なアライメントを保持した麻痺側下肢への荷重は，脊髄小脳神経回路や大脳小脳神経回路の活動性を高め，その一部が橋網様体路を通じて姿勢制御に貢献すると考えられている[7]．そのため，適切なアライメントを保持した股関節荷重が行えることを目的として，長下肢装具を使用した運動療法は効果的であると考えられる．

また，立位時に下肢のアライメント不良および膝関節周囲筋の麻痺により支持機構が機能せず，膝関節に外力ストレスが加わり痛みを増悪させる可能性があった．そのため，膝関節の安定性を保障するという視点からも，長下肢装具を用いることは有用と考えられる．

5 介入結果

ⅰ）評価（介入前との比較）

　　麻痺レベルはBRS：左上肢Ⅱ，左手指Ⅰ，左下肢Ⅲ，感覚障害（左上下肢）は表在/深部感覚ともに中等度鈍麻まで改善した．体幹機能はTCTにて75点（麻痺側への寝返りのみ減点）であった．座位については自力保持が可能となり，装具の着脱は見守り～一部介助，靴の着脱は自立した．高次脳機能障害については，身体失認，遂行機能障害の改善を認めた．身体失認については，寝返り，起き上がり時の麻痺側上肢の置き忘れはみられなくなった．注意障害については，線分抹消テストにおいて左側の線分が消去できないことや歩行時に左側の壁などにぶつかることがあった．ADLはBIにて70点，FIM 92点であった．歩行機能は，10m歩行：27.3秒（最大歩行速度：21.9m/分），歩数：34歩，ケイデンス（歩行率）：1.3歩/秒まで改善し，バランス能力についてはFBS 39点となった．

ⅱ）考察

① 麻痺側下肢の運動と感覚の統合

　　本症例の初期介入として麻痺側下肢の運動と感覚の統合を目的に，麻痺側下肢の自動他動運動や姿勢保持の練習を行った．下肢の運動時に自身の下肢を注視することと，下肢の空間保持を行うときの下肢の位置関係について，フィードバックを強調した．また，運動感覚がつかみやすいよう運動の範囲を段階的に広げていった．大脳の運動野と感覚野は連合線維で連絡しているため，このような治療介入は運動野と感覚野を刺激でき，麻痺側の機能回復につながったと考える．

② 座位練習

　　座位練習においては，視覚刺激だけでなく殿部の座圧を知覚してもらうようにフィードバックを行いながら治療を実施した．感覚障害を有しているケースでは患者は座圧を感じにくいことが多く，本症例も同様の状況であった．そのため，座位時に本症例の殿部の下にセラピストの手掌面を差し込み，差し込んだ手掌にて殿部へ圧迫刺激を加え，座圧を知覚しやすいようにした．このような刺激を入力することで，座位保持の課題が学習しやすくなったと考える．加えて，自力での端座位保持は困難であったため，昇降式の治療台を使用することにより，骨盤の前傾角度を調整できるようにして，座位練習の難易度を容易に変えられるようにした．本症例においては，座圧の知覚の認識と高座位による段階的座位練習により座位保持が可能になったと考える．

> **ここがエキスパート**
> 座位保持困難な患者では，骨盤が後方回旋し後方へ転倒しやすい傾向にある．転倒を防ぐために，理学療法士が介助すると介助に対して依存的になることや，座位のために必要な体幹筋の活動が制限されてしまいリハビリテーションの効果が小さくなってしまう．そこで，本項のように昇降式ベッドの高さを調整し，より骨盤が前傾しやすい姿勢で，体幹筋も働きやすい状態で座位の練習をし，徐々に自力で骨盤の位置をコントロールすることを，難易度を変化させて学習させる．このように，解剖学的，神経学的な知識を臨床に応用することは重要である．
> 　　　　　　　　　　　　　　　　　　　　　　　　　　　　　　　　　　　　（編集より）

③ 立位 / 歩行練習

　最後に立位 / 歩行について考える．先にも述べた通り，本症例は麻痺側膝関節に変形性膝関節症を有していた．そのため，早い段階から支持性の低い補装具を使用した場合，麻痺側膝関節の痛みを助長するリスクがあった．さらに，左下肢は随意運動が困難であることに加え，感覚障害により立位時の下肢〜体幹のアライメントを整えることが困難であったことから，長下肢装具を用いて立位 / 歩行練習を行った．

・長下肢装具を用いた2動作前型歩行

　このような時期において，長下肢装具を着用した状況で2動作前型歩行練習を行うことは，座位などで単関節を動かすような随意運動より下肢の筋活動が高まることが確認されている[5]．また，歩行様式の筋活動については，大鹿糠らによると，麻痺側下肢筋活動について，杖なし2動作前型歩行と杖使用3動作の揃え型歩行の麻痺側下肢の筋活動を筋電図にて調べたところ，杖なし2動作前型歩行の方が大殿筋や大腿直筋などを含め，下肢の多くの筋で筋活動が有意に増加していた[6]．この両者の報告から，本症例の歩行練習において，長下肢装具着用下での2動作前型歩行（後方介助）を行った．

・体性感覚のフィードバックについて

　また，体性感覚のフィードバックは，立位練習時に足底の圧覚の確認や鏡を使用して行った．歩行練習中は体性感覚のフィードバックを特に強調しなかった．理由として，歩行中に体性感覚のフィードバックを患者に行うと，患者の注意が体性感覚に向いてしまい歩行中のリズムが崩れ，CPGによる歩行時の下肢の筋活動が得られにくいと考えたためである．

>＊歩行は歩行リズムの生成と直立姿勢の維持が重要であり，基本的な神経機構は脳幹と脊髄に存在され，脊髄には，歩行のリズムやパターンを生成する神経機構であるCPG（central pattern generator）があり，歩行を生成する根本的なシステムは脊髄反射のしくみに準じるとされている[7]．

・姿勢制御能力

　立位 / 歩行練習を行うことで姿勢制御能力の回復も促進された．長下肢装具を活用し麻痺側下肢のアライメントを整えることで，股関節へ床反力が入力される．その感覚は，脊髄小脳路から視床へ上行するが，一部は赤核を介して橋網様体路に向かっていき，橋網様体路は姿勢制御に貢献していると考えられている[7]．すなわち，立位 / 歩行練習を適切な環境で実施したことで，姿勢制御能力を高めADLの拡大を図ることができた．

　本症例のように重度の感覚障害があると，自身の運動感覚を認識しにくくなり，運動場面で巧緻性，円滑性が低下し，効率的な運動学習が行いにくくなる．

　このようなときには，視覚的なフィードバックや言語的教示，セラピストからの刺激入力などさまざまな刺激を組合わせて治療を行っていくとよい．また，長下肢装具や昇降式治療台の利用などの環境調整も加えて検討すると，治療の難易度を適切に調整することができ，身体機能の回復やADL動作の再構築を行ううえで有効であると考える．

● 引用文献

1）Chollet F, et al：The functional anatomy of motor recovery after stroke in humans: a study with positron emission tomography. Ann Neurol, 29：63-71, 1991

2）後藤 淳：中枢神経系の機能解剖 感覚入力系．関西理学療法, 5：11-21, 2005

3）生野公貴：脳卒中片麻痺患者における感覚障害に対する物理療法．理学療法ジャーナル, 48：835-842, 2014

4）「脳卒中治療ガイドライン2015」（日本脳卒中学会 脳卒中ガイドライン委員会／編）, 協和企画, 2015

5）大畑光司：歩行獲得を目的とした装具療法 長下肢装具の使用とその離脱．理学療法ジャーナル, 51：291-299, 2017

6）大鹿糠 徹, 他：脳卒中重度片麻痺例における長下肢装具を使用した歩行練習 前型歩行と揃え型歩行時の麻痺側下肢筋活動の比較．理学療法学Supplement, 42：O-0233, 2015（http://www.japanpt.or.jp/conference/jpta50/abstracts/pdf/0233_O-0233.pdf）

7）吉尾雅春：理学療法と下肢装具．理学療法ジャーナル, 51：281-289, 2017

第 **2** 章　回復期

11　脳卒中後左片麻痺
歩行改善のために，上肢機能にどう介入するか？

楠本泰士

目標
- ADL自立／屋外歩行安定で自宅退院している脳卒中患者のさらなる歩行改善のために，どのように評価（アセスメント）を行ったらよいのかを理解する
- アセスメントの結果をどう解釈し，理学療法プログラムに応用するのかを理解する
- 脳卒中患者の上肢，体幹機能が歩行におよぼす影響を理解する

1　症例提示

ⅰ）概略

年齢	50代前半	身長	170cm
性別	男性	体重	69kg
障害名	脳卒中後左片麻痺（病巣の詳細は不明）	BMI	23.9kg/m²
既往歴	特になし	趣味	映画鑑賞
職業	小学校教諭．現在は復職している．発症前はクラス担任をしていたが，復職後は負担軽減のため臨時的任用教員として勤務し，校内の状況によって緊急対応教員として授業をしている．運動会や遠足などには参加している．普通自動車（ハンドグリップ付き）を30分間運転し，通勤している		
家族	妻（50代前半，パートタイム勤務）と息子1人（20代後半，会社員），娘2人（大学生と高校生）の5人家族．2階建て一軒家の持ち家に家族5人で暮らしている		

ⅱ）現病歴

　2年3カ月前に路上で倒れていたところを通行人に発見，救急搬送され，頭部MRIで脳梗塞を認め保存的に加療された．第3病日から車いす乗車を開始し，第15病日からKAFO（長下肢装具）を用いて立位練習を開始した．第40病日で回復期リハビリテーション病院へ転院となった．第110病日で一般的なADLは自立，屋外歩行が安定したことで自宅退院となった．退院後，屋内歩行では裸足にて壁伝い歩きやT字杖の使用，屋外歩行ではT字杖の使用など，状況に合わせた歩行をしていた．

　今回，歩行機能改善を目的に6週間のリハビリテーション入院を行った．

2 初期評価（第820病日）

ⅰ）問診

主訴：学校行事の遠足や屋外活動時に速く歩けないので困る
ニード：荷物をもっての移動動作の安定
ホープ：歩容を改善したい．屋外歩行を今より速くしたい

ⅱ）画像所見

図1ABに麻痺側手関節の自動背屈運動時のX線画像を示した．手指の各関節に著明な関節拘縮や変形がないことが確認できる．図1Cに立位での麻痺側足関節のX線画像を示した．脛骨と腓骨に対して，足部は内反位となっている．

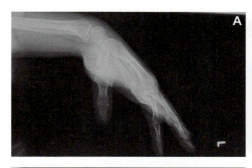
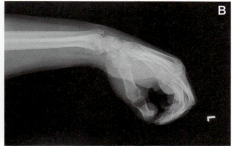
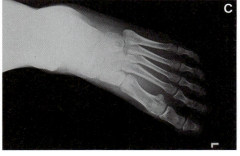

図1　麻痺側手足関節のX線画像所見
A）手指伸展位での麻痺側手関節最大背屈．B）手指屈曲位での麻痺側手関節最大背屈．C）立位での麻痺側足関節．

ⅲ）評価

①全身状態

高血圧症であるが運動中や運動後に著明な血圧の変化はみられなかった．運動中に息を止めて力むことが多かった．その他，特に合併症はなかった．仕事で遠足の引率業務を行うと，当日の夜から翌日にかけて疲労感が強く出た．

②理学療法評価

・全体像

普通自動車（ハンドグリップ付き）を運転し来院，ゆっくりとした独歩にて来室した．表情は豊かで前向きな性格だった．

・視診 / 触診

　右腰背部の筋には膨隆があり，麻痺側僧帽筋上部線維，両側の腰背部の筋は硬かった．麻痺側肩関節の脱臼はなかった．

・感覚検査

　麻痺側（左側）の足底面の触覚，母指と母趾の位置覚は重度鈍麻していた．

・SIAS

上肢近位（knee-mouth test）	2
上肢遠位（finger-function test）	0
下肢近位（股）（hip-flexion test）	5
下肢近位（膝）（knee-extension test）	4
下肢遠位（foot-pat test）	3

・他動関節可動域テストと筋緊張検査

　非麻痺側上下肢の関節可動域は自動 / 他動ともに制限がなく，MASは0だった（**表**）．

表　麻痺側（左）関節可動域（ROM）と筋緊張検査（MAS）

		ROM	MAS			ROM	MAS
肩関節	屈曲	75/105	1＋	手関節	掌屈	30/50	1＋
	伸展	10/30	1		背屈	−15/30	1＋
	外転	70/115	0	股関節	屈曲	80/110	1
	内転	10/30	1＋		伸展	−5/10	0
肘関節	屈曲	75/110	1＋	膝関節	屈曲	100/140	1
	伸展	−40/−10	1		伸展	0/0	1
前腕	回外	0/45	0	足関節	底屈	30/30	1＋
	回内	60/90	1		背屈（膝関節伸展位）	−30/−20	1
					背屈（膝関節屈曲位）	−10/0	―

関節可動域は自動 / 他動で記載（単位：°），MASは運動方向の作用筋で記載．

・TIS

　静的座位バランス6点（脚を組む際に体幹を大きく後方移動させた），動的座位バランス7点（麻痺側肘をベッドに接触させ開始肢位に戻る際に代償動作，非麻痺側肘をベッドに接触させ開始肢位に戻れない），体幹協調性4点（下部体幹の回旋が非対称），合計17点．

・10m歩行テスト（裸足，杖なし）

快適速度	時間：16.8秒，歩数：28歩，歩行速度：0.60m/秒，歩行率：1.7歩/秒
最大速度	時間：13.6秒，歩数：24歩，歩行速度：0.74m/秒，歩行率：1.8歩/秒

・6分間歩行テスト（最大努力速度）

　190m（杖使用）

③動作分析

・歩行分析（快適速度）

杖を使用しない状態では，麻痺側（左）足部が非麻痺側（右）足部より半足分，右足部は左足部より半足分前方に接地する歩行だった．杖のある状態では，左足部が右足部より1足分，右足部は左足部より1足分前方に接地する歩行だった．歩行周期を通じて左肩甲帯挙上位で，左上肢は軽度屈曲約70°外転位で動きがなく，体幹の左右動揺が少なかった．

左初期接地（IC）は足底外側全面接地であり，左荷重応答期（LR）にかけて早期に膝関節が反張していた（図2）．左LRから左立脚中期（MSt）にかけて骨盤が後方に位置し，体幹は左軽度回旋位で大きく前屈していた．左遊脚初期（ISw）時に右膝関節の屈曲と体幹後屈を伴い，遊脚中期（MSw），遊脚終期（TSw）を経て，左ICに移行していた．

・歩行分析（最大速度）

快適速度と比べて体幹の左回旋と体幹前後屈角度が増し，左肘関節屈曲角度が増強していた．また，左ISw時の右膝関節屈曲が増していた．

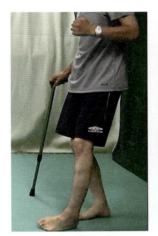 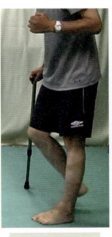 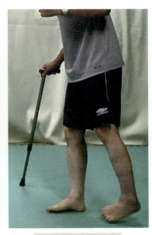 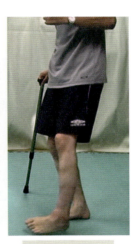

初期接地（IC）　　立脚中期（MSt）　　遊脚初期（ISw）　　遊脚終期（TSw）

図2　初期評価時の歩行周期（杖あり）
詳細は本文参照．

④ICFにもとづいた活動・参加

・活動

屋内歩行，屋外歩行ともに歩行距離や時間的な運動制限は特になかった．休日は近所の公園をウォーキングしていた．手荷物をもつと歩行速度が低下した．

・参加

教員として就労しており，時折授業をしていた．通勤は安全に行えていた．歩行速度が遅く，児童の引率業務に支障をきたしていた．

能力養成問題

解答は次ページ以降に

問1 ランチョロスアミーゴス国立リハビリテーションセンターの歩行周期における正常歩行の遊脚期について，誤っているものはどれか？
- ❶ 遊脚初期は観測肢の足尖離地から両下腿の交差までをいう
- ❷ 遊脚中期は両下腿の交差から下腿下垂位までをいう
- ❸ 遊脚終期は下腿下垂位から初期接地までをいい，遊脚期で最も時間が長い

問2 本症例において，左下肢の遊脚期に立脚期である右膝関節の過度な屈曲と体幹後屈を伴うのはなぜか？ 最も不適切なものはどれか？
- ❶ 左遊脚期における左腸腰筋の活動が不十分のため
- ❷ 右立脚期のバランス（安定）を得るため
- ❸ 左の歩幅を確保するため

---

3 問題点および課題

i）主要な問題

　本症例のホープである歩行速度改善を阻害している主な問題は，①麻痺側立脚期における反張膝の出現，②歩行周期を通じて麻痺側上肢の動きがないこと，③体幹回旋運動が少ないこと，④麻痺側遊脚期に十分なフットクリアランスを確保できていないことなどがあげられる．①反張膝の出現には，足関節可動域，および足関節や膝関節の筋出力の程度，下肢の各関節の協調した筋活動，ICからLRにかけての上部体幹のアライメントなど，多くの要因がかかわる．本症例はこれらすべての要因がかかわっているが，立脚期における反張膝の出現が歩行時の体幹・肩甲帯・上肢のアライメントに与える影響は大きい．歩行分析からわかるように姿勢筋緊張の変化や歩行時の過度な努力によって肩甲帯を含めた上肢全体の筋緊張が亢進していた．そのため，歩行時に上肢の振りが消失し，体幹回旋ではなく体幹前後屈にて歩幅を確保する戦略をとっていた．荷重応答期にかけて早期に体幹・肩甲帯・上肢を同時にかつ，一塊にして前方に移動させたことで，前方への推進力を得られたが，代わりに膝関節の制御が不十分となった．②麻痺側上肢の動き，特に麻痺側肩関節の動きが非麻痺側股関節の動きと協調していないことで，麻痺側股関節の遊脚を遅延させる要因となる．③歩行中に体幹回旋運動が少ないことで左右へのスムーズな重心移動が阻害され，②と同様に麻痺側下肢の遊脚を遅延させる要因となる．④麻痺側遊脚期のフットクリアランスの確保には，非麻痺側下肢への十分な重心移動や麻痺側股関節屈曲や足関節背屈の協調した筋活動が必要である．本症例において，これが確保できないのは，体幹の過度な前後屈運動による麻痺側立脚終期（TSt）での不十分な股関節伸展が関与していると考えられた．また，前述した①から③の要因によっても遊脚期の麻痺側股関節屈曲は遅延，阻害されると考えた．

188　脳卒中の理学療法

ⅱ）副次的な問題

　本症例は歩行速度を維持するために，非麻痺側立脚期に膝関節屈曲と体幹後屈を行うことで不十分な麻痺側股関節屈曲を代償していた．そのため，腰背部の筋は触診からわかるように硬く，将来的な腰痛の出現や体幹の可動域制限が進行する可能性があった．また，歩行周期を通じて麻痺側上肢の動きがないことから，いずれ麻痺側肩関節／肘関節など上肢全体の関節拘縮の進行につながる可能性が考えられた．

能力養成問題　　　　　　　　　　　　　　　　　　　　解答は次ページ以降に

問3　正常歩行について誤っているものはどれか？

❶ 上肢の振りは正常歩行に必要不可欠なものである

❷ 歩行時の骨盤運動では前傾方向に約4度，側方傾斜が約4度，回旋方向に約10度動くといわれている

❸ 歩行におけるパッセンジャーユニットには頭頸部，両上肢，体幹，骨盤が含まれ，ロコモーターシステムには骨盤，両下肢が含まれる

4　介入

ⅰ）臨床推論

　今回，歩容改善，歩行速度の向上を目的に，職場の休職がとりやすい夏休み期間を利用して6週間のリハビリテーション入院を行った．理学療法を行ううえで，痙性による二次的な関節拘縮を予防するために，①上下肢の関節可動域練習が必要であり，上下肢ともに装具の使用を検討した．手指屈筋や手関節掌屈筋の痙性による過度な筋収縮は，肘関節だけでなく肩関節や肩甲帯周囲筋の痙性の亢進にも影響する．末梢部の痙性を抑えることで，中枢部の過度な痙性を抑制することが可能ではないかと考えた．そのため，本症例においては，関節拘縮の改善と上肢痙性の軽減を目的にコックアップ装具の検討も重要と思われた[1]．

　脳卒中患者の歩行には麻痺側上肢と非麻痺側下肢，非麻痺側上肢と麻痺側下肢との協調した動きが重要と考えられている．脳卒中患者の歩行では，健常者の上肢と反対側下肢の協調的な動きや脳卒中患者の非麻痺側肩関節と麻痺側股関節の動きと比べて，特に麻痺側肩関節と非麻痺側股関節の協調的な動きが阻害されやすい[2]．さらに，脳卒中患者では上肢の振りと歩行距離に関係があることからも[3]，いかに上肢や体幹の動きを引き出すかは重要な視点である．本症例は歩行時に麻痺側上肢の動きがなく，体幹を一塊にして左右方向の重心移動が不十分な歩行となっていた．

　自動関節可動域測定とSIASより，麻痺側肩関節周囲筋の自動運動はある程度可能であることがわかっていたため，麻痺側肩関節を歩行時に動かすことができれば，非麻痺側股関節と協調した動きが可能となり，連動する非麻痺側上肢や体幹回旋運動，麻痺側股関節の振り出しも容易になるのではないかと考えた．

そのため，理学療法では，②両側肩甲帯周囲筋の筋活動を促進させ，協調した両上肢の動きにつなげる必要があった．また，TISより体幹筋の回旋運動はある程度可能だが左右差があること，歩行分析より体幹と下肢筋の協調した動作が困難なことがわかっていた．一般的に定常歩行ではTStにおける正常運動パターン（体幹代償のない十分な股関節伸展）が確保されれば，ISwの下肢の振り出しに大きな関節モーメントは必要なく，下肢の質量を利用した振り子運動によって下肢の振り出しに必要な股関節屈曲モーメントは確保される[4]．そのため，③体幹の分節的な動きの促進や，④股関節と体幹，上肢の協調した動作改善のプログラムの必要性が考えられた．また，⑤麻痺側反張膝による二次的な疼痛出現の予防や，⑥全身持久性を向上させることも視野に入れる必要があった．

> **！ここがエキスパート**
>
> 歩行分析を行う場合，下肢の異常に着目しやすいが，歩行は全身のシステムとして実行されている．したがって，体幹はもちろんのこと，肩甲帯の安定性，上肢の運動などが歩行能力に影響する．例えば，麻痺側の上肢の重さをサポートするだけで，麻痺側下肢の振り出しがよくなることをよく経験する．このように，歩行障害では，異常が出ている下肢だけに注目するのではなく，肩甲帯や上肢の影響も考慮して，評価やアプローチをすることが重要である．
>
> (編集より)

能力養成問題　　　　解答は次ページ以降に

問4 本症例において，スクリーニング検査として車いす上にて麻痺側上肢の自動運動が行えることを確認した．また，立ち上がり動作にて麻痺側上肢の筋緊張がわずかに亢進した．一方，歩行時に麻痺側上肢の動きがみられなかった．歩行時に麻痺側上肢の動きがみられなかった要因として，不適切なものはどれか？

❶ 姿勢筋緊張の変化による麻痺側肩関節周囲筋の筋緊張亢進
❷ 歩行時のバランスの確保のための全身的な筋緊張亢進
❸ 努力時の麻痺側肩甲帯周囲筋の筋緊張亢進
❹ 麻痺側肩関節周囲筋の筋出力低下

能力養成問題　解答

問1 ❸**遊脚終期は下腿下垂位から初期接地までをいい，遊脚期で最も時間が長い**

遊脚期における3相は時間的にはそれぞれ3分の1でほぼ均等である．遊脚初期は観測肢の足尖離地から両下腿の交差までをいい，対側の立脚中期前半と対応する．遊脚中期は両下腿の交差から下腿下垂位までをいい，対側の立脚中期後半と対応する．遊脚終期は下腿下垂位から初期接地までをいい，対側の立脚終期に対応する．

問2 ❷**右立脚期のバランス（安定）を得るため**

本症例は歩行中に上肢と体幹の動きが少ない．歩行速度を上げようとした際に，左遊脚期に，立脚期である右膝関節屈曲が増したこと，体幹後屈が起きたことから，左股関節屈筋の機能不全が考えられ，歩行速度を確保するための代償的な動きと推論できる．

190　脳卒中の理学療法

ii）理学療法プログラム

❶麻痺側手関節，前腕，大胸筋と上腕二頭筋，体幹筋のストレッチ，コックアップ装具使用

❷PNFパターンを利用した対側上下肢への発散による活動の促通

❸体幹の分節的な動きの促進

❹膝歩きでの麻痺側上肢の振りと麻痺側股関節の屈伸動作の強化練習

❺さまざまなステップ練習

❻エルゴメータを用いての全身持久力強化

　介入における臨床推論に対応してこれらの理学療法プログラムを立案した．❶では本人の意向もあり，入院中は可能な限り，関節拘縮の改善と上肢痙性の軽減を目的にコックアップ装具を装着した．❷では両側肩甲帯周囲筋や股関節周囲筋の筋活動を促進させるために，さまざまなPNFパターンを用いて非麻痺側上肢と麻痺側股関節や非麻痺側下肢と麻痺側肩関節の発散を利用し，体幹筋の活動も含めて非麻痺側と麻痺側の屈伸活動を相互に促すようにした[5]．発散とは弱い遠位筋の反応を機能的に関連のあるより強い近位筋から促す方法である．特に麻痺側上下肢で筋出力が不十分な時期は肩甲帯や骨盤運動などの単関節の運動から開始し，全身性の活動が行えるように工夫した．非麻痺側では最終的に上肢屈曲−外転−外旋パターンを用いて麻痺側股関節伸展筋の活動を促した．❸では端座位と立位にて，上下肢の屈伸運動と合わせて協調的な体幹回旋運動を促した．❹では麻痺側股関節周囲筋の強化とバランス向上，上下肢の協調性改善を目的に，さまざまな姿勢で取り組むことで，歩行への波及を図った．❺では段階に応じてステップ幅や方向を変化させ，段差を用いるなどして運動強度を調整した．本症例は若く，リハビリテーション意欲も高かった．❻を行うことで，両側性交互性の下肢筋活動を促すとともに，全身持久性の向上を図った[6]．

能力養成問題解答

問3 ❶ 上肢の振りは正常歩行に必要不可欠なものである

パッセンジャーユニットであるHAT（Head, Arm, Trunk）は体重の70％を占める．正常歩行では上肢の振りがなくても，十分に体幹や骨盤の側方傾斜や回旋運動を行えるが，体幹機能障害を伴う脳卒中患者では上肢の振りが体幹の運動や歩行に与える影響は大きい．なお，正常歩行において上肢の振りは必要不可欠ではないが，上肢の振りや体幹の回旋運動は歩行速度に大きく影響する．

5 介入結果

ⅰ）評価（介入前との比較）

・10m歩行テスト（裸足，杖なし）

快適速度	時間：12.3秒，歩数：22歩，歩行速度：0.81m/秒，歩行率：1.8歩/秒
最大速度	時間：8.4秒，歩数：19歩，歩行速度：1.19m/秒，歩行率：2.3歩/秒

・6分間歩行テスト（最大速度）
　304m（杖使用）

① 動作分析

・歩行分析（快適速度）

　杖の使用のない状態では麻痺側（左）足部が非麻痺側（右）足部より1足分，非麻痺側足部は麻痺側足部より1.5足分前方に接地する歩行だった（**図3**）．歩行中に肘関節より遠位の動きはあまりみられないが，麻痺側肩関節は介入前にみられていた肩関節外転が軽減し，歩行周期に応じて肩関節屈伸運動が起き，体幹の回旋運動が出現していた．

　左ICは後足部の足底外側接地であり左LRにかけて早期に膝関節は反張していた．左LRから左MStにかけて体幹前屈は減少し，左肩と骨盤は足部上に位置していた．初期評価時の歩行にみられていた麻痺側肘関節屈曲位はみられるが，肘関節屈曲と手指屈曲が軽減していた．左ISw時の右膝関節屈曲と体幹後屈も同様に減少し，歩行全体の重心移動がスムーズになっていた．T字杖を使用すると両下肢の歩幅がさらに改善していた．

・歩行分析（最大速度）

　快適速度と比べて両側の歩幅が増え，歩行率は上がった．快適速度の歩行と比べ，体幹の回旋や麻痺側上肢の動きに著変はなかった．

能力養成問題解答

問4 ❹ 麻痺側肩関節周囲筋の筋出力低下

　歩行における上肢の動きは，肩関節屈筋の活動や歩行のタイミングに合わせた自律的な筋の弛緩が必要であり，肩関節と肩甲帯周囲の可動性や筋力，筋緊張の程度，疼痛の有無によって影響を受ける．車いす上でのスクリーニング検査の詳細は不明だが，麻痺側上肢の自動運動が行えることを確認したことで，肩関節と肩甲帯周囲の可動性や筋力，疼痛による影響の可能性は低いと考えられる．また，立ち上がり動作時に麻痺側上肢の筋緊張が亢進したことから，歩行時も同様に筋緊張の影響が考えられる．麻痺側の筋緊張には，非麻痺側上下肢の筋活動や全身でバランスをとる運動，さまざまな精神的な興奮などが影響する．そのため，立位にて同様のスクリーニング検査を行うことで，より詳細な推論を行うことができると考えられる．

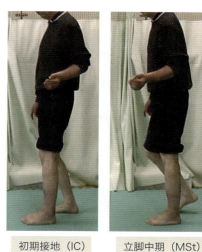
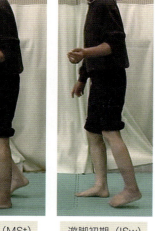
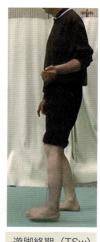

初期接地（IC）　　立脚中期（MSt）　　遊脚初期（ISw）　　遊脚終期（TSw）

図3　介入後の歩行周期（杖なし）

詳細は本文参照．

② ICFにもとづいた活動・参加

- 活動

　手荷物をもっての歩行にて歩行速度の低下はなかった．

- 参加

　児童の引率業務に大きな支障はなくなった．

ⅱ）考察

　正常歩行に必ずしも上肢の動きは必要ない．しかし，乳児の歩行獲得過程や障害児・高齢者の歩行観察からわかるように，不安定な歩行で上肢は，①動的バランスの確保，②体幹の分節的な回旋への補助的機能，③反対側下肢との協調的な活動など，重要な役割をはたしている．また，効率的な下肢の振り出しには，TStにおける股関節20°伸展，膝関節5°屈曲，足関節10°底屈といった可動域が正常運動パターンの前提となる[4]．しかし，脳卒中患者では歩行時の上肢の動きが不十分なことで体幹回旋が減少し，正常運動パターンの確保が行えず，本症例のように麻痺側上肢の動きが不十分になることで非麻痺側下肢との協調的な歩行リズムが阻害され，麻痺側下肢の振り出しを体幹前後屈で代償したり，麻痺側股関節外旋位で股関節内転筋群を活動させることで振り出しを行うことや下肢を分回して代償することがある．そのため，肩甲帯や肩関節，体幹，下肢の各関節など，歩行にかかわる要素全体を評価し，各機能を向上させることは重要である．しかし，運動療法では各機能を1つずつ向上させることに加えて，目的動作と介入方法の課題特異的な要素を関連づけることで，より高い効果が期待できる[7]．

　本症例では，歩行にかかわる各機能の向上を図りながら，非麻痺側上肢と麻痺側下肢，非麻痺側下肢と麻痺側肩関節の協調的な筋出力強化を，体幹機能も合わせて促し，ステップ練習につなげた．❶麻痺側手関節を含めた上肢全体のストレッチやコックアップ装具の使用経験により，麻痺側上肢の過度な痙性が抑制できた．また，姿勢筋緊張の変化や歩行時の過度な筋緊張亢進を改善させるために，❸体幹の分節的な動きの促進や❹膝歩きでの集中的な麻痺側上肢の

振りと麻痺側股関節の屈伸動作の練習，❺さまざまなステップ練習と難易度を適宜調整しながら進めたことも重要であったと思われる．麻痺側上肢の過度な筋緊張亢進を抑制させる基礎があったことに加えて，❷非麻痺側上下肢のPNFパターンを利用した麻痺側上下肢への発散による活動の促通や麻痺側の肩甲帯や骨盤運動などによって歩行時に麻痺側肩関節の収縮が行えるようになり，上肢の振りが出現したと考えられる．

上肢の運動性改善だけでなく，歩行バランスや全身持久力の向上といった複合的な改善の結果，歩行時に麻痺側肩関節と体幹の動きがみられるようになり，両側の歩幅の拡大，歩行速度や歩行率の改善など良好な効果が得られたと思われる．

● **引用文献**

1）藤原俊之：脳卒中ガイドラインと装具のかかわり．日本義肢装具学会誌，31：149-151，2015

2）Bovonsunthonchai S, et al：Effect of speed on the upper and contralateral lower limb coordination during gait in individuals with stroke. Kaohsiung J Med Sci, 28：667-672, 2012

3）加治哲也，他：慢性脳卒中片麻痺患者に対する上肢ボツリヌス療法が歩行に与える影響．国立大学リハビリテーション療法士学術大会誌，37：55-58，2016

4）畠中泰彦：歩行分析・動作分析のグローバル・スタンダード―最近の知見と治療に役立つ分析のポイント―．理学療法学，40：567-572，2013

5）重田有希，他：骨盤パターンにおける静止性収縮が脳卒中後片麻痺患者の歩行速度に及ぼす影響 用手接触による比較．PNFリサーチ，13：44-49，2013

6）Kim SJ, et al：Effects of stationary cycling exercise on the balance and gait abilities of chronic stroke patients. J Phys Ther Sci, 27：3529-3531, 2015

7）長谷公隆：脳卒中リハビリテーションにおける運動学習とその治療戦略．Medical Rehabilitation, 85：25-33, 2007

第2章 回復期

12 脳梗塞左片麻痺（麻痺側立脚期の著明な反張膝）
課題指向型トレーニングで，症例の動作戦略を正しく変更するには？

藤田博曉

目標
- 従来の機能レベルを中心とした理学療法に加えて，課題指向型トレーニングによる動作戦略レベルでの介入の考え方／利点について理解する
- 脳卒中症例の麻痺側立脚期反張膝に対する介入について理解する
- 動作分析におけるバイオメカニクス的な視点の重要性を理解する

1 症例提示

ⅰ）概略

年齢	70代前半	BMI	23kg/m²
性別	男性	職業	60代前半まで会社員，現在は無職
障害名	脳梗塞左片麻痺（麻痺側立脚期の著明な反張膝）	家族	妻と2人暮らし
身長	168cm	既往歴	50代後半から高血圧にて利尿剤とアンジオテンシンⅡ受容体拮抗薬（ARB）を内服中．その2年後，不整脈を指摘され抗凝固薬と抗不整脈薬を投与されていた．
体重	65kg		

ⅱ）現病歴

　脳梗塞を発症．重度の左片麻痺を認め総合病院に入院となった．同施設でリハビリテーションを行い，T字杖で室内歩行が開始されていた．第61病日から回復期リハビリテーション病院である当院に転院となった．転院時にはT字杖にて屋内歩行が可能であったが，歩行の安定性と活動性の向上と自宅退院を目的に理学療法が開始となった．

2 初期評価（第65病日）

ⅰ）問診

　主訴：特になし
　ニード：外を歩けるようになりたい

ii）評価

全身状態は安定しており，医師から血圧上昇と転倒に注意するように指示があった．

意識障害 (GCS)	E4（問題なし）
関節可動域 (ROM) (左／右)	股関節屈曲：130°／120°，股関節伸展：15°／10°，股関節外転：40°／30°，膝関節屈曲：125°／120°，膝関節伸展：0°／＋5°，足関節背屈：15°／10°，足関節底屈：45°／40°
筋緊張	左の下腿三頭筋，内転筋に痙性があった
運動麻痺 (BRS)	左の上肢Ⅳ，手指Ⅲ，下肢Ⅲ．下肢は粗大な屈曲と伸展は可能であったが，屈曲時の外転，伸展時の内転を伴っていた
感覚障害	左上下肢において低下
疼痛	膝関節内側部に疼痛を訴えていたが，荷重が困難な状態ではなかった
ADL自立度 (BI)	65点（食事10，移乗10，整容5，トイレ動作10，入浴0，移動5，階段昇降0，更衣5，排便自制10，排尿自制10）
基本動作	寝返りや起き上がり動作は自立，立ち上がり動作はつかまらずに自立
動作分析	歩行はT字杖，補装具の利用はなしで見守りレベル．2動作前型歩行であり，平地歩行は20〜30m は可能であった．10m歩行時間12.5秒（最大歩行速度）．歩行の特徴として足底接地は全接地であり，立脚中期において著明な反張膝を認めていた（図1）
活動・参加	屋内移動は車いすを使用．入浴や更衣動作に介助を必要としていた．病室やリハビリテーション室での他患との交流は多く，家族との面会を楽しみにしていた

iii）課題指向型トレーニングにおける評価のとらえ方

図2は大橋が提唱する戦略評価の重要性についてのシェーマである[1]．「機能レベル」は"何ができるか"で決まり，機能レベルを向上させるには可動域運動や筋力増強のような従来からの機能改善的アプローチを行う．これに対して「戦略レベル」の評価は"どのように動作を行

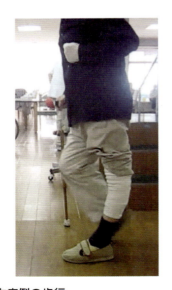

図1　本症例の歩行
麻痺側立脚中期において著明な反張膝が認められている．

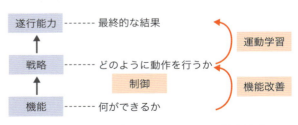

図2　課題指向型アプローチにおける理学療法介入の3段階
機能レベル：関節可動域，筋力，痛みなど．戦略レベル：運動をどのような身体の使い方で行っているか．遂行能力レベル：動作としてどのように獲得しているか．文献1をもとに作成．

うか"という視点である．また，「遂行能力レベル」は最終的な結果が顕在化するレベルであり，戦略レベルで選択された制御方法を学習することによって，遂行能力が獲得される．

① 従来の理学療法

従来の理学療法評価の視点は「機能レベル」を重視した評価が行われていた．本症例の場合では，足関節の背屈可動域の低下，膝関節の過伸展などに加えて，足関節の底屈筋の筋緊張の亢進を認め，立位時の反張膝の原因として膝関節の筋力の低下などが，代表的な問題点としてあげられた．このような「機能レベル」の問題点に対してこれまでの理学療法では，足関節可動域の改善や膝関節周囲の筋力強化などの機能改善に対するアプローチが中心であった．しかし，機能改善がプラトーに達したならば，次の「戦略レベル」での検討が必要であると大橋は述べている．また，脳血管障害に対する理学療法において，動作分析は，臨床において重要視されている反面，その視点や問題点のあげ方が主観的であり，動作分析から介入方法へのつながりが少ないといわれている．

② 課題指向型アプローチ

課題指向型アプローチにおける理学療法の展開について，臼田は図3のように示している[2]．まずは，できるだけ客観的な動作能力を評価し，次の段階として困難な動作の方略（戦略）を評価する．そして，この方略の評価から，その原因となるimpairment（機能レベルの障害）を評価する手法である．評価の結果を解釈することで有用な介入内容が明らかになると述べている．つまり，症例のもっている機能をどのように使うのか，あるいは使わせるのかという考え方である．本症例においても，座位姿勢や立ち上がり動作の観察から，足関節の背屈や股関節伸展の可動域には，立ち上がり動作が困難となるような機能的な制限は認めていない．そのような「impairment（機能レベル）」にもかかわらず図1に示したように反張膝という戦略を取ることに問題点を見出すべきである．つまり，立脚相において膝を「伸展位」で支持させる戦略に対して，「屈曲位」で支持させる戦略が有効と考えられた．このように，戦略レベルを変更させるための理学療法プログラムを立て，どのように学習させるのかという視点で介入プロセスを考えることが重要である．

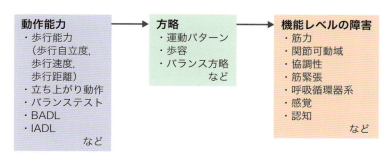

図3　課題指向型アプローチによる展開
文献2をもとに作成．

3 問題点および課題

　この症例における問題点について，機能的な評価では中等度の麻痺がある一方で，関節可動域は膝の過伸展や足背屈可動域の減少はみられるものの，歩行自立に向けて大きな機能制限はないと考えた．本症例においても，座位姿勢や立ち上がり動作の観察から，足関節の背屈や股関節伸展の可動域には，立ち上がり動作が困難となるような機能的な制限は認めていない．しかし，戦略レベルで考えると本症例では立脚相において反張膝が著明であり歩行自立の阻害となっていた．そこで反張膝をバイオメカニクス的な視点で考えると，図3のようになった．反張膝では支持基底面に対して床反力ベクトルが膝関節中心の前方を通ることから，膝関節には伸展モーメントが強く働いている．正常歩行を観察すると，初期接地時から立脚相全体を通して膝関節は常に屈曲位であり，膝関節には伸展モーメントだけでなく屈曲モーメントが共同して働いている．つまり，歩行中に膝関節を屈曲位に保つためには，膝屈曲モーメントが共同して働く「戦略」が必要であることがわかる．一方で反張膝では膝屈曲モーメントは働いておらず，膝関節には伸展モーメントのみが働き，結果的に膝を屈曲して体を支える戦略が不足していると考えることができる．本症例においても，反張膝の改善に対して膝屈曲モーメントを利用し，膝関節の前後での関節モーメントが共同して働く「戦略」を学習させることがポイントと考えられた．

4 介入

ⅰ）臨床推論

　歩行動作は片側下肢で身体を支え，支えながら前方へ重心を移動させるという動作のくり返しである．本症例においても，最終的には麻痺側の片側下肢での支持性の獲得が必要であるが，その前段階として両下肢において屈曲位で身体を支えるトレーニングと学習の導入が必要であった．その方法として起立と着座トレーニングはとても有用なトレーニングであると考えた．第1段階として両下肢で膝屈曲位の状態で体重を支持する学習を促すこと，第2段階では片脚支持立位のなかで膝関節を屈曲位で体重を支える学習を促すことを目標とした．また，これらのトレーニングについても，次にあげるような具体的な課題を設定することが重要であった．

ⅱ）理学療法プログラム

　本症例に対する介入のポイントとして，膝関節屈曲位で身体を支える動作戦略を学習することが目的であった．そのために以下のような介入方法を設定した．
❶両脚における膝屈曲位での体重支持の学習（起立と着座トレーニング）（図4）
❷片脚における膝屈曲位での体重支持の学習（ステップトレーニング）（図5）
❸片脚における体重支持から，支持しながら移動できる支持性の学習（ステップトレーニング）（図6）

❶両脚における膝屈曲位での体重支持の学習（起立と着座トレーニング）
　立ち上がり動作については図7に示すように，「前伸展相」と「伸展相」に分けることができ

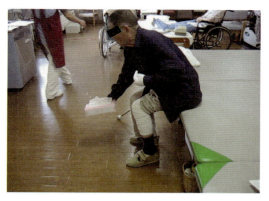

図4 両脚における膝屈曲位での体重支持の学習（起立と着座トレーニング）

物を把持しながらの立ち上がりと着座トレーニングにより，動作スピードがゆっくりとなるだけでなく，体幹の前傾を促す効果が期待できる．

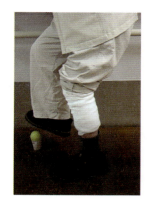

図5 片脚における膝屈曲位での体重支持の学習（ステップトレーニング）

紙コップなどの柔らかい目標物へ非麻痺側の足を乗せるように指示を与え，持続的な麻痺側下肢の支持性の強化を促す効果を期待している．

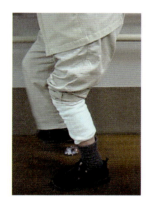

図6 片脚における体重支持から，支持しながら移動できる支持性の学習（ステップトレーニング）

非麻痺側下肢で目標物を乗り越えるような指示を与え，膝関節屈曲位のままで下腿が前方へ移動する支持性を麻痺側下肢に引き出すことを目的としている．

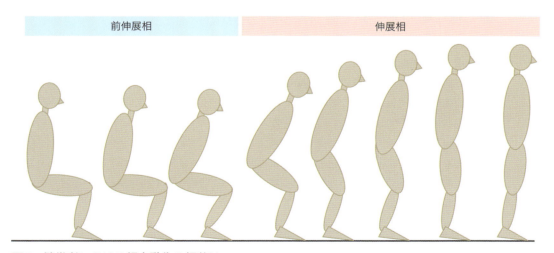

図7 健常者における起立動作の相分け

前伸展相（水平運動）：股関節における体幹の回転運動および，足関節における下腿の前方回旋が起きている．
伸展相（垂直運動）：股関節，膝関節，足関節が段階的に伸展する．

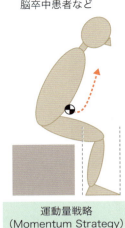
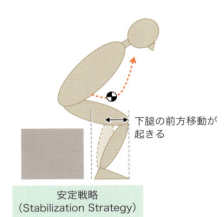

図8 起立動作における2つの動作戦略

Stabilization Strategyでは下腿が前方移動することから，支持基底面内に重心が前方移動した後に，伸展相が行われている．

る．健常者における立ち上がり動作は，「前伸展相」において股関節の回転運動が生じ，体幹の前傾とともに下腿が前方へ移動する動きがみられ，身体重心の前方移動がスムーズに行われる．続いて「伸展相」においては股関節，膝関節，足関節が分節的に伸展するなかで，重心は前・上方向へ移動することが観察される．これに対して，一般的な高齢者や脳卒中患者の立ち上がりでは，「前伸展相」である股関節を中心とした体幹の前傾姿勢が不十分なまま，「伸展相」として重心を上方へもち上げようとする後方重心の動作戦略や，両下肢への十分な荷重が得られる前に立ち上がろうとする動作戦略となることが多い．高齢者や脳卒中患者の場合，図8Aに示すように，体幹の前傾位と重心移動が少ない運動量戦略（Momentum Strategy）をとることが多い．これは力に頼った運動戦略である．健常者の場合，図8Bに示すように，体幹の前傾位と下腿の前方移動が生じる安定戦略（Stabilization Strategy）をとる．下肢と上体が分節的に働くことで，効率的な立ち上がりが可能となっている．

　症例がMomentum Strategyの動作戦略を行う理由として，前方向へ重心を移動させることへの恐怖感の存在や，上方向へ立ち上がる意識が強いことなどが考えられる．そのように体幹の前傾や前方への重心移動が少ない症例に対しては，前後方向への重心移動に対する恐怖心を軽減する準備段階として，座位姿勢において前後方向へ重心を動かすトレーニングが必要となる．また，動作時に下肢の共同運動が生じ，麻痺側下肢が床面から離れ，支持基底面が安定しない症例も多くみかける．そのような症例に対しては，必要に応じて理学療法士が下腿の長軸方向へ押し下げるような操作が必要となる．また，「前伸展相」では体幹を前傾位とすることで骨盤の前傾を促した状態で離殿期を迎えることがポイントとなる．骨盤が前傾位になる姿勢となることで，二関節筋であるハムストリングスが延長され収縮しやすい状態となり，結果的に膝関節を屈曲位に安定させる後方支持としての筋活動を促すことが可能となる．

　本症例における立ち上がりと着座トレーニングでは，片手で物を把持しながらの「二重課題」で指導を行った（図4）．片手で物を把持しながら起立と着座トレーニングを行うことで，必然的に動作スピードがゆっくりとなることだけでなく，体幹の前傾位を促す効果があることが報告されている[3]．「ゆっくり動いてください」や「もう少し前に動いてください」といった口頭指示を与えるとより効果的である．

❷片脚における膝屈曲位での体重支持の学習（ステップトレーニング）

このトレーニングでは，手すりを把持させた安定した立位姿勢においてステップトレーニングを行うことで，麻痺側下肢の支持性向上を目的とした．麻痺側の下肢を一歩前方に位置させ，非麻痺側を前後に動かすだけでは，麻痺側下肢への荷重が瞬間的にしか生じない．このトレーニングでも，目標物として柔らかいボールや紙コップを置くような具体的な課題を用いた（**図5**）．特に，具体的な目標物を置くことや，「ここに優しく右足を乗せてくださいね！」と指示を与えることで，持続的な麻痺側下肢の支持性を学習させた．また，麻痺側を前方に位置させることで膝は自然と屈曲位となり，その姿勢から非麻痺側の下肢を前方へステップさせることにより，片側下肢における膝屈曲位での支持性を再学習できたと考える．

❸片脚における体重支持から，支持しながら移動できる支持性の学習（ステップトレーニング）

❷では，持続的な下肢の支持性についてのトレーニングは可能であるが，後方重心での片脚支持，膝や足関節を固定した状態での支持といった動作戦略になりやすい．健常者の歩行時の立脚相においては，初期接地から足趾離地にかけて身体重心が前方へ移動する動きがみられる．このような動きをバイオメカニクスの視点で観察すると，足圧中心（center of pressure：COP）が足底面を滑るような動きであり，その動きをスムーズにしているのは膝関節屈曲位での支持性であり，下腿が前方へ傾きながら身体重心を前方へ運ぶような戦略である．そのような戦略を促すトレーニングとして，本症例においても，片脚で支持しながら移動できる膝関節屈曲位での支持性の学習を目的としたステップトレーニングを行った．❷の練習の後で，非麻痺側下肢を前方においた立位姿勢を開始肢位とし，両下肢の間の床にお手玉などを置き，非麻痺側の下肢で乗り越えるように指示を与えた（**図6**）．物を乗り越えるような具体的なトレーニングにより，膝関節は屈曲位のままで下腿が前方に移動するような戦略を引き出すことを目的とした．

> **注意点** **プラットフォームマットの弊害**
>
> 臨床現場を見学すると，「まずはプラットフォームマットで可動域練習を行い，次に平行棒で歩行練習…」というパターン化された理学療法介入をみかける．まず関節可動域練習を行い，上下肢の自動運動を促し，座位や立位でのトレーニング時間がほんの数分だけになるようなプログラムである．超早期の症例で全身状態が安定しない症例を除き，どんな症例に対しても「ではプラットフォームに横になってください」という考えをなくし，座位や立位での抗重力姿勢におけるメニューを考えてはいかがだろうか．理学療法は，抗重力位における移動や歩行能力の再獲得をさせることが主目的であるはずである．

能力養成問題　　　　　　　　　　　　　　　解答は次ページ以降に

問1 課題指向型トレーニングにおける評価で重要視するものはどれか？

❶ Brunnstrom stage　　　　　　❸ ADL

❷ 関節可動域　　　　　　　　　❹ 動作戦略

問2 起立動作における相分けについて，正しいものはどれか？

❶ 屈曲相と伸展相　　　　　　　❸ 前伸展相と伸展相

❷ 前方相と上方相　　　　　　　❹ 前傾相と上方相

5 介入結果

ⅰ）評価（介入前との比較）

❷と❸のトレーニングを各10回行った後の歩行について図9に示す．2動作前型歩行で足底全接地は変わりないが，麻痺側立脚相において膝関節は屈曲位で支持が可能であり，反張膝は解消されていた．症例の行っていた「反張膝で身体を支える」という運動戦略から，「膝屈曲位で身体を支える」という運動戦略へ変更を促す効果が認められた．このような変化をみると，従来の理学療法介入が下肢関節可動域の改善や筋力強化といった「impairment（機能レベル）」重視であることの弊害が考えられる．下肢の支持性や歩行時の動作戦略という視点で捉えた場合，症例のもっている能力について，多く引き出すことが理学療法士に求められている．

本項では短期効果のみの紹介となるが，具体的な課題指向型トレーニングを行い，運動戦略を変更させることが可能であった．つまり，機能的な関節可動域の改善や下肢筋力の強化といった効果ではなく，症例のもっている能力を引き出し，その「戦略」を変更することを目的としており，その戦略が学習できる具体的な課題を用いたトレーニングの効果と考えられる．

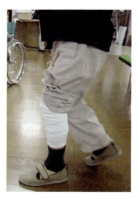

図9　介入後の歩行
麻痺側立脚期において反張膝は消失し，膝屈曲位での支持が可能となっている．

> **！ここがエキスパート**
>
> 患者が運動学習する場合に単に身体的な機能だけではなく，自分の身体をどう感じているか，どのように動かそうとしているかを知ることも重要である．課題指向型アプローチでも患者が身体機能をどのように戦略的に用いてパフォーマンスをするかという視点で評価をする．その結果，身体の使い方など運動戦略に問題がある場合は，患者に，評価内容やこれから展開するアプローチを十分に説明する必要がある．そして，戦略を変えてもらうことに取り組む場合，患者の考え方，経験，メリットなど患者の個別性を踏まえたうえで，患者の潜在能力を発揮させることを信じて取り組むことが大切である．
>
> （編集より）

ii) 考察

　わが国の脳卒中に対する理学療法では「質」に関する評価が問題視され，そのことが理学療法の効果を客観的に論じることを妨げていたといわれている[4]．また，動作能力の障害や不安定の原因としてもimpairmentが中心として議論され，動作戦略や方略に関する視点が少なかったように考えている．本項で紹介した理学療法介入の方法やトレーニング方法は，CarrやShepherdらのMotor Relearning Program（MRP）の応用である．MRPは「課題指向型アプローチ」とは厳密には異なるともいわれているが，具体的な課題を通じてトレーニングを行うという点では共通している考え方である．Carrらは「理学療法の主要な目的は，機能的な活動における運動パフォーマンスを最適化することである．そのため，実際の治療で用いられる課題は，環境とのやりとりのある具体的な課題が望ましいといわれ，「運動のための運動」のような抽象的な課題は避けるべきである」と述べている．また，「運動パフォーマンスに関する説明の大半はバイオメカニクスや筋に関するデータにもとづいている．そして，バイオメカニクスは運動パフォーマンスを理解するための主要な基盤である」と述べている[5]．そのため，本症例においても動作戦略の分析という視点で反張膝を捉え，膝関節伸展位における片側下肢で支えるという戦略から，膝関節屈曲位で身体を支えるという戦略を学習させることを目的としたトレーニングを設定した．そのステップとして，両脚下肢における支持性の学習のために，起立と着座トレーニングを行い，片側下肢における膝屈曲位で支える学習のために，ステップトレーニングを導入した．また，ステップトレーニングにおいても，持続的な支持性を引き出す課題から，片側で支えながら支持基底面を移動できる戦略を学習するトレーニングと段階を設けた．

　理学療法士は歩行能力の再獲得を目的とし，評価を行いプログラムの立案を行う．まずは評価においても関節可動域や筋力といった「機能レベル」の評価だけでなく，患者が行っている動作の「戦略レベル」にも視点を置くべきである．

能力養成問題 解答

問1 ❹ 動作戦略
従来の理学療法士は麻痺の回復や可動域の改善，あるいは筋力強化などの「機能レベル」の評価と介入を重視してきた．課題指向型トレーニングでは動作における身体の使い方や動作戦略，すなわち患者のもっている能力を引き出すことを重視している．

問2 ❸ 前伸展相と伸展相
起立動作における動作の相分けは前伸展相と伸展相である（図7）．前伸展相では水平方向への運動が主であり，伸展相では垂直方向への運動が主となる．詳細については，図7および本文を参照．

● 引用文献

1）大橋ゆかり：運動学習の臨床応用―課題と展望―．理学療法学，35：202-205，2008

2）臼田 滋：脳血管障害者の臨床動作分析．理学療法科学，17：11-17，2002

3）藤田博曉，他：上肢課題の相違による立ち上がり動作の分析．埼玉県包括的リハビリテーション研究会雑誌，8：44-46，2008

4）潮見泰藏：脳卒中による運動障害に対する評価と理学療法の効果．理学療法科学，16：17-23，2001

5）「脳卒中の運動療法 エビデンスに基づく機能回復トレーニング」（Carr JH, Shepherd RB/著，潮見泰藏，齋藤昭彦/訳），医学書院，2004

第 3 章　生活期

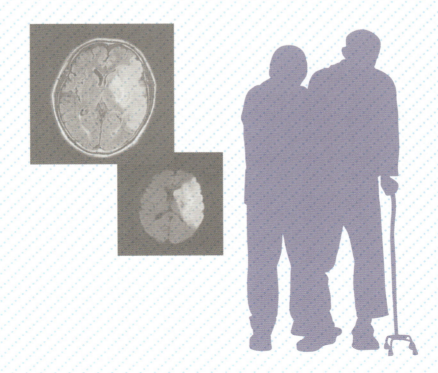

第3章　生活期

1 脳梗塞左片麻痺（自宅マンションでの独居生活開始）
退院後，歩行機能低下が予測される症例に多職種や地域でどう介入するか？

桑山浩明

目標
- 生活期における在宅での評価について，ポイントや留意点を理解する
- 評価結果について，リハビリテーションマネジメントの観点から解釈し，直接的なプログラムと間接的なプログラムを立案・実施することについて理解する
- 身体機能の維持・向上に向けた運動強化型デイサービスについて理解する

1　症例提示

ｉ）概略

年齢	60代前半	BMI	20.1kg/m²
性別	女性	趣味	社会人大学（中国語講座）に週1回通う
診断名	中大脳動脈領域の梗塞	職業	主婦
障害名	脳梗塞左片麻痺	家族	マンションの3階で独居．同じマンション敷地内の別棟に，長女夫婦（孫1人）が住んでいる．長女は2人目妊娠中．長男は遠方に居住．
身長	148cm		
体重	44.0kg	既往歴	特になし

ⅱ）現病歴

　某年12月，外出から帰り自宅にて，左上下肢が動かなくなり，意識不明となり救急搬送された．中大脳動脈領域の梗塞と診断され，急性期・回復期病院を経て，翌年5月長女宅に退院された．AFO（短下肢装具）着用にて，四脚杖歩行可能であったが，長女宅内車いす利用で家事は長女が行っていた．同年11月長女の転居などの理由により，再入院．

　発症2年後の3月に自宅マンションに退院．独居生活をはじめることになった．退院後，訪問リハなど介護サービスを利用するため，退院日翌日に，訪問リハ事前訪問を実施した．

2 ▶ 初期評価（退院日翌日の訪問リハ時）

ⅰ）問診

主訴：自由に外に出ていきたい

ニード：1人で出かけられるようになりたい

ホープ：可能であれば，社会人大学にまた通いたい

ⅱ）画像所見

発症から経過が長いため，画像の入手できず．中大脳動脈領域の梗塞の情報あり．

ⅲ）評価

① 全身状態

特に状態の変化はなく，合併症もみられていなかった

② 身体機能

運動麻痺（BRS）		上肢Ⅱ，下肢Ⅲ，手指Ⅱ
基本動作		床からの立ち上がりは不可
ADL自立度（BI）		65点．入浴・歩行・階段昇降に介助を要する
日常生活活動	ADL	表1，図1
	IADL	自宅内では，洗濯・掃除・力仕事などはできていない．屋外での移動が制限されているため，公共交通機関の利用などはできない（表2，図1）

表1　初期評価のADL

	アセスメント項目	現状能力	改善の可能性	課題重要性	モニタリング
基本動作	起き上がり	3			
	立位保持	3			
	床からの立ち上がり	1			
	移動能力（TUG，6分間歩行）	2	✓	✓	
ADL自立度（BI）	食事	3			
	いすとベッド間の移乗	3			
	整容	2			
	トイレ動作	2			
	入浴	1	✓	✓	
	歩行・移動	1	✓	✓	
	階段昇降	1			
	更衣	2			
	排便コントロール	3			
	排尿コントロール	3			

BI合計：65点

↑基本動作
（3：自立，2：見守り，1：一部介助，0：全介助）

表2 初期評価のIADL

アセスメント項目		現状能力	改善の可能性	課題重要性	モニタリング	環境因子 課題ありの場合に ✓をつける	他（備考）
IADL自立度(FAI)	食事の用意	3					
	食事の片づけ	3				✓ 家族介護者	独居
	洗濯	1	✓	✓			
	掃除や整頓	1	✓	✓		☐ 福祉用具等	
	力仕事	0					
	買い物	0				☐ 住環境	
	外出	0	✓				
	屋外歩行	0				✓ 自宅周辺	坂道などが多い
	趣味	1					
	交通手段の利用	0				☐ 地域活動	
	旅行	0					
	庭仕事	0				☐ 交通機関	
	家や車の手入れ	0					
	読書	0				☐ サービス	
	仕事	0					

↑IADL評価点（0：していない，1：まれに，2：時々，3：週3回）

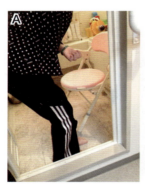 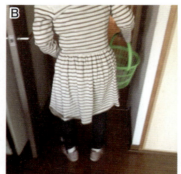 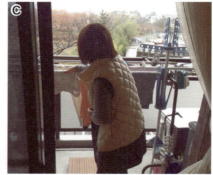

図1 ADL・IADL（入浴・洗濯・掃除など）

A）裸足での浴室移動．痙性の出現→膝関節屈曲位にすることを指導・手すり設置．浴室内での動作確認→椅子の位置や福祉用具変更．B）洗濯物の運搬→杖なし歩行・バランス練習を指導，掃除にも応用．C）ベランダの出入り→台の設置・干し場の検討．干し場の動作確認→ピンチ力不足のため片手でできる洗濯ハンガーを提案．

③ 動作分析

入院時の歩行状態として，四脚杖歩行にて，病棟ADLはほぼ自立していたとの情報あり．退院後の歩行は，四脚杖にて，金属支柱付きAFO（短下肢装具）着用．2動作歩行そろえ型で，麻痺側を分回し傾向で歩行しており，最大歩行速度15.2秒/10m，TUG 21.2秒であるが，屋内車いす自走，屋外車いす介助にて移動していた．

④ 活動と参加

　発症前は，ご主人が亡くなった後，マンションで1人暮らしをされていた．電車などを乗り継ぎ，社会人大学の中国語講座（ご主人の仕事の関係で，中国に住んでいたことあり）に週1回通っていた．

　介護保険サービスは，週2回の訪問リハと週1回の通所介護を利用予定．月1回の診察は，送迎サービスを利用している．

⑤ 個人因子・環境因子

　長女夫婦が同じマンションの敷地内におり，一緒に食事をしたり，車いすにて買い物に出かけたりはできていた．高台のマンションに生活しており，駅やバス停までは徒歩で10分近くかかるため，基本生活は車の利用が多かった．マンション内は，ほぼバリアフリーになっているが傾斜や坂道などがあり，また，複数棟がマンション内に立っているためビル風が強い．

能力養成問題　　　　　解答は次ページ以降に

問1　初期評価の状態から，今後，本症例はどのような状態になっていくことが予測されるか？

❶ 車いす生活が中心となり，外出が困難となる

❷ 歩行レベルが四脚杖歩行なので，屋内での歩行は可能となるが屋外での歩行は困難となる

❸ 歩行状態の向上を促さなければ，機能低下する恐れがある

3　問題点および課題

ⅰ）主要な問題

　退院前の歩行状態として，四脚杖を用いれば，屋内歩行は自立しており，屋外でも歩行可能な状態であったとの報告があった．訪問時も，自宅内での杖歩行は自立しており，整地での歩行は問題なく可能であり，声かけをしながらであっても歩行の持続が可能なレベルであった．加えて，最大歩行速度15.2秒/10m，TUG 21.2秒と屋内歩行自立レベルの数値を示していた[1)2)]．

　本症例においては，1人暮らしを開始することを考え，家事などの基本的なADLを車いすで実施することを想定に，退院調整をなされてきていた．訪問リハ事前訪問の際は独居生活にいまだ慣れておらず，屋内での歩行も行わず，家事全般においてほとんど車いすを利用していた．さらに，診察などで月1回程度の外出頻度で機会が少なく，屋外は車いす介助にて移動している状況であったため，入院時に獲得できていた歩行能力が維持できなくなる可能性があった．

ⅱ）副次的な問題

　主要な問題に加えて，屋内での運動機会の減少も見受けられたことから，筋力の低下や持久力の低下の恐れがあり，その結果，転倒リスクが増えることが予測された．つまり，屋内での

ADL動作において，立位や歩行場面での実用性の獲得が必要である．

しかしながら，日常的に行う動作で危険性が伴う場合，動作自体が行われなくなる可能性があるため，車いすとの併用は不可欠と考えられた．本症例の場合，歩行は可能であっても，物をもっての移動などは困難な場面もあったため，ADLやIADL動作のなかでも移動手段を分けて考える必要があった．

これらの問題から，運動量の確保が行われない場合，転倒リスクなどに加えて脳梗塞の再発の可能性も考えられた．そのため，日常的な実用性歩行の獲得に加えて運動量の確保が課題となった．

能力養成問題　　　　　　　　　　解答は次ページ以降に

問2　介護保険サービスのなかで，リハビリテーション職が必須の介護サービスはどれか？
1. 通所介護（デイサービス）
2. 小規模多機能型居宅介護
3. 通所リハ（デイケア）

問3　生活期でのかかわりにおいて国際生活機能分類（ICF）での問題の整理は必要である．ICFの特徴はどれか？
1. それぞれの項目ごとにマイナス因子の改善をめざす
2. 一方向性のみならず，相互的なかかわりにおいて，問題点を整理していく
3. 項目ごとに一列に整理され，それぞれの項目は分離している

4　介入

i）臨床推論

退院前の歩行状態から考えると，屋外歩行が杖歩行が自立できるレベルであると判断でき，屋内歩行は最大歩行速度15.2秒/10m[※1]，TUG 21.2秒[※2]と自立レベルであった[1) 2)]．通常，退院前後のADLの差は環境の変化により，m-FIMにおいて改善する群と低下する群があり，3日以内におきるとされており，早い段階で，ある程度の自宅内でのADL場面での移動動作の獲得が必要となる．前述の副次的な問題も踏まえて，まずは，屋内ADLやIADL場面においての生活動作の整理が必要であった．立位については，安定性が保たれていたため，トイレまでの移動，洗面所で顔を洗うなどの整容動作，台所での動作には，大きな問題はなかった．これらについては，そのまま行ってもらうこととして，洗濯物を干しに行く動作やテーブルに食材を運ぶ動作など，物をもっての移動については，車いす利用で進めることとした．

※1 **10m歩行テストのカットオフ値**：11.6秒以内で屋外歩行，24.6秒以上で屋内歩行．
※2 **TUGテストのカットオフ値**：13.5秒以上転倒予測，20秒以上屋外外出，30秒以上ADL要介助．

主に，訪問リハ場面では，前述の環境整備を含めて，運動機会を得ることで生活動作が変化してくることが予測できた．したがって，安全性と安定性を担保しつつ，家事などのADL場面で，家族やヘルパーが手助けする部分と見分ける部分とを分けること，動作の習熟度に合わせ，手助けの頻度などの変更を加え，日常生活での運動頻度を高めていくことが必要と考えられた．

つまり，訪問リハ場面のみでなく，その他の時間の使い方を他職種連携で進めていく，1週間のサービススケジュール運動強化型デイサービス[※3]の利用を提案した（図2）．

※3 **運動強化型デイサービス**：マシントレーニングや集団体操，個別対応などで，デイサービスのなかでも運動機能に特化したデイサービスのことをいう．何を行うか，介護支援専門員が担当者会議（リハ会議）を開催して決める．各スケジュールにおいて，必ずしも理学療法士がかかわっているとは限らない．

	日	月	火	水	木	金	土
午前		訪問リハ	通所介護	通所介護	訪問介護	訪問リハ	訪問介護
午後				通所介護			

- 月：主にADL・IADL中心
- 火：機能強化型パワーリハなど
- 水：入浴・趣味活動
- 金：屋外歩行など中心
- 土：外出支援など

図2　介護サービスの週間スケジュール
各スケジュールに意味をもたせて各専門職のかかわりを決定．

> **ここがエキスパート**
>
> 病院から退院後，身体状況，環境要因，生活状況などから身体機能の変化を予測することは重要なことで，そこに専門職の視点が必要である．具体的には，病院でできていたことが自宅という環境でできなくなることもあり，その変化を見逃さずに支援していくことが専門職として求められる．また，ある動作について実施可能と判断した場合も，動作能力や学習能力に合わせて難易度をチェックしながら環境に適応してもらい，最終的には日常生活のなかで自律的に活動してもらうことを目標にし，他職種で支援するなかで，生活動作面では理学療法士が責任をもち，役割を果たすことが重要である．
>
> （編集より）

能力養成問題 解答

問1 ❸ 歩行状態の向上を促さなければ，機能低下する恐れがある

初期評価の時点では四脚杖歩行が可能であり，歩行速度やTUGにおいても，屋内自立歩行は可能レベルである．しかしながら，退院直後に1人暮らしを開始し，車いすレベルでの環境整備を行ったため，このままであれば，歩行について機能低下する恐れがある．したがって，自宅内の環境を歩行できる形に整えるとともに，屋外での歩行レベルの獲得に向けて，歩行状態の向上を促す必要がある．

能力養成問題

解答は次ページ以降に

問4 在宅生活において，必要不可欠なADLとして，どのようなものが運動機会として活用できるか？

❶ 整容動作 ❷ トイレ動作 ❸ 食事動作

ⅱ）理学療法プログラム

ⅰ）**臨床推論**を踏まえ，以下のような理学療法プログラムを立案・実施した．

① 直接的なプログラム

❶自宅内での家事動作などを含むADL・IADLの動作確認と修正

❷マンション内もしくは，マンションから外に出て屋外歩行練習

② 間接的なプログラム

❸通所サービス事業者や訪問介護スタッフに，サービス利用中にできるだけ歩行の機会をつくってもらうよう助言

❹通所サービス内での全身運動プログラムの確認

❺家族の協力のもと，屋外や屋内での歩行機会の創出

5 介入結果（6カ月間）

ⅰ）評価（介入前との比較）

自宅内のADL/IADL動作では，基本的に杖もしくは独歩にて実施し，車いすの利用は外出時のみとなった（**表3，4**）．最大歩行速度12.2秒/10m，TUG 19.5秒と改善しており，天候に

能力養成問題 解答

問2 ❸通所リハ（デイケア）

2019年現在の介護保険制度上，選択肢のうちリハビリテーション職が必須であるサービスは通所リハのみである．選択肢にはないが，訪問リハにも必須である．ただし，訪問看護や通所介護などでも，リハビリテーション職が所属していることもある．それぞれの介護保険でのサービスがどのようなものであるかの理解は理学療法士として必要である．

問3 ❷一方向性のみならず，相互的なかかわりにおいて，問題点を整理していく

ICFは，問題点などをマイナス方向だけで捉えるのではなくプラスの観点も整理し，かつ，他の項目との関係性を明確にすることで，その人となりなども捉え，どの面にアプローチする必要性があるのかが整理される．特に在宅の場面では，そのプラス面を生かす取り組みを行うことが望まれる．

表3　介入後のADL

アセスメント項目		現状能力	改善の可能性	課題重要性	モニタリング
基本動作	起き上がり	3			
	立位保持	3			
	床からの立ち上がり	1			
	移動能力（TUG，6分間歩行）	3			
ADL自立度 (BI)	食事	3			
	いすとベッド間の移乗	3			
	整容	3			
	トイレ動作	3			
	入浴	2			✓
	歩行・移動	2			✓
	階段昇降	2			
	更衣	3			
	排便コントロール	3			
	排尿コントロール	3			

BI合計：85点

↑基本動作
（3：自立，2：見守り，1：一部介助，0：全介助）

表4　介入後のIADL

アセスメント項目		現状能力	改善の可能性	課題重要性	モニタリング	環境因子	
						課題ありの場合に ✓ をつける	他（備考）
IADL 自立度 (FAI)	食事の用意	3					
	食事の片づけ	3				✓ 家族介護者	独居
	洗濯	2					
	掃除や整頓	2				☐ 福祉用具等	
	力仕事	0					
	買い物	0				☐ 住環境	
	外出	1			✓		
	屋外歩行	2			✓	✓ 自宅周辺	坂道などが多い
	趣味	2					
	交通手段の利用	1			✓	☐ 地域活動	
	旅行	1			✓		
	庭仕事	0				☐ 交通機関	
	家や車の手入れ	0					
	読書	3				☐ サービス	
	仕事	0					

↑IADL評価点（0：していない，1：まれに，2：時々，3：週3回）

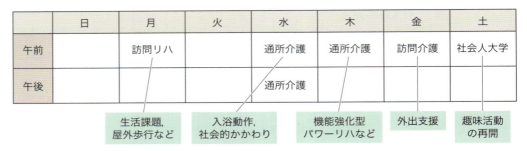

図3　介護サービスの週間スケジュール（変更後）
それぞれのサービスの意味と課題の変更．

もよるが，マンション内において週1回程度は1人で散歩することもできていた．

BIは85点と階段などでは見守りが必要であったが，入浴動作はシャワーであれば，1人で実施可能となった．

IADL場面で，送迎介護を利用して週1回の社会人大学へ参加できるようになった．介護サービスの利用も，週1回運動強化型デイサービス利用に加えて，入浴を兼ねた通常型デイサービスを追加し，参加の役割を増やすこととなった（図3）．

その他，屋外歩行が安定してきていたため，訪問介護での買い物同行や，娘さんたちと近隣の散歩など，専門職の介入を減らすことができ，週3回以上の歩行機会の獲得はできていた．このことから，最終的に訪問リハは終了となった．

ⅱ）考察

まず，歩行能力において，入院時屋内杖歩行独歩であったものが，退院時に屋内車いすにて自宅内を移動していた．初期評価の段階で，TUGならびに10m歩行速度において，屋内歩行可能，屋外歩行監視の歩行レベルであることが予測できたため，自宅環境下において，歩行に対する恐怖心などが歩行の妨げとなり，さまざまなADL動作にも悪影響が生じていると考えられた．この生活が続くと，歩行機能の低下，体力低下，持久力低下が予測された．

そこで，リハビリテーションマネジメントの観点から多職種（家族などを含む）と協力して自宅内でADL動作場面を中心に歩行動作の確認を行い，できるだけ自宅内での杖歩行を促していった．また，運動頻度の問題から週2回の訪問リハのみならず，運動強化型デイサービスの利用の提案，娘さんとの散歩の時間の促しなどを行いつつ，歩行機会の増加を目的として恐怖心の除去，持久性の向上を進めていった．

個別的な理学療法プログラムでの歩行能力の評価を踏まえつつ，歩行の介助量などを家族や

能力養成問題 解答

問4 ❷ トイレ動作

トイレ動作は，当事者にとって羞恥心もあり，人に介助をしてほしくない動作である．そのために，自分でしたいという気持ちが高い動作である．つまり，その動作を自分で行おうとする意欲もあるため，安全に行えるように環境設定などを行うと，1日のうちくり返し行う動作となり，立ち座りの機会や歩行の機会として取り入れやすい．

デイサービスの送迎，ヘルパーなどと共有した．また，集団的となる通所介護でのプログラム
において，運動強化型デイサービスでの機械を使った筋力強化練習などを行った．加えて，他
者との交流により精神的な安定を保たれていた．さらに，介護保険外のサービスとして，本人
自身が社会人大学に通っていた経緯もあり，社交的な人柄から，もう一度社会人大学への再開
を希望された．当初は，送迎サービスを利用し車での移動で復帰した．しばらくして，公共交
通機関の使用を希望したため，下見なども含めて動線確認を行い，実際に同行した．しかしな
がら，公共交通機関の利用は1時間以上もかかることや階段の上り下りが必要なこともあって，
断念せざるを得なかった．最終的には，中国語講座の社会人大学に週1回復帰し，年に2回の
中国語での発表機会では，自ら脳梗塞になった体験などを参加者の前で立ち上がって話せるよ
うになった．

　本症例のように，介護保険内のサービスで活動と参加の下地をつくる取り組みを行いながら，
介護保険外のサービスへの参加を促すためには，その状況でのサービス内容などを理解してい
く必要がある．

　訪問リハ場面で，特に移動能力の向上を中心に，生活に直結するADLやIADL動作場面の動
作確認・修正を行いつつ，安定した在宅生活をつくることが大切であった．さらに，介護保険
内外のサービスにつなげる取り組みとして，そのサービスを理解し，協力しながら，アプロー
チすることが必要であった．これらを実現できたことから，訪問リハの終了へ導くことができ
た．

■ 引用文献

1) Perry J, et al：Classification of walking handicap in the stroke population. Stroke, 26：982-989, 1995

2) Steffen TM, et al：Age- and gender-related test performance in community-dwelling elderly people: Six-Minute Walk Test, Berg Balance Scale, Timed Up & Go Test, and gait speeds. Phys Ther, 82：128-137, 2002

■ 参考文献

・ 二木 立：一般病院における在宅患者に対するリハビリテーション．総合リハビリテーション，11：949-954，1983

・ 岩田 篤，石倉 隆：慢性期の概念と理学療法の役割．理学療法ジャーナル，49：591-598, 2015

・ 横山 巖：脳卒中後片麻痺患者の社会復帰．総合リハビリテーション，12：27-32, 1984

第3章 生活期

2 脳梗塞（右半球に散在性の梗塞，左片麻痺）
在宅生活に向けて介護負担軽減を目的に，セルフケアを促す介入とは？

松本昌尚，竹内伸行

目標
- 麻痺は軽度でも，認知面の影響による転倒リスクをもつ症例について，セルフケアを促進するために必要な評価を理解する
- 評価結果の解釈，セルフケア促進に必要な理学療法プログラムについて理解する
- 在宅生活を想定し，介護負担軽減に有効な，家族も含めたリハビリテーションについて理解する

1 症例提示

ⅰ）概略

年齢	70代後半	BMI	21.4kg/m²
性別	男性	趣味	テレビ鑑賞，庭の手入れ
診断名	脳梗塞（右半球に散在性の梗塞）	職業	無職．定年までは銀行で働いていた
障害名	左片麻痺	家族	妻，長男と3人暮らし
身長	169.0cm	既往歴	70代前半に一度の脳梗塞（右半球に散在性の梗塞巣あり，著明な麻痺，感覚障害なし），今回の発症の1カ月ほど前に胆嚢炎（胆嚢摘出術施行）
体重	62.4kg		

ⅱ）現病歴

某年2月上旬〜3月上旬まで，胆嚢炎の手術のため当院外科にて入院していた．その後，退院し，自宅にて生活していたが，退院後1週間経過したころから左上下肢の動きが悪くなり，徐々に左上肢が挙上困難となった．3月中旬に脳神経外科を受診し，MRI所見（拡散強調画像，図1A）にて右半球に散在性の梗塞巣を認め，同日，当院の急性期病棟に入院となった．

2 初期評価

i）問診

主訴：左手が動かしづらい
ニード：歩行の耐久性向上，自宅生活を想定したADL動作の獲得
ホープ：トイレに歩いて行きたい
家族ホープ：自宅に戻ってきてほしい

ii）画像所見

第1病日（入院当日）のMRIにおいて，拡散強調画像では右放線冠に多数の小さな梗塞巣が（図1A），T2強調画像では左の被殻に陳旧性の梗塞巣が認められた（図1B）．

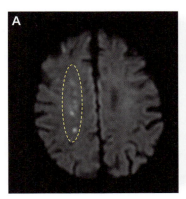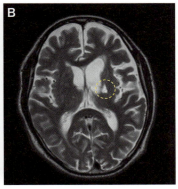

図1　第1病日の頭部MRI画像所見
A）拡散強調画像．⭕️ 右放線冠の多数の小さな梗塞巣．B）T2強調画像．⭕️ 左の被殻の陳旧性の梗塞巣．

iii）評価

全身状態	血圧，脈拍などのバイタルサインは，姿勢の変化や軽負荷の運動では，ほとんど変化せずに安定していた
意識障害（JCS）	Ⅰ-1
全体像	簡単なコミュニケーションは可能だが，表出に不明瞭さを認めた．また，細かい指示は理解困難であった．左側からの声かけに対して反応しないことが多かった
運動麻痺（BRS）	左上肢Ⅲ，左手指Ⅱ，左下肢Ⅵ
バイタルサイン	血圧 110/64mmHg，脈拍 60回/分
感覚　表在感覚（触覚）	上肢8/10，下肢10/10
深部感覚（位置覚）	上肢1/5，下肢3/5
腱反射（右/左）	上腕二頭筋（＋/⧺），上腕三頭筋（＋/⧺），腕橈骨筋（＋/⧺），膝蓋腱（＋/⧺），アキレス腱（＋/⧺）
クローヌス（右/左）	（－/＋）

（次ページへつづく）

(前ページからのつづき)

病的反射（右/左）	ホフマン（−/＋），トレムナー（−/＋）
筋緊張（被動性試験）	上肢・下肢ともに正常
起居動作	寝返り動作は自立，起き上がり動作はベッド柵使用し自立，立ち上がりは軽介助
歩行	見守りから軽介助にて約10m独歩可能．麻痺側の初期接地は足底全面で接地し，立脚期へ移行するも，立脚時間の短縮がみられた．麻痺側遊脚初期では下肢の振り出しは分回し様であり，側方動揺がみられた．歩行の際，左上肢を体幹に近づけて振ることは少なかった．ときどき左側にある物に左手をぶつけてしまうことがあったが，気にする様子はなかった
認知症検査（HDS-R）	13点（減点項目：日付の見当識，計算，逆唱，遅延再生，視覚記憶，誤想起・流暢性）
機能的自立度評価（FIM）	48点（運動項目31点，認知項目17点）
機能的自立度評価（FIM）（セルフケア項目）	食事7点，整容3点，清拭1点，更衣（上半身）2点，更衣（下半身）1点，トイレ動作3点
入院前の生活	自宅では，ADLは自立していた．妻は日中仕事をしているため，1人でいることが多かった．息子は同居しているが，部屋にいることが多く接点が少ない．日中はテレビ鑑賞をしていることが多く，ときどき庭いじりをしていた．
入院中の行動	「トイレに行きたい」と夜間にトイレへふらつきながら徘徊しているところを看護師が確認している．また，起き上がる際に左上肢を忘れてしまっていることが多かった．
高次脳機能検査	詳細な高次機能検査は実施不可能．

能力養成問題　　解答は次ページ以降に

問1 本症例の初期評価の結果から考えられる，病的筋緊張亢進状態として適切なものはどれか？

❶ 固縮　　　　　❷ 拘縮　　　　　❸ 痙縮

問2 クローヌスの説明として正しいのはどれか？

❶ 伸張反射とIb抑制がくり返し生じることで，筋の収縮と弛緩が規則的，律動的に生じる現象である

❷ 筋の他動的伸張をきっかけに，相反抑制のメカニズムにより，筋の収縮と弛緩が規則的，律動的に生じる現象である

❸ 下位運動ニューロン障害によって，筋の収縮と弛緩が規則的，律動的に生じる現象である

3 問題点および課題

ⅰ）主要な問題

① 認知面の影響による転倒のリスク

HDS-Rが13点と認知症判断基準であるカットオフ値を下回り，なおかつ，夜間にトイレへ

218　脳卒中の理学療法

行こうとふらつきながら徘徊しているといった問題行動もみられていた．また，詳細な高次脳機能検査は行えていないが，左側の物にぶつかってしまう様子や，ぶつかった後も修正する様子も少ないことから，半側空間無視の影響も考えられた．以上の点から，転倒のリスクは高いと考えられた．

② 左上肢・手指の随意性低下とセルフケア

本症例において，ホープとして「歩いてトイレに行きたい」といった意欲がみられ，起居動作や歩行も軽介助にて行えていたが，左上肢・手指の随意性低下により，セルフケア項目に関する介助が多いと考えた．さらに，起き上がる際に，左上肢を忘れてしまっていることから，左上肢・手指を自己管理しつつ，ADLの介助量軽減を目標に理学療法を進めていく必要があった．

ii）副次的な問題

家族のホープは在宅復帰だが，キーパーソンの妻は仕事をしており，日中自宅にいるのは息子のみであった．息子との接点が少ないことから，自宅退院をするためには，本症例のADLの介助量軽減と介護サービスの利用を検討し，安全に生活できる環境が必要と考えた．

能力養成問題　　　　　　　　　　　　　　　　　　解答は次ページ以降に

問3 感覚障害がある場合の生活指導で誤っているのはどれか？

❶ 臥位や座位では，麻痺側上下肢が他の部位の下敷きにならないように，注意を促しながら動作練習や生活指導を行う必要がある

❷ 感覚障害部位であっても，熱や疼痛に対する逃避反射は生じるため，麻痺側上肢の火傷に対する指導は不要である

❸ 感覚障害により，運動能力が低下し転倒リスクも高まるため，状況によっては装具や歩行補助具などの使用を検討することも必要である

---

4 介入

i）臨床推論

本症例は，初期評価より，下肢の随意性は保たれており，軽介助にて独歩可能なことから，自宅退院に向けてさらなる動作の安定化を図っていく必要がある．しかし，画像所見より，右半球の散在性の梗塞や左側にぶつかってしまう行動から，詳細な高次脳機能検査を行えていないが，半側空間無視の影響も考えられる．さらに，HDS-Rの結果や左上肢，手指の随意性低下により，ADLのなかでもセルフケア項目に関して介助を多く要している状態であり，今後の自宅生活においてセルフケア項目の介助量軽減は最優先事項と考えられる．また，本症例は介護者が日中いない環境も含めた自宅退院を想定し，介入をしていく必要がある．「脳卒中治療ガイドライン2015」のなかでも，「個々の患者の障害・ニードに対応したオーダーメイドのリハビリテーション・アプローチを行うよう勧められる（グレードB）」[1]ように，生活期におい

219

て，患者・家族のホープも含めた目標設定をしつつ，自宅退院に向けて進めていく必要がある
と考えた．

能力養成問題　　　　　　　　　　　　　　解答は次ページ以降に

問4　本症例の理学療法を実施するうえで誤っているものはどれか？
❶ 発症後間もないため，筋緊張の抑制や麻痺の回復を最優先に考えるべきである
❷ 多職種との連携を密にとり，介護保険など社会資源の活用も視野に入れながら退院後
　の生活の準備を進める必要がある
❸ 機能回復とともに，現状でのADLやセルフケア，さらには短期および長期的な生活を
　考慮した理学療法アプローチを検討する必要がある

ⅱ) 理学療法プログラム

❶ADL練習
・更衣動作練習
・トイレ動作練習
・階段昇降練習（図2）
❷上肢の運動障害に対するアプローチ
・電気刺激療法と運動療法の併用
❸家族指導
・歩行，階段昇降時の介助方法
　本症例は，介助下ではあるが，独歩可能であり，早期からADL動作に対してアプローチ可
能であった．そこで，本人のホープである「トイレに歩いて行きたい」といった訴えから，セ
ルフケアを促進するために，トイレ動作から開始していき，徐々に，自宅生活を想定したADL
練習を中心としたプログラムを設定した．また，自宅生活では家族のサポートは必須であり，
セルフケア促進するためにも，家族指導を含めた理学療法の提供が必要と考えた．

能力養成問題 解答

問1 ❸痙縮

痙縮は「伸張（腱）反射の持続的亢進状態」と定義されることから，本症例は痙縮の状
態であったと考えられる．固縮は一般に腱反射が減弱あるいは消失している．拘縮は筋
緊張亢進ではなく，軟部組織が原因で生じる関節可動域制限のことである．

問2 ❶伸張反射とIb抑制がくり返し生じることで，筋の収縮と弛緩が規則的，
　　律動的に生じる現象である

クローヌスは上位運動ニューロン障害によって生じる．筋の伸張などをきっかけとして
伸張反射とIb抑制がくり返し生じることで，筋の収縮と弛緩が規則的，律動的に生じる
現象である．

220　　脳卒中の理学療法

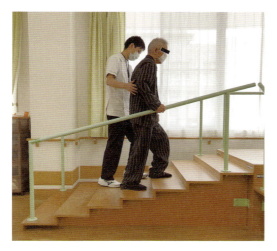

図2　階段昇降練習の様子

自宅生活を想定し、玄関の段差や階段など、右側に手すりを設置した条件設定をし、低い段差から段階的に行う階段昇降練習を行った．

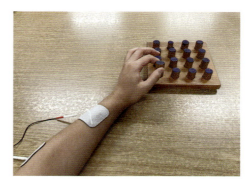

図3　電気刺激とペグボードの課題練習（イメージ）

麻痺側の手関節背屈筋に対して電気刺激（低周波）を用い、自動運動を補助しながら、手関節背屈を促す課題練習を行った．

① ADL練習

「脳卒中治療ガイドライン2015」の運動障害・ADLに対するリハビリテーションにおいて「発症後早期の患者では，より効果的な能力低下の回復を促すために，訓練量や頻度を増やすことが強く勧められる（グレードA）」[1]，「下肢機能や日常生活活動（ADL）に関しては，課題を繰り返す課題反復訓練が勧められる（グレードB）」[1] といった報告のように，高頻度，かつ，反復したADL練習を実施していく必要があると考えた．そのため，自宅に近い環境（手すりの位置や段差の高さなど）を設定し，プログラムを実施した．

② 上肢の運動障害に対するアプローチ（電気刺激療法と運動療法の併用）

上肢の運動障害に対して，「中等度の麻痺筋（手関節背屈筋，手指伸筋など）には電気刺激の使用が勧められる（グレードB）」[1] との報告がある．また中等度の運動障害を呈した症例には，CI療法※をはじめとした課題志向型練習を第一選択肢とする[2] と述べられており，麻痺側上肢の積極的な使用を目的とした「電気刺激」と「上肢または手指の運動」を併用したプログラムが重要と考えた．本症例に対しては，手関節背屈筋に対して低周波治療器を用いて，筋収縮を促しながら，ペグボードの課題を実施した（図3）．電気刺激は，Sullivanら[3] の方法を参考に，疼痛が生じない範囲で筋収縮を認める強度とし，刺激時間は15分間，周波数は35Hzとした．

※ CI療法：日常生活における麻痺手に関する行動を変容させ，機能回復を図る治療法であり，そのメカニズムには使用依存性の可塑性（use-dependent plasticity）が関与していると考えられている[6]．

能力養成問題 解答

問3 ❷ 感覚障害部位であっても，熱や疼痛に対する逃避反射は生じるため，麻痺側上肢の火傷に対する指導は不要である

感覚障害部位では，熱や疼痛に対する反応が消失あるいは鈍くなっているため，火傷のリスクは大きい．このため火傷予防に対する指導は必要である．

③ 家族指導

自宅退院をめざすにあたって家族のサポートは不可欠となる．しかし，介護者の負担が大きいほど，介護者のQOL低下を示し身体的健康面のみならず精神的健康面にも影響を与えるといった報告がある[4]．そのため，介護者にも目を向ける必要がある．また，家族への疾患知識の提供や介護技術のトレーニングが介護負担軽減に有効であるといった報告[5]もあるため，本症例では，積極的に家族のリハビリテーション見学および介護指導を促し，自宅退院に向けて進めていった．

> **ここがエキスパート**
> 予後予測で，自宅に帰っても家族による介護が必要な場合は，スタッフだけでなく家族にもリハチームの一員として入院の早い時期より協力してもらう必要がある．本症例のようにリハビリテーションの見学，介護指導を積極的に行わないと，家族が過大な期待や逆に過剰な不安などをもち，退院に向けてスムーズなリハビリテーションができない場合もある．患者の現状をスタッフ，家族と共有し，退院に向けての十分な情報，意見交換をして最終的な意志決定をすることが望ましい．
> （編集より）

5 介入結果（入院から約2カ月介入した後の結果）

i）評価（介入前との比較）

全体像	日常会話可能．左側からの声かけに反応できるようになった
本人のホープ	自宅へ帰りたい
家族のホープ	自宅へ帰ってきてほしいのは変わらないが，自宅の介助に不安あり
運動麻痺（BRS）	左上肢Ⅳ，左手指Ⅲ，左下肢Ⅵ
感覚　表在感覚（触覚）	上肢10/10，下肢10/10
深部感覚（位置覚）	上肢3/5，下肢5/5
歩行	約50m，近位見守りにて独歩可能．麻痺側初期接地では，踵接地可能であり，立脚時間延長もみられた．初期評価同様，麻痺側遊脚初期では下肢の振り出しは分回し様ではあったが，側方動揺は軽減がみられた．方向転換時，ステップが大きく，ふらつくこともあった．
認知症検査（HDS-R）	18/30点（減点項目：日付の見当識，計算，逆唱，遅延再生，視覚記憶）
機能的自立度評価（FIM）	83点（運動項目63点，認知項目20点）
機能的自立度評価（FIM）（セルフケア項目）	食事7点，整容5点，清拭2点，更衣（上半身）5点，更衣（下半身）5点，トイレ動作6点

能力養成問題 解答

問4 ❶ 発症後間もないため，筋緊張の抑制や麻痺の回復を最優先に考えるべきである

機能回復も視野に入れる必要があるが，最優先に考えるのはまちがいである．自宅退院を考慮し，社会資源の活用も含めた幅広い視点で介入していく必要がある．

ii）考察

　本症例は，介護保険を使用し，住宅改修などを含めた介護サービスを利用することで，自宅復帰可能となった．入院前生活では，自宅にてテレビ鑑賞や庭いじりなどと行動範囲は少ないが，妻が働いている一方で，自分なりの参加・活動をしていたと考えられる．本人のホープにも，「自宅に帰りたい」といった意欲があるなかで，転倒のリスクをなくし，自宅で生活できる環境を整えていく必要があった．

　本症例は左上肢・手指の随意性向上に伴い，セルフケアに関する介助量が軽減したと考えられる．しかし，入浴に関しては介助量が多く，家族にも介助に関する不安感があった．そのため，入浴に関してはデイサービスを利用し，介護負担の軽減を図った．「脳卒中治療ガイドライン2015」のなかで，「自宅退院後に理学療法あるいは在宅訓練プログラムを継続するとうつ，ADLが有意に改善した」[1]と報告がある．そこで，退院後，在宅での生活をしながら，介護保険のサービスを活用することで，身体面に加えて精神面においても，理学療法をはじめとするリハビリテーションの継続的な実施が重要であると考えられた．また，より自立し，かつ介護者の負担を軽減できる環境を整えることが重要と考えた．

■ 引用文献

1）「脳卒中治療ガイドライン2015［追補2017対応］」（日本脳卒中学会 脳卒中ガイドライン委員会/編），協和企画，2017

2）「地域包括ケア時代の脳卒中慢性期の地域リハビリテーション エビデンスを実践につなげる」（藤島一郎/監，大城昌平，吉本好延/編），メジカルビュー社，2016

3）Sullivan JE & Hedman LD：A home program of sensory and neuromuscular electrical stimulation with upper-limb task practice in a patient 5 years after a stroke. Phys Ther, 84：1045-1054, 2004

4）武政誠一，他：通所リハビリテーションサービスを利用している在宅高齢脳卒中片麻痺者の家族介護者のQOLとその関連要因について．理学療法科学，27：61-66，2012

5）Kalra L, et al：Training carers of stroke patients: randomised controlled trial. BMJ, 328：1099, 2004

6）竹林 崇，他：CI療法．総合リハビリテーション，41：313-321，2013

第3章　生活期

脳梗塞（軽度の障害でADL自立，左片麻痺）
活動範囲を広げ地域のなかで生活するために有用な支援とは？

小森昌彦

目標
- 理学療法の目標は患者が「望む暮らし」を具体化したものであること，およびそのためのプログラムを立案することを理解する
- 発症前の行動範囲や生活圏域にある社会資源を理解する
- 地域福祉・社会福祉の関係機関やケアマネージャーや地域包括支援センターとの連携が不可欠であることを理解する

1　症例提示

ⅰ）概略

年齢	80代前半	BMI	18.3kg/m²
性別	男	趣味	畑仕事
診断名	脳梗塞（軽度の障害でADL自立）	家族	妻と2人暮らし
障害名	左片麻痺	既往歴	78歳のとき，変形性膝関節症の診断で加療の既往あり，高血圧
身長	162cm		
体重	48.0kg	介護認定	要支援1

ⅱ）現病歴

昼食後自宅でテレビをみているとき，夫の呂律が回っていないことに妻が気づいた．本人も左手に力が入りにくいとの自覚もあり，近隣に住む娘に相談の電話をした．娘が消防署に電話し，急性期病院に救急搬送され脳梗塞の診断を受けた．2週間の入院後，症状が回復しリハビリテーション目的で回復期病院へ転院となった．回復期病院でのリハビリテーションにより症状は改善し，現在は自宅で自立した生活を送っている．

2 ▶ 初期評価（回復期病院退院から約2カ月後）

ⅰ）問診

主訴：歩きにくい，左手に力が入りにくい
ニード：畑まで杖歩行できる，畑で作業ができる，生活リズムを整える
ホープ：もとの生活に戻りたい，畑仕事がしたい

急性期病院を退院後，回復期病院に1カ月入院した．入院中は優等生で積極的にリハビリテーションに取り組み，院内では杖なしで屋外歩行もできていた．症例は，後遺症もほとんどなく，退院してももとの暮らしができるので安心していた．

退院後は，左膝に違和感があるものの歩行時の痛みはなく，痛みのあるときは市販のサポーターを装着していた．脳梗塞による麻痺については，左手に力が入りにくかったが，中腰（膝屈曲位で保持）での膝の不安定さ以外は気にならず，ADLも自立していた．生活に不自由はないが，車の免許を返納したので外出もできず，することもなく1日家にこもっている生活が続いており，このまま弱るのではないかと心配になりはじめていた．初期評価の時点では，歩きにくくなっているように感じていた．

発症前は畑仕事を日課にしており，家で食べる分は賄える程度をつくっていた．作業時間は午前3時間，午後2時間くらい行っていた．地区の役員の経験もあった．

ⅱ）評価

全身状態（リスク，合併症）		左片麻痺．その他に，特記するようなリスクや合併症はない
血圧		130/85mmHg程度を維持しており，コントロールされていた
身体機能評価	運動麻痺（BRS）	左上肢Ⅴ，左手指Ⅴ，左下肢Ⅴ
	握力	右32kg，左18kg
	開眼片脚立位	右24秒，左6秒
日常生活活動（ADL）		起居・移動動作，更衣，食事，排尿，排便，トイレ動作，整容，入浴のすべて自立
動作分析		いすからの立ち上がりは両手で座面を押して，前屈しながら殿部を上げて上体を起こすようにして立ち上がっていた．大腿四頭筋をあまり使わず上肢の力に依存したような立ち上がり方．歩行は130cm程度の木の棒を杖代わりにしていた（図1）．高い位置で把持することで，腰を伸ばして歩行しており，歩行についても体幹の支持を上肢に依存しているようであった．本人はT字杖より腰が伸びて歩きやすいとのことであった
活動・参加		1日家のなかで過ごしていた．寝間着を着てベッド上や居間で過ごす時間が多かった．発症前は軽トラックを運転して畑まで行き，畑仕事を日課にしていた．また，地区の役員を務めたこともあり，地区の会合などには必ず参加していたが，発症後は何もしていなかった

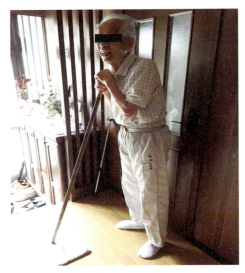

図1　本症例の木の棒を用いた立位姿勢

能力養成問題

解答は次ページ以降に

問1 本症例が閉じこもりがちな生活を送ることになった原因は以下のうちどれか？
1. 脳梗塞による片麻痺
2. 脳梗塞による高次脳機能障害
3. 片麻痺によるADL障害
4. 在宅での生活目標を設定しないまま退院し，することがない

3　問題点および課題

　脳梗塞による運動麻痺は比較的軽度でADLも自立しており，入院中は介助なしに生活していた．しかし退院後は，運転免許を返納し，発症前まで日課にしていた畑仕事に行かなくなったことで，今までの生活リズムが崩れ活動性の低い生活が続き，廃用性の機能低下が生じていた．

ⅰ）主要な問題

　退院時はT字杖独歩で院内ADLもほぼ自立しているために，退院後の生活指導も介護保険によるリハビリテーションサービスも導入されなかった．本人も，生活障害が生じることなく退院となったことで安心し，「入院中は優等生」であったことも自信となり，退院後の生活のイメージをもつことなく退院となった．

　本症例の主要な問題は，身体・生活障害が軽度であったため，本人・家族，医療・ケアスタッフすべてに退院後の生活を見据えた「活動・参加」に対する提案やアプローチができてい

なかったことである．そのため，家から出ることもなく，居間の座いすに座って1日過ごす生活が続くといった閉じこもりがちな活動性の低い生活が続き，廃用性症候群による歩行機能の低下が生じていた．

家族も病院退院時に指導がなかったため，歩行機能の低下を感じながら手立てを打つことができなかった．

ii）副次的な要因

副次的な要因としては，今まで日課としていた畑仕事や地域とのつながりといった「活動・参加」が途絶え，退院後も「活動・参加」の再開に向けた働きかけがないまま在宅生活がはじまったことである．以前と違って閉じこもりがちな生活が続いたため歩行機能が低下し，さらに歩行機能の低下が活動性の低下を生むという悪循環に陥っている．

能力養成問題　　　　　　　　　　　　　　　　　　解答は次ページ以降に

問2　ICFで「生活機能」を構成しているのは次のうちどれか？
❶ 心身機能・身体構造のみ
❷ 心身機能・身体構造と活動
❸ 心身機能・身体構造と活動と参加
❹ 心身機能・身体構造と活動と参加と個人と環境

第3章 ❸

4　介入

i）臨床推論

本症例の主要な問題は，回復期から生活期への移行時に，在宅生活を見据えた「活動」と「参加」へのアプローチが十分でなかったために生じたと考えられた．

① 入院から退院までのアプローチ

通常，入院中の理学療法は，「ICF」の「心身機能・身体構造」と「活動（ADL・IADLを中心とした）」の改善を図ることが多いのではないだろうか．限られた期間で在宅復帰するためにADL・IADLの回復が最優先される．そのため，入院中から在宅生活を見据えた「活動」や「参加」を視野に入れた理学療法プログラムを提供することはかなり難しいと考える．

一方，生活期を担う在宅での理学療法は，入院中に心身機能の回復がある程度図られたことを前提に，ADL・IADLを中心とした生活機能の向上に重点を置いたアプローチが行われ，生活機能向上に合わせて活動範囲の拡大や社会参加につながる「活動」と「参加」を見据えたアプローチも可能となる．

本症例は，脳梗塞を発症したものの，障害は軽度でADLは自立しており，入院中に「心身機能・身体構造」や「活動（ADL・IADLを中心とした）」へのアプローチの必要性はさほどなく，応用歩行を中心としたアプローチであった．

227

退院時には，ADLは自立しT字杖での応用歩行も自立した．病院の立場であれば何の問題もなく在宅復帰できる症例であり，特段の配慮も必要ないレベルで，退院前カンファレンスもないまま退院となった．

当事者である症例自身も麻痺は軽度で，退院後も日常生活が送れるという安心感と院内で優等生であったという自負もあり「退院しても今まで通りに暮らせる」と考え，退院後の具体的な生活のイメージがないまま退院となった．

② 退院後の地域生活へのアプローチ

医療機関で退院後の「活動」と「参加」にアプローチするには限界はある．しかし，病院で行われる理学療法のゴールを達成して退院したのであれば，退院してからの生活について本人・家族に問いかけたり，ホームプログラムを提案したり，地域包括支援センターに連絡し，次へのステップとして「活動」「参加」へのアプローチを在宅サービスに託す必要のある症例であると考えられた．

そこで，屋内生活が自立している本症例に対して，「地域のなかで生活する」ための次のステップとして，活動範囲の拡大と社会参加のきっかけづくりを目的としたアプローチを行うこととし，以下①〜④を確認した後に理学療法プログラムを検討した．

①今後どのような生活を送りたいのかを具体的に症例自身から聞きとり，在宅リハビリテーションのゴールを確認

②軽トラックを使わないで畑まで通う方法を検討するため，自宅から畑までのルートを確認

③畑仕事に必要な作業を確認し，今できることと練習が必要な動作を確認

④地域包括支援センターを通じて，居住地域のサロンなどの集いの場の有無について確認

能力養成問題
解答は次ページ以降に

問3 本症例の活動範囲の拡大と社会参加のきっかけづくりを目的としたアプローチを行うために重要でないのは以下のうちどれか？

❶ 運動麻痺と感覚障害へのアプローチ

❷ どんな生活を送りたいか，症例自身が生活目標をもつこと

❸ 地域包括支援センターとの連携

❹ 畑仕事に必要な動作の確認

能力養成問題 解答

問1 ❹ **在宅での生活目標を設定しないまま退院し，することがない**

本症例は脳梗塞による運動麻痺は軽度で，ADLにはあまり影響はなかった．一方で，退院後にどのような生活を送るかの生活目標を設定しないまま退院し，することがなく閉じこもりがちの暮らしとなった．

228 脳卒中の理学療法

ii）理学療法プログラム

 i ）**臨床推論**を踏まえて，以下の理学療法プログラムを立案・実施した．
❶ノルディックストックを使った歩行練習（図2）
❷いすに座って膝伸展運動と，いすをつかんでのつま先立ち（図3，4）
❸畑仕事に必要な左手の握力の強化（市販のハンドグリップ）
❹洗濯ばさみを箱につけ外しする
❺地域包括支援センターに相談し，地域ケア会議で介護保険以外に使えるサービスについて検討する

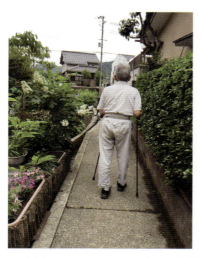

図2　ノルディックストックを使った歩行練習

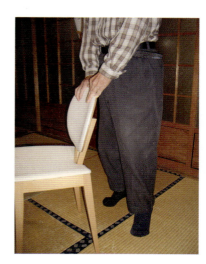

図3　いすをつかんでのつま先立ち

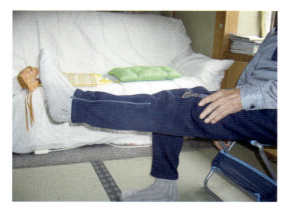

図4　いすに座って膝伸展運動

▶ 能力養成問題 解答

問2 ❸心身機能・身体構造と活動と参加

「生活機能」はICFの中心概念であり「心身機能・身体構造」と「活動」と「参加」の3つの要素から構成されている．

229

5 介入結果

ⅰ）評価（介入前との比較）

　本症例はもともと運動麻痺は軽度で，ADLは自立していた．介入後は低下していた歩行機能に改善がみられ，「ICF」にもとづいた活動と参加を行うようになった．
①畑までの片道2.4kmの道のりをノルディックストックを使って移動できるようになった
②畑で野菜の栽培を妻と一緒に再開した（図5）
③近隣の公民館で開催している週1回の体操教室に通うようになった
④起床から就寝までの生活リズムが整い，規則正しい生活となった
⑤気持ちが前向きになり，何事にも積極的に取り組む意欲がみられるようになった

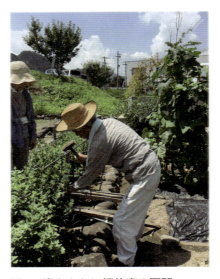

図5　妻とともに畑仕事の再開

ⅱ）考察

① 生活目標設定の支援

　「活動範囲を広げ，地域のなかで生活する」ことを支援するには，まず，障害当事者がどのような暮らしを望むのかを明確にすることが重要と考える．
　さらに生活期においては，生活の主人公である当事者のもつ生活目標をケアマネージャー，理学療法士，サービス事業所などで共有することで有用な支援ができる．
　このとき，理学療法士はただ「聞く」のではなく，専門職として今の心身機能状態を解説し，

能力養成問題 解答

問3 ❶ 運動麻痺と感覚障害へのアプローチ
本症例の場合，運動麻痺や感覚障害が活動範囲の拡大や社会参加の阻害因子ではなかった．

理学療法士の立場で考える望ましい生活を提案しながら，当事者のもつ希望を実現するために現状でできることを一緒に考え，生活目標設定の支援をする．

> **！ここがエキスパート**
>
> 生活するということは，多様な活動や交流が必要になるため理学療法士だけの視点で対応することは困難である．したがって，家族，ケアマネージャーなど，多くの人の協力を得て生活目標を立て，支援する必要がある．ときには理学療法士がリーダーシップを発揮する必要もあり，その場合，本文中にあるように「理学療法士の立場で考える望ましい生活」を提案し，他職種の意見を聞いて調整することも重要である．理学療法士のリハマインドとしては，「この方にはこんな生活をしてもらいたい」とイメージし，実現させる行動力が生活期では特に重要となる．
>
> （編集より）

② 理学療法の限界とできること

次に「活動範囲を広げ，地域のなかで生活する」ために，「活動」「参加」に対してアプローチすることになるが，そこには理学療法の限界があることも知る必要がある．

大川はICFモデルの基本的な性格を「医学モデル」と「社会モデル」とを総合した「統合モデル」であると解説している[1]．本来「医学モデル」のなかで仕事をしてきた理学療法士が「社会モデル」にどこまでアプローチできるかは，それぞれの力量や職場環境によるところが大きく，限界がある．

しかし，当事者が設定した生活目標を達成するために尽力するのは当然であり，少なくとも，共通性の強い「心身機能・構造」に対するアプローチや「活動」のなかでも「ADL・IADL」については，「医学モデル」の範疇であり理学療法士として責任をもってアプローチできることと考える．

一方，「社会モデル」である「活動」と「参加」に理学療法士がかかわるのであれば，「社会モデル」へアプローチできる社会福祉，地域福祉の関係機関など，課題を解決できる機関に確実につなぐことではないかと考える．

「生活期」にかかわる理学療法士であれば行政（市町村）担当課，地域包括支援センター，担当ケアマネージャー，社会福祉協議会など，地域福祉・社会福祉に精通する関係機関の窓口などの情報はもち合わせていたい．

地域福祉・社会福祉などの「社会モデル」へのアプローチ手段をもたないわれわれ理学療法士が，地域にある多様な社会資源と連携し，サービスを調整することは難しいが，ケアマネージャーや地域包括支援センターを通じてこれらの機関に情報を提供し，解決の道筋を探ることはできる．

能力養成問題 〔解答は次ページ以降に〕

問4 ICF の生活機能に相互に影響する背景因子は以下のうちどれか？

❶ 個人因子と健康状態
❷ 環境因子と健康状態
❸ 個人因子と環境因子
❹ 個人因子と環境因子と健康状態

③ 本症例における生活目標と理学療法

本症例の場合，どのように暮らしたいかを確認したところ「以前のような暮らしがしたい」との抽象的な返答であったため「以前の暮らしとはどんなものか，今何が一番やりたいのか」を再確認した．すると「今までの生活のなかで最も自分が打ち込んでいたのは畑仕事であり，生きがいだった」という返答であった．

そこで，本人，ケアマネージャーと相談し，リハビリテーションの目標を「畑まで歩いて移動できる」「畑仕事でできることを増やす」「生活リズムを整える」に設定した．

具体的な理学療法プログラムについては，大きく分けて畑までの移動能力の向上と畑仕事に伴う作業能力向上を目的とした．

移動能力の向上については，畑までの2.4kmを歩行するために，両手で把持して体幹を支持でき，ある程度歩行時の前傾姿勢の改善が見込まれることや，畑までの道のりの路面状況や本人の希望も考慮し，ノルディックストックを使用した歩行練習を選択した．

また，畑での作業を考慮し，大腿四頭筋と殿筋群の筋力強化を目的に，いすを用いた膝伸展運動とつま先立ち運動を取り入れた．本来であれば，通所リハビリテーションや訪問看護などのサービスが適当と考える．しかし，障害が軽度でADLが自立しており認定されない可能性も高いため，自主練習は必要と考え取り入れた．さらに畑仕事に必要な作業を整理した結果，金づちで支柱を打ち込む，苗を植え，草を引き，摘花などの作業をするには握力の強化と母指，示指，中指の3本の指で「つまむ」動作の機能強化が必要と考えた．また，広い畑で短時間に作業するには左右の手が使えるほうが有利であるという症例の話もあり，そのことも考慮した．

結局，介護保険の認定は非該当となったが，これらのプログラムを実施した結果，4カ月後には畑までノルディックストックを使って歩行し，妻がつくった畑の畝に支柱を打ち込み，野菜の苗を植え付けできるようになった（図5）．

④ 「参加」レベルへのアプローチ

これらのアプローチに加え，「参加」レベルへのかかわりとして，地域ケア会議で介護保険以外のサービスについての検討を地域包括支援センターに依頼した．その結果，近隣の公民館で週1回体操教室を行っており，体操教室の主催である老人クラブ会長が本症例と友人であることもわかった．そこで，地域包括支援センター職員が本症例と老人クラブ会長に働きかけ，会議の次の週には体操教室に参加することが決まった．

「活動範囲を広げ，地域のなかで生活する」ために本症例の生活目標の設定を支援し，移動能力と畑仕事の作業能力を高める「活動」に対するアプローチを行い，今まで培ってきた近隣

能力養成問題　　　　解答は次ページ以降に

問5 本症例へのアプローチで「活動」「参加」にみられた変化はどれか？

❶ 車が運転できるようになった
❷ 畑仕事を目標にすることができた
❸ 地域の体操教室に参加するようになった
❹ 畑でつくった農作物を近所に配りはじめた

住民との関係性を取り戻すために関係機関と連携して「参加」に対するアプローチを行うことで有用な支援ができたと考える.

■ 引用文献
1) 大川弥生：参考資料3 ICF －「生きることの全体像」についての「共通言語」－ 7.「統合モデル」としてのICF；「医学モデル」と「社会モデル」の統合.「第1回社会保障審議会統計分科会生活機能分類専門委員会資料」（https://www.mhlw.go.jp/shingi/2006/07/dl/s0726-7e.pdf），3-p7，厚生労働省

能 力 養 成 問 題 解答

問4 ❸個人因子と環境因子

ICFでは生活機能に相互に影響する背景因子を「個人因子」と「環境因子」に分けている.

問5 ❸地域の体操教室に参加するようになった

地域ケア会議で友人が世話役をしている体操教室があることがわかり，体操教室への参加を促す根回しの結果参加することとなり，以前からの知り合いと一緒に定期的に体操をすることとなった.

索 引

◎ 欧 文 ◎

A〜C

ADL練習 ································ 41
AFO ········· 52, 119, 126, 133, 142, 143
Anticipatory postural adjustments
································ 26
APAs ······························ 26
BIT ······························ 146
BNP ······························ 21
CCAS ····························· 94
center of mass ···················112
center of pressure ·············112
CI療法 ···························· 221
Cognitive movement ·············· 83
COM ······························112
COP ······························112
CT分類 ···························· 57
Cuing ····························· 83

D〜G

DWI ······························ 134
extension thrust pattern ········ 124
FES ····················· 133, 137, 139, 142
FESの装具効果 ···················· 142
FIM ······························ 147
FMA ······························ 134, 141
Gait Solution ···················· 50
GCS ······························ 10, 11, 23
Global muscles ···················117

H〜L

HDS-R ···························· 218
ICF ······························72, 176
JCS ······························ 10, 11
KAFO ····························· 50, 119, 126

leg orientation ··················· 58
Local muscles ····················117

M〜P

MAS ······························ 104, 141
mass effect ······················ 24
MAT ······························ 125
MOA ······························ 125
Moter Age Test ··················· 125
NIHSS ···························· 23
NRS ······························ 71
on elbow ························· 83
Pusher現象 ······················ 25, 56

R〜T・W

rt-PA ····························· 10
Scale for contraversive pushing
································ 62
SCP ······················· 25, 62, 64
semi-KAFO ······················· 53
SIAS ······························ 25
TCT ······················· 110, 112, 113
TUG ······························ 208
T字杖 ···························· 133
WAIS-Ⅲ ·························· 150

◎ 和 文 ◎

あ

アームスリング ··················· 63
足クリアランス ················· 133, 140
アテローム血栓性脳梗塞 ············· 34
アライメント ······················ 75
安定戦略 ························· 200

移動障害 ························· 148
インナーユニット ················· 26
動きやすい身体 ···················· 99
運動維持困難 ······················ 61
運動学習の阻害 ··················· 177
運動機会の減少 ··················· 209
運動機能 ························· 71
運動強化型デイサービス ····· 206, 211
運動前野 ························· 83
運動戦略 ························· 200
運動パターン ······················ 73
運動麻痺 ·····················46, 136
運動量戦略 ······················ 200
運動連鎖 ························· 29
嚥下障害 ························· 157
嚥下造影検査 ····················· 160
屋内歩行自立 ····················· 209

か

介護サービス ····················· 206
介護指導 ························· 222
介護保険 ························· 223
介助量軽減 ······················ 219
階段昇降練習 ····················· 221
外発性随意運動 ···················· 83
外部環境 ························· 67
回復的アプローチ ················· 143
過介助を防止 ······················ 98
拡散強調画像 ····················· 134
下肢装具 ······················· 90, 95
仮性球麻痺 ······················ 157
家族指導 ························· 220
課題指向型トレーニング ············· 195
肩関節亜脱臼 ······················ 20
感覚機能 ························· 71
感覚障害 ·····················93, 219
環境設定 ······················· 164, 172

234　脳卒中の理学療法

関節拘縮	189
機能的自立度評価	147
機能的電気刺激	137
機能レベル	196
胸郭	26
起立動作の相分け	199
筋緊張亢進	136
筋緊張の低下	177
筋紡錘	74
クローヌス	218
グローバル筋	27
ケアマネージャー	224
痙縮	99, 103, 220
痙性	189
血圧の変動	39
結果の知識	96
血栓溶解剤	10
懸垂装置	90, 96, 98
コアスタビリティ	26
高次運動野の機能不全	82
高次脳機能障害	92
拘縮	220
行動性無視検査	146
股関節戦略	74
固縮	220
骨アライメントの修正	105
コックアップ装具	189
誤用症候群	15
ゴルジ腱器官	74

さ

座位姿勢	161
在宅	206
座位バランス	23, 111, 161
座位・立位困難	90
「参加」レベルへのアプローチ	232
視覚による運動感覚の統合	179
自己身体軸	67
自己身体像の崩れ	177

四肢長	39
支持面接触	19
視床出血	57
視床の栄養血管	61
姿勢矯正鏡	59
姿勢緊張	113
姿勢戦略	111
失語	99
社会資源	224
社会福祉	224
重度運動麻痺	46, 93
重度感覚障害	173
重度注意障害	93
自由度を制約	96, 98
出血性梗塞	12
昇降式治療台	180
上肢機能	184
小脳性認知情動症候群	94
小脳の外発性運動制御を利用	83
食事場面	159
心室期外収縮	13
身体重心	112
伸展相	199
随意性低下	219
遂行能力レベル	197
頭蓋内圧亢進症状	24
スライディングスケール	35
生活機能	229
生活目標設定	230
正常歩行	189
正中維持	60
正中偏位	11
摂食・嚥下の5期	162
セルフケア	216
セルフストレッチ	41
遷延性意識障害	21
全失語	80
前伸展相	199
洗濯バサミを探索	154
前頭葉	174

前頭葉症状	81
前頭連合野機能	82
全般性注意障害	61, 66
前方リーチ運動	29
戦略レベル	196
早期立位練習	34
装具	45
装具療法	45, 98
相反抑制	104
足関節戦略	74
足関節背屈	136
側脳室	174
咀嚼運動	164

た

体幹回旋運動	188
体幹下肢運動機能検査	125
体幹機能	109, 117, 184
体幹機能障害	157
体幹機能の低下	93
体幹トレーニング	117
体幹誘導支援	127
体重支持	198
帯状皮質運動野	82
他職種との協業	164, 172
他職種連携	211
立ち上がり	72
立ち上がり動作	109, 111
脱抑制	61, 66
多尿	40
ダブルクレンザック	50
段階的座位練習	180
短下肢装具	52, 126, 133, 142
端座位保持	58
地域生活	228
地域のなかで生活	224
地域福祉	224
地域包括支援センター	224
チームアプローチ	157, 164, 172

235

索　引

注意障害 ……………………… 27, 149
中大脳動脈領域の梗塞 ………… 206
長下肢装具 ……… 50, 59, 126, 179
陳旧性多発性脳梗塞 …………… 157
通所リハ ………………………… 212
デイケア ………………………… 212
低血糖 …………………………… 38
電気刺激 ………………………… 221
転倒 ……………………………… 218
殿部離床 ………………………… 112
殿部離床相 ……………………… 111
土肥・アンダーソンの基準 …… 51
トイレ動作 ……………………… 214
動画フィードバック …………… 152
トゥクリアランス ……………… 73
動作戦略 ………………………… 195
動作分析 ………………………… 187
同時収縮 ………………………… 17
頭頂葉 …………………………… 174
糖尿病 …………………………… 34
頭部 MRI 拡散強調画像 ……… 34
独居生活 ………………………… 206

な

認知運動 ………………………… 83
認知症 …………………………… 218
脳幹の脳梗塞 …………………… 133
脳梗塞左片麻痺 ………………… 206
脳出血 …………………………… 42
脳性ナトリウム利尿ペプチド … 21
脳浮腫 …………………………… 11
脳ヘルニア ……………………… 12

は

パーキングファンクション …… 13
廃用症候群 ……………………… 38
廃用性症候群 …………………… 227

廃用性の機能低下 ……………… 226
発散 ……………………………… 191
パッセンジャーユニット ……… 191
反射的要因 ……………………… 138
半側空間無視 …………………… 27
反張膝 …………………… 188, 195
反復練習 ………………………… 94
低い病識 ………………………… 63
膝ロッキング …………………… 130
皮質網様体線維 ………………… 113
左前頭葉皮質下出血 …………… 99
左中大脳動脈領域梗塞 ………… 80
左内頸動脈閉塞 ………………… 80
左半側空間無視 ………… 144, 149
左被殻出血 ……………… 119, 157
非反射的要因 …………………… 138
表在感覚の検査 ………………… 175
病識に乏しい …………………… 144
病識の低下 ……………………… 149
病態失認 ……………… 61, 63, 66
病棟での移動練習 ……………… 153
表面筋電図波形 ………………… 123
フィードバック ………………… 154
フォワードランジ ……………… 139
腹臥位療法 ……………………… 28
腹式呼吸 ………………………… 29
腹部引き込み練習 ……… 114, 117
不使用の学習 …………………… 79
腹腔内圧 ………………………… 26
プッシュオフ …………………… 142
フットクリアランス …………… 188
プラットフォームマットの弊害 … 201
ブリッジ活動 …………………… 13
ブレーシング …………………… 17
分回し歩行 ……………………… 72
閉塞性水頭症 …………………… 12
変形性膝関節症 ………………… 177
放線冠 …………………………… 71
訪問リハ ………………………… 207

歩行 ……………………… 45, 72
歩行改善 ………………………… 184
歩行周期 ………………………… 188
歩行分析 ………………………… 187
補足運動野機能 ………………… 82
ボディイメージ ………………… 70
本態性把握反応 ………………… 81

ま

麻痺側下肢筋力 ………………… 45
麻痺側足部周囲の可動性・粘弾性の
　改善 …………………………… 105
麻痺側体幹筋 …………………… 105
麻痺側体幹筋の抗重力－従重力コン
　トロール ……………………… 105
右前大脳動脈領域梗塞 ………… 80
右片麻痺 ………………………… 99
右レンズ核線条体 ……………… 45
水飲みテスト …………………… 159
メタアナリシス ………………… 138
モーメント量 …………………… 19

や・ら

夜間不穏傾向 …………………… 15
床反力作用点 …………………… 112
予見的介助 ……………………… 96
予測的姿勢制御 ………………… 26
予測的姿勢調整 ………………… 113
離床中止基準 …………………… 41
離床練習 ………………………… 37
立位練習 ………………………… 90
リハ会議 ………………………… 211
両片麻痺 ………………………… 157
練習の時間と量 ………………… 94
レンズ核線条体動脈領域の梗塞 … 46
ローカル筋 ……………………… 27
肋骨下角 ………………………… 26

執 筆 者 一 覧

● 監 修

玉木　彰　　兵庫医療大学大学院医療科学研究科／兵庫医療大学リハビリテーション学部理学療法学科

● 編 集

諸橋　勇　　いわてリハビリテーションセンター機能回復療法部

● 執筆者 (50音順)

阿部浩明	広南病院リハビリテーション科
生野公貴	西大和リハビリテーション病院リハビリテーション部
和泉謙二	共立蒲原総合病院リハビリテーション科
小澤佑介	リハビリテーション天草病院リハビリテーション部
楠本泰士	東京工科大学医療保健学部理学療法学科
桑山浩明	介護老人保健施設ローランド訪問リハビリテーション
小森昌彦	兵庫県但馬県民局但馬長寿の郷地域ケア課
佐藤英雄	いわてリハビリテーションセンター機能回復療法部
下杉祐子	いわてリハビリテーションセンター機能回復療法部
神　将文	広南病院リハビリテーション科
関　公輔	いわてリハビリテーションセンター機能回復療法部
髙見彰淑	弘前大学大学院保健学研究科総合リハビリテーション科学領域
竹内伸行	高崎健康福祉大学保健医療学部理学療法学科
玉利　誠	福岡国際医療福祉大学医療学部理学療法学科／国際医療福祉大学大学院医療福祉学研究科
平塚　勝	谷津保健病院リハビリテーション科
平野明日香	藤田医科大学病院リハビリテーション部
藤田博曉	埼玉医科大学保健医療学部理学療法学科
藤野雄次	順天堂大学保健医療学部理学療法学科
藤原愛作	佐藤第一病院リハビリテーション部教育管理課
補永　薫	東京湾岸リハビリテーション病院リハビリテーション科
松本昌尚	本庄総合病院リハビリテーション科
万治淳史	埼玉みさと総合リハビリテーション病院リハビリテーション部
森下一幸	浜松市リハビリテーション病院リハビリテーション部

Profile

● 監　修

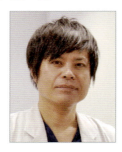

玉木　彰（たまき　あきら）

兵庫医療大学大学院医療科学研究科内部障害研究室・研究科長
兵庫医療大学リハビリテーション学部理学療法学科・学科長・教授

1988年，京都大学医療技術短期大学部（現：医学部人間健康科学科）卒業，星ヶ丘厚生年金病院，大阪府立大学助手，京都大学大学院医学研究科准教授を経て現職．2004年兵庫医科大学にて博士（医学）取得．専門理学療法士（内部障害），認定理学療法士（呼吸），臨床工学技士，呼吸療法認定士，呼吸ケア指導士の資格を有する．日本呼吸理学療法学会代表幹事，日本呼吸ケア・リハビリテーション学会常務理事，日本呼吸療法医学会代議員, European Respiratory Society（ERS）, American Thoracic Society（ATS）member, American Association for Respiratory Care（AARC）International Fellow．これまで監修や編集を務めた書籍に「15レクチャーシリーズ 理学療法テキスト 内部障害理学療法学 呼吸」（中山書店），「DVDで学ぶ呼吸理学療法テクニック」（南江堂），「リハビリテーション運動生理学」（メジカルビュー社）などがある．

● 編　集

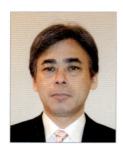

諸橋　勇（もろはし　いさむ）

いわてリハビリテーションセンター機能回復療法部・部長

1984年，社会医学技術学院卒業，その後国立療養所箱根病院，東北労災病院，東北大学医学部附属鳴子分院，仙台整形外科病院勤務を経て現在に至る．1999年，日本大学文理学部哲学科卒業．2002年，東北大学大学院医学系研究科障害科学専攻肢体不自由学分野修士課程修了．専門理学療法士（神経），認定理学療法士（脳卒中），介護支援専門員，日本交流分析協会交流分析士1級，日本神経理学療法学会常任運営幹事，日本理学療法士協会診療ガイドライン策定委員会副委員長，青森県立保健大学臨地教授，山形県立保健医療大学臨床教授．分担執筆に「モーターコントロール（翻訳）」（医歯薬出版社），「モーターコントロール 原著第2版」（医歯薬出版社），「臨床評価指標入門」（協同医書出版社），「理学療法ハンドブック 改訂第4版 第4巻」（協同医書出版社），「脳卒中理学療法の理論と技術 第3版」（メジカルビュー社），「標準理学療法学 専門分野 病態運動学」（医学書院）など，共編に「理学療法士のためのコンディショニング入門」（中山書店）がある．

症例検討で身につける

脳卒中の理学療法
エキスパート PT による 20 症例の臨床推論と効果的なリハプログラム

2019 年 8 月 15 日　第 1 刷発行	監　修	玉木　彰
	編　集	諸橋　勇
	発行人	一戸裕子
	発行所	株式会社　羊　土　社
		〒 101-0052
		東京都千代田区神田小川町 2-5-1
		TEL　　03（5282）1211
		FAX　　03（5282）1212
		E-mail　eigyo@yodosha.co.jp
ⓒ YODOSHA CO., LTD. 2019		URL　　www.yodosha.co.jp/
Printed in Japan	装　丁	ごぼうデザイン事務所
ISBN978-4-7581-0242-1	印刷所	株式会社加藤文明社

本書に掲載する著作物の複製権，上映権，譲渡権，公衆送信権（送信可能化権を含む）は（株）羊土社が保有します．
本書を無断で複製する行為（コピー，スキャン，デジタルデータ化など）は，著作権法上での限られた例外（「私的使用のための複製」など）を
除き禁じられています．研究活動，診療を含み業務上使用する目的で上記の行為を行うことは大学，病院，企業などにおける内部的な利用であっ
ても，私的使用には該当せず，違法です．また私的使用のためであっても，代行業者等の第三者に依頼して上記の行為を行うことは違法となります．

JCOPY ＜（社）出版者著作権管理機構　委託出版物＞
本書の無断複写は著作権法上での例外を除き禁じられています．複写される場合は，そのつど事前に，（社）出版者著作権管理機構（TEL 03-
5244-5088，FAX 03-5244-5089，e-mail：info@jcopy.or.jp）の許諾を得てください．

羊土社のオススメ書籍

理学療法のための 筋力トレーニングと運動学習
動作分析から始める根拠にもとづく運動療法

畠中泰彦／編

最新のエビデンスにもとづいて効果的な筋力トレーニングと運動学習を解説．動作分析から「なぜ動けないのか？」を見極め，「こうしたら動ける」を考えるための基礎理論が身につく1冊．ケーススタディと動画付き．

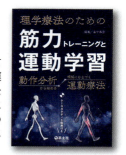

- 定価（本体4,500円＋税）　B5判
- 183頁　ISBN 978-4-7581-0237-7

機能解剖と触診

MKPT研究会，工藤慎太郎／編

触診に自信をつけたいセラピストにおすすめ！触診の目標を明確にし，その達成のために何ができればいいのかを機能解剖をふまえて解説．手技は1ステップずつの画像と，約230本の動画で，臨床に活かせるスキルが身につく！

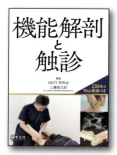

- 定価（本体7,000円＋税）　B5判
- 295頁　ISBN 978-4-7581-0240-7

PT・OTのための 臨床研究はじめの一歩
研究デザインから統計解析、ポスター・口述発表のコツまで実体験から教えます

山田　実／編著
土井剛彦，浅井　剛／著

はじめての研究でも大丈夫！現役研究者の実体験と身近な例から「なにをすべきか」がわかります．臨床業務と研究両立のコツ，研究計画書，スライド・ポスター例まで付録も充実．自分で研究を進める力が身につきます！

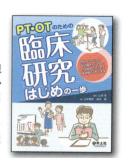

- 定価（本体3,200円＋税）　B5判
- 156頁　ISBN 978-4-7581-0216-2

メディカルスタッフのための ひと目で選ぶ統計手法

「目的」と「データの種類」で簡単検索！適した手法が76の事例から見つかる、結果がまとめられる

山田　実／編，
浅井　剛，土井剛彦／編集協力

誰もが悩む「統計手法の選択」を解決！76の研究事例を「目的×データの種類」でマトリックス図に整理．適した手法がたちまちみつかる！その手法を使う理由の他，解析結果の記載例も紹介，学会発表にも役立ちます．

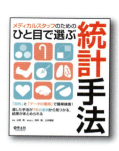

- 定価（本体3,200円＋税）　A4変型判
- 173頁　ISBN 978-4-7581-0228-5

発行　羊土社 YODOSHA
〒101-0052　東京都千代田区神田小川町2-5-1　TEL 03(5282)1211　FAX 03(5282)1212
E-mail：eigyo@yodosha.co.jp
URL：www.yodosha.co.jp/

ご注文は最寄りの書店，または小社営業部まで